JN284924

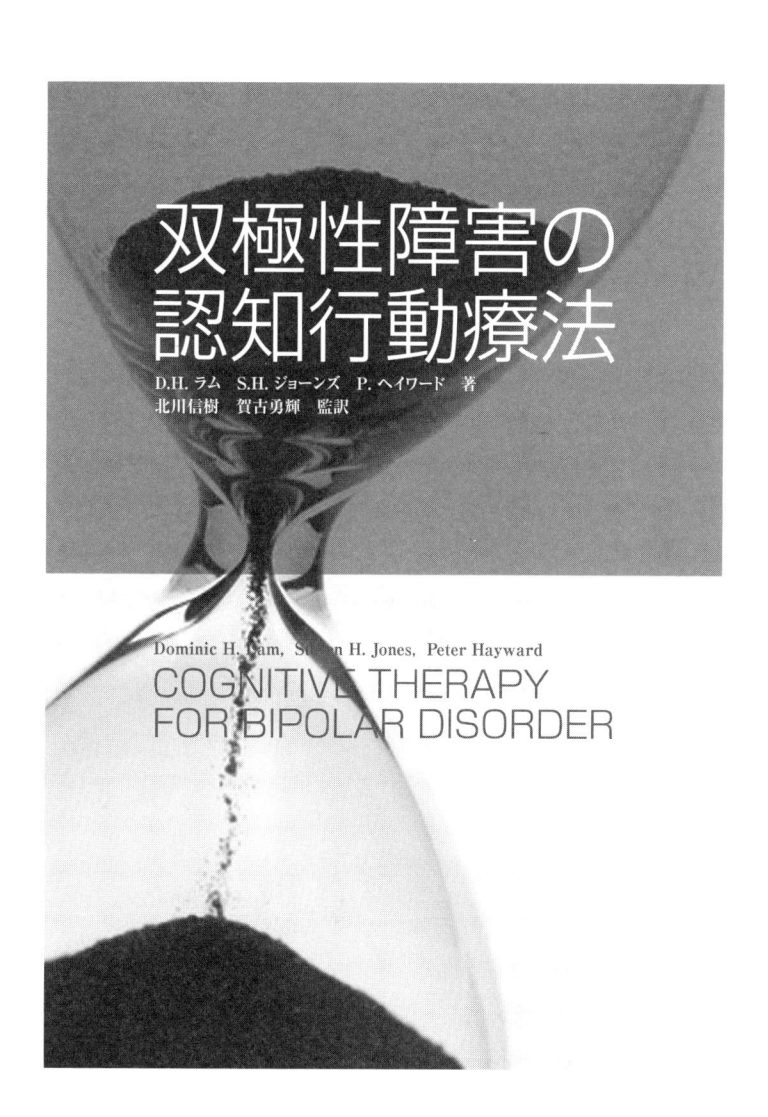

双極性障害の
認知行動療法

D.H. ラム　S.H. ジョーンズ　P. ヘイワード　著
北川信樹　賀古勇輝　監訳

Dominic H. Lam, Steven H. Jones, Peter Hayward
COGNITIVE THERAPY
FOR BIPOLAR DISORDER

岩崎学術出版社

COGNITIVE THERAPY FOR BIPOLAR DISORDER:
A THERAPIST'S GUIDE TO CONCEPTS, METHODS AND PRACTICE, 2/E
by Dominic H. Lam, Steven H. Jones and Peter Hayward
Copyright © 2010 John Wiley & Sons Ltd.
All Rights Reserved. Authorised translation from the English language edition published by John Wiley & Sons Limited. Responsibility for the accuracy of the translation rests solely with Iwasaki Gakujutsu Shuppan Sha and is not the responsibility of John Wiley & Sons Limited. No Part of this book may be reproduced in any form without the written permission of the original copyright holder, John Wiley & Sons Limited. Japanese translation rights arranged with John Wiley & Sons Limited through Japan UNI Agency, Inc., Tokyo

目　　次

著者紹介　*i*
序　　文　*ii*
謝　　辞　*iii*

第1章　双極性障害・序論……………………………………… *1*
双極性障害の診断基準　*2*
疫　　学　*5*
双極性障害の経過　*6*
前駆症状　*11*
循環気質　*18*
双極性障害に関連する利点　*20*
高い社会的代償　*21*
おわりに　*24*

第2章　現在行われている治療のレビュー…………………… *26*
薬物療法　*27*
心理療法　*35*
再発予防研究　*36*
急性期の治療　*41*
おわりに　*42*

第3章　双極性障害の心理社会的モデル……………………… *45*
心理社会的研究：ライフイベントと再発　*46*
双極性障害における非機能的態度　*49*
ストレス－脆弱性モデルと治療的意味　*51*

第4章　双極性障害の認知行動的介入モデル………………… *58*
認知行動療法の概要　*62*
アプローチの詳細　*63*

治療の概略　*66*
　　おわりに　*71*

第5章　治療前評価 …………………………………………………… *72*

　　生活史と家族歴　*73*
　　クライアントの疾患認識と服薬コンプライアンス　*77*
　　クライアントの自己意識，非機能的信念，スティグマ感覚　*78*
　　クライアントの疾患に対する全般的な対処と双極性障害の前駆症状への対処　*80*
　　クライアントの現在の気分状態　*80*
　　絶望と自殺傾向　*84*
　　社会的機能　*86*
　　クライアントが利用可能なフォーマルまたはインフォーマルな社会的支援資源　*88*
　　第5章付録A　Dysfunctional Attitude Scale（24項目版）（Power ら 1994）　*90*
　　第5章付録B　Manic Depression Questionnaire（Hayward ら 2002）　*93*
　　第5章付録C　Self-Control Behaviour Schedule（Rosenbaum 1980）　*94*
　　第5章付録D　Internal State Scale（ISS）第2版　*97*
　　第5章付録E　Mania Rating Scale（Bech ら 1978）　*101*
　　第5章付録F　Altman Self Rating Mania Scale（ASRM）（Altman ら 1997）　*105*

第6章　モデルの導入 …………………………………………………… *107*

　　モデルの基礎　*107*
　　情報提供用パンフレットの使用　*107*
　　問題リスト　*111*
　　ライフチャート　*115*
　　モデルを受け入れる際の問題点　*118*
　　おわりに　*123*
　　第6章付録A　双極性障害（躁うつ病）――患者教育用パンフレット　*124*
　　第6章付録B　双極性障害と薬物療法　*130*

第7章　目標設定 …………………………………………………… *136*

　　はじめに　*136*
　　目標設定に関するトピックス　*137*

現時点での目標とより長期的な目標　*148*
　　段階的なアプローチ　*149*
　　達成可能な目標を設定することの重要性　*149*
　　目標達成の障害を同定する　*151*
　　おわりに　*151*

第8章　認知的技法……………………………………………… *153*
　　はじめに　*153*
　　気分モニタリング　*154*
　　気分状態による認知の変化　*157*
　　非機能的自動思考の収集　*160*
　　自動思考へのチャレンジ　*164*
　　思考を症状として再構成（リフレーミング）する　*170*
　　誇大思考に挑む　*171*
　　軽躁状態の利益と不利益　*174*
　　引き延ばし戦術　*176*
　　非機能的前提　*178*

第9章　行動的技法……………………………………………… *182*
　　はじめに　*182*
　　気分と活動の記録表　*183*
　　気分と活動の記録表を治療中に導入する　*188*
　　役に立つ行動的戦略　*195*
　　安全なスリル　*205*
　　前駆期の行動的指標の出現をモニタリングする　*206*
　　おわりに　*206*

第10章　セルフマネジメントと前駆症状への対処……………… *207*
　　前駆症状の同定と対処　*208*
　　前駆症状のパターンを明らかにし対処するためのクライアントとの作業　*210*
　　その他のセルフマネジメント　*235*

第 11 章　長期的な問題，双極性障害と自己 ……………………… *240*

　自己：デカルト主義は今も健在　*241*
　スティグマ　*243*
　罪悪感と羞恥心　*249*
　喪　　失　*254*
　怒　　り　*258*
　回　　避　*259*
　おわりに　*260*

第 12 章　家族および社会的側面 ……………………………………… *262*

　はじめに　*262*
　一般的な家族の苦しみ　*263*
　結婚または夫婦関係への影響　*265*
　性欲の変化　*270*
　育児について　*274*
　成人期への移行に関する問題　*277*
　社会的支援　*279*

第 13 章　対人関係とサービスに関連した問題 ……………………… *282*

　はじめに　*282*
　対人関係　*282*
　服薬コンプライアンス　*292*
　自律性と選択　*295*
　サービスの提供についての問題　*296*

　文　献　*298*
　監訳者あとがき　*322*
　索　引　*325*

著者紹介

Dominic H. Lam　ロンドン大学精神医学研究所において臨床心理学のトレーニングを受け，博士号を取得した。双極性障害のさまざまな側面について広く研究発表しており，双極性障害に対する認知行動療法（CBT）の臨床試験の主な立案者である。現在，ハル大学臨床心理学講座教授。

Steven H. Jones　ロンドン大学精神医学研究所において臨床トレーニングを受け，統合失調症の情報処理に関する学位研究を行い，臨床講師として勤務し，その後臨床医としてイングランド北西部に移った。その後，マンチェスター大学臨床心理学博士課程の臨床心理学講師兼アカデミックディレクターとなり，2008年2月には現職であるランカスター大学臨床心理学講座教授兼メンタルヘルススペクトラムセンター長に就任した。この10年間以上の主要な関心領域は，双極性障害とその関連症状の心理学と心理療法であり，双極性障害に対する認知行動療法的アプローチの開発や気分エピソードの発症と再発に関連した心理モデルについて幅広く研究報告している。

Peter Hayward　ハーバード大学出身。中等学校で教鞭をとった後にニューヨークのロングアイランド大学で臨床心理学の博士号を取得した。モーズレー病院と精神医学研究所を退職し，現在は開業して重度精神疾患に対する心理学的アプローチを中心とした診療を行っている。

序　文

　1999年の初版の発刊以来この10年間，特に双極性障害のために開発された心理療法を通常の薬物療法に加えることの予防的有効性を検証する，ランダム化比較試験の拡がりを目の当たりにしてきた。そこには，認知行動療法，対人関係 – 社会リズム療法，家族心理教育（family-focused therapy），複合的心理教育が含まれている。

　本書では，双極性障害患者に対して薬物との併用で予防的に行う心理療法の一つの手法として，我々の試みを記述した。大規模なランダム化比較試験（Lamら 2003; Lam, Hayward ら 2005）での成績は，認知行動療法と薬物を併用した我々のアプローチが，薬物単独の予防投与で予後不良だった双極性障害患者に対して有効であることを示していた。認知行動療法群にランダムに割り付けされた患者は，双極性障害のエピソード数と気分症状が有意に少なく，また有意に社会機能が高かった。さらに我々は，医療経済的な研究でもこのアプローチの有益性を実証した。我々のアプローチは，治療コストを考慮しても，通常の治療より有意に経済的であった（Lam, McCrone ら 2005）。

　本書で記述した治療パッケージは，うつ病に対する古典的な認知療法（Beckら 1979）の要素を取り入れている。そこには，とりわけ双極性障害の人々が経験する特有の困難を治療するために考えられた要素も含めた。その内容は，筆者らの数年間にわたる，実践的でクライアントに受け入れられる治療アプローチの開発にまつわる作業の集約に基づいている。と同時に，双極性障害の心理社会的側面についての最新の理解にも基づいている。

　本書は，二部構成となっている。第1部（最初の4つの章）では，双極性障害について，従来の治療，双極性障害の心理社会的側面，および，我々の心理的介入モデルについて基本的知識を読者に提供することを目指した。第2部では，治療パッケージについて記述した。ここでは，治療前の評価，患者へのモデルの導入方法，双極性障害に対する具体的な認知的・行動的技法，そして前駆症状に対するセルフマネジメントと対処法という章立てで構成している。双極性障害に関する長期的問題，自己意識，家族と社会的側面，治療における対人関係の問題，そしてサービス関連の問題についても記した。

謝　　辞

　我々が行ったさまざまな研究や試験的治療に快く協力していただいた，双極性障害に苦しむ多くの患者さんに感謝申し上げます。我々は個々の患者さんから多くのことを学び，それを本書に反映させるよう努力しました。また，薬物療法の章において我々に助言してくださったCindy Ragbir博士に感謝申し上げます。

第1章

双極性障害・序論

　本書は，双極性障害治療における認知行動療法の活用法について書かれている。「躁うつ病」や「双極性障害」という用語は，かつては区別せずに使用されてきたが，現在，欧米においては後者がより一般的な用語として用いられている。双極性障害は，躁病とうつ病とによって特徴づけられた気分障害である。双極性障害の診断基準は，『精神疾患の分類と診断の手引 第4版』(DSM-IV：米国精神医学会 1994) を採用しており，その詳細は後に記す。双極性障害の診断には，うつ病と躁病，軽躁病，混合性エピソードが存在する可能性が含まれる。我々の研究では，双極性障害がメンタルヘルスにおける重大な問題であることは確かである。双極性障害は成人人口のかなりの割合に影響を及ぼし，通常は青年期に発症する。多くの患者は複数回のエピソードに苦しみ，経過は比較的厳しいものになりやすい。疾患の再発は，物質乱用，家族や周囲との問題，エピソード間の閾値下の症候の存在など広範な要因と関連している。エピソードの反復性に加えて，双極性障害と関連した自殺企図ないし既遂の危険性も高い。これらの問題は，本診断が下された人々が直面しうる問題の潜在的なスケールの大きさや重大性を示すため，この序章において強調されている。

　双極性障害の心理的治療に取り組む上で重要な点は，人々が比較的早期（前駆期）の段階で症状を呈していることに気づけるかどうかということである。もしもそのような前駆症状があって，それに気づけるなら，その時が効果的な心理学的介入のチャンスとなるだろう。この領域の介入は治療戦略の重要な部分を構成しており，患者が前駆症状に気づき前向きに対処する能力については本書の後半で少し詳しく検討する。

　双極性障害の既往がある人は，気分が上がっている間に，創造性が高まり，生産性が増す時期をしばしば経験している。そのため，薬物療法によって双極性障害が安定した後に，そうした時期のことを惜しんだとしてもそれは驚くべきことではない。反対に，慢性的に気分が不安定な人は，自家療法の目的で薬物やアルコールを使用する傾向にある。

双極性障害に加え，DSM-IV の診断基準を完全に満たさないような双極スペクトラムというさまざまな疾患概念も存在する。Angst ら（2003）や Akiskal ら（2000）はともにこの疾患の特徴を調べ，その臨床的意義について報告した。双極スペクトラムでは，気分症状の重症度は明らかに高くはないが，その臨床的・機能的予後はそれでもなお重篤と言える。したがって，この疾患概念についても検討することになるだろう。

双極性障害の社会的損失は甚大である。たいていはキャリアが始まったばかりか早期の段階で発症する傾向にあり，仕事を続けられる者はほとんどいない。家族関係における問題はよく認められ，離婚率も高い。社会的機能は病相と病相の間であっても障害される傾向にある。疾患の経過を通してみられる多様な問題は，これらの要素によって形作られている。

この序章では，本疾患の特徴，重症度，頻度や影響を明らかにするために上述の問題を確認する。本疾患の心理学的・薬理学的側面の両方を認識した，より効果的な治療法の確立が急務であることは確かであろう。本書に記されたアプローチがこの試みの一助となることが期待される。本章で取り扱っているテーマは，診断基準，疫学，疾患の再発の要因，躁病・うつ病の前駆症状，気分循環症／双極スペクトラム障害，そして社会的損失の大きさである。

双極性障害の診断基準

Kraepelin（1913）は躁うつ病を循環精神病，単純躁病，メランコリアからなる包括的なカテゴリーとして記述した。この包括的なカテゴリーは，特に経過および予後の観点から早発痴呆と区別された。躁うつ病は，正常な期間の中に病気の期間が点在するような変動性の経過をたどる疾患とみなされ，その予後は早発痴呆に必ず起こる進行的な機能低下に比べて悪くないと考えられていた。Leonhard（1957）は躁うつ病の型を双極性と単極性とに区別し，前者は躁病の既往があること，後者はうつ病のみを罹患していることで特定した。現在用いられているような双極性うつ病と単極性うつ病の区別は，『米国診断と統計マニュアル 第 3 版』（DSM-III：米国精神医学会 1980）で紹介され，その後『世界保健機関の国際疾病分類』（ICD-10: WHO 1992）に採用されていった。

DSM-IV 診断基準

現在の DSM-IV（米国精神医学会 1994）は，双極性障害の心理的治療の役

割に関する我々の研究で用いている診断体系なので，本章で少し詳しく言及する。

双極性障害は，DSM-IV では気分障害の一つとして特徴づけられる。その基準では，初めに双極性障害の診断に含まれる気分エピソードについて明記されている。それらは（1）大うつ病エピソード，（2）躁病エピソード，（3）混合性エピソード，そして（4）軽躁病エピソードである。それぞれの気分エピソードの詳細については，DSM-IV マニュアル（米国精神医学会 1994）に正確に記載されている。関連する症状の指標を以下に示す。

大うつ病エピソード

大うつ病エピソードは，抑うつ気分あるいは興味や喜びの喪失に，体重や睡眠の変化，集中力や意思決定の問題，気力の減退，精神運動性の焦燥または制止といった症状が伴うことにより特徴づけられる。その他にも，自責感や希死／自殺念慮といった症状が出現しうる。DSM-IV で列挙された 9 つの症状のうち，少なくとも 5 つが最低 2 週間にわたって存在し，またその中には抑うつ気分または興味や喜びの喪失が必ず含まれなければならない。症状は臨床的に著しい苦痛を伴うか，職業的，社会的，または他の重要な領域における機能の障害を引き起こしている必要がある。

躁病エピソード

対照的に，躁病エピソードでは「異常かつ持続的に高揚し，開放的または易怒的な」気分が少なくとも 1 週間にわたって存在することが必要である。さらに躁病において生じうる症状には，誇大的にまで至るような自尊心の肥大，より多弁となったり，リスクの高い行動に取り組むといった活動性の亢進，そして注意散漫が含まれる。思考の競合や観念奔逸を呈す者もいるが，多くの患者で睡眠欲求の減少が一般的に認められる。

DSM-IV で診断基準を満たすには，少なくとも 1 週間持続する気分の障害に加え，マニュアルに挙げられた症状のうち少なくとも 3 つ（気分が単に易怒的な場合は 4 つ）が必要とされる。さらに気分の障害は，職業的機能や日常の社会活動または他者との人間関係に著しい障害を起こすほど重篤でなければならない。入院治療が必要であったり，症状に精神病性の特徴が存在する場合も該当する。

混合性エピソード

混合性エピソードは，少なくとも1週間の間ほとんど毎日，躁病エピソードと大うつ病エピソードの基準（期間の基準を除いて）をともに満たすものとして記載されている。気分の障害は，「職業的機能や日常の社会活動，または他者との人間関係に著しい障害を起こすほど重篤である」必要がある。

軽躁病エピソード

軽躁病エピソードは，妄想や幻覚が存在しないことを除き，躁病エピソードと同じ症状を呈する。気分の障害の持続期間は1週間ではなく**4日間のみ**でよく，「異常」というよりも「普段の抑うつ的ではない気分とは明らかに異なる」程度で，さほど重篤な気分の障害ではないことが示唆される。躁病エピソードとは対照的に，社会的または職業的機能の障害は顕著ではなく，入院を必要とする程度でもなく，精神病性の特徴も存在しない。

双極I型障害

双極I型障害の診断には，精神医学的病歴において少なくとも1回の躁病エピソードが存在することが必要となる。初回の躁病エピソードの診断も双極I型障害の項目の範疇に入る。その他の双極I型障害の類型として，(1)最も新しいエピソードが軽躁病，(2)最も新しいエピソードが躁病，(3)最も新しいエピソードが混合性，(4)最も新しいエピソードがうつ病，(5)最も新しいエピソードが特定不能（このカテゴリーでは，期間ではなく症状が上記の気分エピソードの一つ以上に該当する）がある。

双極II型障害

双極II型障害は，軽躁病エピソードを伴う反復する大うつ病エピソードを認め，過去の精神医学的病歴において躁病エピソードの基準を満たさないものである。

急速交代型という特定用語

双極I型・II型障害ともに，過去1年間に4回以上の気分エピソードが生じた場合に，急速交代型という特定用語が付け加えられる。

気分循環性障害

　気分循環性障害の診断には，2年以上にわたって，躁病あるいは大うつ病エピソードの診断基準を満たさないような軽躁病症状やうつ症状が「多くの期間」慢性的に存在していることが必要である。最初の2年間に，大うつ病や躁病，または混合性エピソードの基準を満たしてはいけない。また，この期間中に無症状の期間が2カ月以上続いてはならない。気分の障害は，臨床的に著しい苦痛，あるいは社会的，職業的，または他の重要な領域における機能の障害を引き起こしていなければならない。この障害の経過中，上記の3つのカテゴリーのいずれかの症候学的基準も満たさないという点で，急速交代型の双極性障害とは区別できる。

　DSM-IVでは気分障害の一つとして独立して存在しているが，気分循環性障害と双極性障害の軽症型の間で診断上の混乱を招く可能性があることは明らかである。さらに，DSM-IVではパーソナリティ障害には含まれていないが，気分循環症は他の箇所でパーソナリティの一型として記述されている——これに関しては，本章の後半で検討する。

　疫　　学

　最近の疫学研究では，双極Ⅰ・Ⅱ型障害の生涯有病率は約2%とされ，閾値下の双極性の状態を含めると5%にまで上昇する（Grantら2005; Merikangasら2007）。思春期は双極性障害の発症リスクが最も増大する時期で，15歳から20歳の間に発症のピークを迎える（Kupferら2002; Merikangasら2007）。また，Perlisは，早期発症例（思春期前〜思春期）では，より遅い成人発症例に比べて，併存症，自傷行為，暴力，再発の割合が高いことを報告している（Perlisら2004; Perlisら2005）。したがって，通常は成人早期に発症する障害が10代でも認められ，早期発症は臨床的予後の悪化と関連することが，このことからも明らかに示唆される。男女で有病率がほぼ同等であるとの報告も複数の研究で一致している。

　本症では，著しい社会的障害が生じる傾向があり，また多くのケースで再発しやすい傾向にある。Winokurら（1969）は，最初に躁病と診断された患者の80%が，その後さらなるエピソードを発症すると推定した。さらに最近Brometは，双極性障害の最初のエピソードで入院していた患者の35%が寛解後1年以内に再発し，4年にわたる観察期間では61%に達することを見出した

（Bromet ら 2005）。このような再発傾向にもかかわらず，統合失調症とは対照的に，双極性障害に伴う社会機能の低下に関する知見はほとんどない。したがって，社会的階級と双極性障害との関連に関する研究の大半は，両者に関連がないか，中・上流社会あるいは専門職では有病率が高いことを示唆している（Weissman と Myers 1978；Coryell ら 1989）。婚姻状況や，居住地が都市部か農村部かによって有病率が上昇することを支持する証拠も一貫していないようである。

双極性障害の経過

　米国で実施された双極Ⅰ型障害（DSM-Ⅲ-R 基準を使用）に関する一般住民調査で，生涯有病率は0.4％であり，12カ月有病率も同等であることが判明した（Kessler ら 1997）。すべての症例で少なくとも一つは DSM-Ⅲ-R の他の疾患があり，そのうちの約60％は双極性障害の発症以前から存在していることが報告された。したがってこの研究は，おそらく多くの双極性障害患者が，本疾患に関連した問題のほかにもさらなる精神医学的な問題を抱えていることを示唆している。

　興味深いことに，この一般住民調査によって，現在双極性障害に罹患している患者のうち45％しか治療を受けていないことも明らかとなった。これは，メンタルヘルスにおけるサービスを均等に利用できないことで，精神医学的な援助を受け入れてきた人々が，それらを利用できなくなってしまうことも一因かもしれないが，それだけでは十分に説明できないだろう。その他の要因として，現在利用可能な薬物療法に限界があったり，心理療法などの代替療法あるいは付加的治療の利用が限られていることも含まれるだろう。Miklowitz ら（2003）が最近になって，家族心理教育を受けている患者における薬物療法と（うつ病ではなく）躁病エピソードの転帰との関連を報告したが，Prien と Potter（1990）はリチウム無効例はおそらく40％にまで達すると推定した。したがって，薬物療法の効果が不十分であることやアドヒアランスが不良であることは，いずれもメンタルヘルスにおけるサービス利用からの脱落に関連した一般的なリスクであると考えられているが，双極性障害と診断されている人の中には，そうした要因によって特定の薬物療法による十分な恩恵を受けられない者もいるだろう。そのような患者は双極性障害の経過に関する研究に現れてこない傾向にあるため，現在利用可能な情報が治療反応性を示す患者やアドヒアランス

良好な患者に関するものに歪められる危険性がある。

エピソード数

昔は，躁病あるいはうつ病エピソードを合計3回以上経験する患者は少ないと推定されていた。しかし，これはやや不適切な基準に基づいた結果と言えるかもしれない。入院に至らないエピソードを除外することは再発率を過小評価してしまうし，長引いた入院期間中に複数の躁病またはうつ病エピソードが生じている可能性を統制していないこともまた同様である。Carlsonら（1974）は，双極性障害患者53人を発症後から平均14.7年間にわたり追跡したところ，3.7回の躁病エピソードと2.1回のうつ病エピソードを経験していた。より最近の研究では再発傾向が確認され，閾値下の症候の重要性も示唆されている。Millerは双極Ⅰ型障害と診断された61人を2年間にわたって追跡した研究で，平均で8カ月ごとに気分障害のエピソードが認められたと報告している（Miller, Uebelackerら2004）。Postらは，双極性障害の外来患者258人を対象とした大規模追跡調査で，63％の患者で年間4回以上の気分障害のエピソードを認めたと報告している（Postら2003）。さらに，20年以上にわたる追跡調査では，双極性障害患者では，評価した週の約半分に気分症状が出現する傾向にあることが示されてきた（Judd, Schettlerら2003）。

エピソード期間（周期の長さ）

GoodwinとJamison（1990）は，初回のエピソードから次のエピソードまでにおよそ40～60カ月であった周期が，3度目のエピソードまでには10～30カ月へと短くなることを示すデータをまとめた。周期の短縮化はいつまでも続くことはなく，彼らが作成した図表によれば，5～7回目のエピソードの頃に5～10カ月程度で定常化するようである。しかし彼らは，著書の改訂版（GoodwinとJamison 2007）において，このことは明確な証拠に乏しく，実際にはこの周期の明らかな短縮が，双極性障害のある一群のみに限定される事象であると結論している。

再発の要因

双極性障害における気分エピソードの再発は，種々の要因と関連している。ライフイベントは，双極性障害の気分エピソードの発症や再発の双方と関係している（Johnson 2005aのレビューを参照）。この関連については第3章で詳

細に検討するため，ここではこれ以上論じない。TohenやZarateら（2003）の4年間にわたる追跡調査では，精神病症状の既往，病前の職業的地位の低さ，初回の躁病の発症時期が，躁病再発の予測因子であることが明らかとなった。うつ病の再発に関しては，現在の職業的地位がより高く，他のメンタルヘルスの問題が併存し，初回に混合状態を呈したことが予測因子であった。Ottoらは，双極性障害の外来患者1,000人を対象とした研究で，再発リスクの増加に不安が重要な役割を担っていることを報告した（Ottoら2006）。再発に関連する他の要因として，物質乱用，家族関係，症状閾値下の症候が含まれる。これらについては，以下で順に検討する。

物質乱用

　双極性障害の経過に影響するもう一つの要因は，物質乱用と考えられる。Sonneら（1994）は双極性障害患者44人に面接を行った。その結果，現在物質を使用している患者では，過去の入院回数が2倍多く，気分の問題がより早期に生じており，不機嫌躁病の経験やⅠ軸疾患を併存しやすい傾向にあることが分かった。Regierら（1990）は，双極Ⅰ型障害の60％以上，双極Ⅱ型障害の48％が物質乱用の既往を有していたと報告した。Strakowskiら（1996）は，最初に精神病性の躁病エピソードを呈した59例を調査した。当該エピソードによる入院以前に，12例がアルコールを，19例が薬物を乱用していたことが判明した。最近では，Bauerらが双極性障害の入院患者328人を評価している。彼らは，34％が現在も物質使用障害を有し，72％が物質使用の併存障害を既往歴として有していたと報告した（Bauer, Altshulerら2005）。Cassidyら（Cassidyら2001）は，入院中の双極性障害患者では物質乱用の生涯有病率が60％とより低い（それでも高いが）ことを見出した。さらに，Cassidyの研究では，物質使用歴と精神科入院回数の増加の間に有意な相関を指摘している。GoodwinとJamison（1990）は，1921年から1990年までに行われた20の研究をレビューした結果，アルコール乱用とアルコール依存症全体の割合は，一般人口では3〜15％にすぎないが，双極性障害では35％に認められると推定した。物質使用の理由や双極性障害の発症および再発との関連は現在まで明らかになっていない。StrakowskiとDelBelloは，物質使用と双極性障害の併存に関する4つの仮説の根拠について再検討した。それは，物質使用を症状とみなすのか，あるいは自己治療（セルフメディケーション）の一形式とみなすのか，あるいは物質使用を双極性障害の原因とみなすのか，共通する危険因子の

作用とみなすのかというものであった（StrakowskiとDelBello 2000）。彼らは，それぞれの提言はいくつかの研究で支持されてはいるが，薬物依存を併存するすべての患者を説明するには十分でないと結論づけた。物質使用が併存する場合には，双極性障害単独の場合と比べて，治療反応性，経過，予後の点において，より不良な転帰をたどることから，物質使用に関するさらなる理解が重要である（Strakowskiら 1988; SalloumとThase 2000）。それゆえ，実際の臨床では物質関連の問題が潜在していることに注意するのは重要である。さらに，Healeyら（2008）の質的研究で物質使用の理解に対する個別アプローチが提示されているが，そこでは物質使用のパターンや理由が双極性障害の外来患者で固有のものであることが見出されている。物質使用の理由は個人的体験から来るものと思われるため，筆者らは個人の経歴や欲求の文脈から，物質使用を理解していく努力が重要であると主張している。

家族関係

家族関係の転帰に対する影響を調査した研究は，双極性障害に比べ統合失調症で多く認められるが，両疾患の予後に対して家族要因が重要な役割を果たしているという知見が集積されている。ButzlaffとHooleyのレビューによると，家庭環境が予後に与える影響の効果量は，統合失調症よりも双極性障害でより大きいことが示されている（ButzlaffとHooley 1998）。さらに最近の大規模研究で，家族の批判に関連する主観的な苦悩が双極性障害の外来患者の予後を予測することが示された（Miklowitzら 2005）。これらの結果は，双極性障害患者がおそらく家庭の雰囲気に明らかに敏感である可能性を意味しており，家庭環境は経過と予後の両方の観点で重要な変数となるかもしれない。家族およびその他の社会的要因の問題については第12章であらためて触れる。

閾値下および持続的な症状

精神医学的に注意を要する再発に加えて，多くの患者がエピソード間の閾値下の症状に苦しんでいる。これらの症候は明らかな苦痛と混乱を引き起こしており，一つの介入研究では50％の患者に認められていた（Kellerら 1992）。Gitlinら（1995）は，平均4.3年の観察期間に再燃がなかった症例でも，46％が明らかな感情障害の症状を訴え続けていたと報告している。最近のさらに大規模な研究では，閾値下症状の有病率と重要性が立証された。上述したように，Juddらは，20年以上の経過を観察した双極性障害の患者群において，週の約

半分は明らかな気分症状が認められることを報告しており（Judd, Schettler ら 2003），双極Ⅱ型障害の対象者のみを 13 年間経過観察した別の研究においても同様の傾向が確認された（Judd, Akiskal ら 2003）。どちらの研究においても，優勢な気分症状は抑うつ症状であった。これらの閾値下症状は，それ自体によってもたらされる苦悩と同様に，完全な「再発」のリスクをより増大させると考えられる。実際，最近の研究では，臨床的および機能的な予後は閾値下の症状を経験している症例の方がより悪い傾向があり（Altshuler ら 2002；MacQueen ら 2003），再発リスクも有意に上昇することが示された（Tohen ら 2006；Judd ら 2008）。

自殺の危険性

自殺と自殺企図の危険性は，双極性障害の経過において重要な徴候である（Angst ら 2005）。Tondo は総説の中で，年間 0.4％という双極性障害の自殺率は，一般人口よりも 20 倍高い値であると推定している（Tondo ら 2003）。Goodwin と Jamison（1990）は，30 編の論文をレビューし，双極性障害患者の自殺率は 9％から 60％の幅があることを見出した。このレビューにおける平均自殺率はおよそ 19％であり，これは Winokur と Tsuang（1975）による，30 年以上の経過を観察した双極性障害患者の自殺既遂に関する報告の 10％という数字よりもかなり高いものであった。

Regier ら（1988）は，双極性障害患者の 25％に自殺企図がみられたと報告している。Goodwin と Jamison（1990）は，15 編の論文をレビューし，双極性障害患者の自殺企図率が 20％から 56％であり，男性よりも女性において高率であることを見出した。さらに最近の研究では，Dittmann らが 152 人の双極性障害患者の 37％が少なくとも一度は自殺を試みたと報告した（Dittmann ら 2002）。Goodwin と Jamison（1990）は，自殺企図の前に相当直接的な方法で自殺の意図を伝えることが一般的であり，自殺企図は睡眠障害や極端なうつ病相の後に（病相期間中であることは少ない）起こることを指摘している。混合状態においても自殺企図および自殺既遂の危険が高いことが知られている。さらに，Oquendo らは，前方視的研究において悲観主義，衝動的な気質のレベル，そして物質関連障害の併存が，評価後 2 年以内の自殺企図の重要な予測因子であることを見出した（Oquendo ら 2004）。フィンランドにおける双極性障害患者の自殺既遂者を対象とした心理学的剖検によると，自殺は主にうつ病相の期間に起こり，アルコール関連障害の併存と関連し，ネガティブなライフ

イベントに引き続いて起こることが見出された（Isometsa 2005）。したがって，双極性障害がうつ病を含む他の精神疾患と比較しても，不釣り合いなほどに自殺企図および自殺既遂の危険が高いことが研究によって示されている。それゆえ，良好な外来フォローと併せて，双極性障害における高いリスク状態についての情報と適切な治療的配慮を行うことは，自殺率の低減にとって重要である。

要　約

上記の議論は，双極性障害が多様な問題と潜在的に関連することを意味している。双極性障害がやや良好な経過をたどることから早発痴呆と区別したKraepelinの二分法は少なくとも臨床上重要であるが，その一方で，最近の有用なエビデンスからは，とても予後のよい双極性障害の患者もいる一方で，大多数の者では，将来の病相・物質乱用および死亡のリスクが著しく上昇することによって，生活の大部分に深刻な影響が及んでいることが示されている。

前駆症状

双極性障害の経過におけるもう一つの問題は前駆症状である。双極性障害の心理学的治療における前駆症状に関連した情報については，第10章に詳細に検討されている。したがって，本章では以下の疑問に限定して検討したい。(1) 双極性障害患者は前駆症状に気づけるか？ (2) 双極性障害患者が共通して訴える前駆症状は何か？ (3) 個々の症例における前駆症状のパターンは特異的なものなのだろうか？ (4) 患者が常に気づく前駆症状は何か？ (5) 前駆期の長さはどのくらいか？ (6) 患者はどのように前駆症状に対処するのか？ (7) 対処法によって経過にどのような違いが出るのか？　これらの疑問について，以下で順に検討する。

双極性障害患者は前駆症状に気づけるか？

この問題を扱った研究が5つある。双極性障害の前駆症状に関する研究は，被験者が過去の経験について質問される後方視的研究（Molnarら1988；SmithとTarrier 1992；Joyce 1985；LamとWong 1997）か，あるいは定期的に被験者が面接による評価を受ける縦断研究であった（Altmanら1992）。これらの研究はサンプルサイズが小さい傾向があった。5つのうち3つの研究（Molnarら1988；SmithとTarrier 1992；Altmanら1992）のサンプルサイズは20程度

であった。しかしながら，サンプルサイズが小さいにもかかわらず，5つの研究すべてにおいて，被験者が前駆症状を報告できたという点は一致しており，双極性障害の患者は前駆症状に気づくことができるということは確かなようである。興味深いことに，双極性障害患者はうつ病の前駆症状よりも躁病の前駆症状を自発的に，よりうまく報告できるようである。Lam と Wong（1997）は研究の中で，双極性障害患者の25％（10/40）がうつ病の前駆症状に気づくことができなかったと報告した。躁病の前駆症状に気づくことができなかったのは7.5％（3/40）のみであった。同様に，Molnar らの研究では，うつ病の前駆症状を自発的に報告した症例は30％（6/20）にすぎなかったが，躁病の前駆症状については，20例全例が自発的に報告することができたという。うつ病の前駆症状に気づくことができない症例の割合が高いのは，双極性うつ病が潜行性に始まることに起因しているかもしれない。うつ病は風邪みたいなもので，朝目覚めるとうつになっている，と言う人さえいる。このため，うつ病の前駆症状に気づくことは，より難しいのである。

双極性障害患者が共通して訴える前駆症状は何か？

双極性障害の前駆症状の研究には，異なる手段が用いられているため，それらの研究を単純に比較することはできない。例えば，Joyce（1985）は半構造化面接を実施し，「とても悪い」から「とてもよい」までを6段階で評価するスケールを用いて，被験者が早期の再燃徴候を認識し適切に対処する能力を測定した。この評価スケールは内的整合性に問題があり，早期再燃徴候の詳細については述べられていない。Altman ら（1992）は，BPRS［訳注：簡易精神症状評価尺度（Brief Psychiatric Rating Scale）］の概念の統合障害の項目が，うつ病相に先行する4カ月間に悪化したことを報告した。

表1.1は Molnar ら（1988），Smith と Tarrier（1992），Lam と Wong（1997）の研究で最も共通して認められた躁病の前駆症状である。個々の前駆症状を記載した3つの研究を通して，躁病の前駆症状は非常によく一致している。Lam と Wong（1997）の研究で，躁病の前駆症状として最も多く報告された6つの徴候（睡眠時間の減少，目的志向的活動の増加，易刺激性，社交性の増大，観念奔逸，楽観的思考の増加）のうち，易刺激性を除いたものは，Smith と Tarrier（1992），Molnar ら（1988）の研究においても最も高い頻度で報告されていた。易刺激性は，Smith と Tarrier および Molnar らの研究で，最も共通した前駆症状の一つとしては報告されなかった。それでも，Smith と Tarrier の

表 1.1. 各研究における躁病に共通した前駆症状

Molnar ら (1988)——自発的な想起 (20 名)	Smith と Tarrier (1992)——40 項目のチェックリスト (20 名)	Lam と Wong (1997)——自発的な想起 (37 名)
活動性の亢進 (100%)	感情のたかぶり (100%)	睡眠に対する関心の低下または睡眠時間の減少 (58%)
気分の高揚 (90%)	精力的/過活動 (87%)	目的志向的活動の増加 (56%)
睡眠欲求の減少 (90%)	睡眠欲求の減少 (80%)	易刺激性 (25%)
多弁 (85%)	考えが次々に浮かぶ (80%)	社交性の増大 (25%)
観念奔逸 (80%)	多弁 (80%)	観念奔逸 (19%)
自尊心の肥大 (75%)	鋭くなったような感覚 (80%)	楽観的思考の増加 (14%)
注意散漫 (65%)	創造的な気分 (80%)	過度な興奮性 (14%)

表 1.2. 各研究におけるうつ病に共通した前駆症状

Molnar ら (1988)——自発的な想起 (14 名)	Smith と Tarrier (1992)——40 項目のチェックリスト (20 名)	Lam と Wong (1997)——自発的な想起 (28 名)
抑うつ気分 (86%)	自信喪失 (88%)	他者や活動への興味の喪失 (45%)
気力の減退 (86%)	通常の仕事に向き合えない (82%)	悲しい気分または泣きたくなる (20%)
集中力の低下 (79%)	何も楽しめない (82%)	中途覚醒 (17%)
病的思考 (64%)	朝起きられない (71%)	心配や不安へのとらわれ (17%)
睡眠時間の減少 (57%)	人と会いたくない (71%)	意欲の低下 (14%)
興味の喪失 (57%)	悲しい気分 (71%)	自尊心の低下 (10%)
体重減少 (43%)	集中困難 (71%)	悲観的思考 (10%)

症例の 33％が自発的に易刺激性を報告していた。

　表1.2は，Molnarら（1988），SmithとTarrier（1992），LamとWong（1997）の研究における，うつ病の共通した前駆症状である。Molnarらの研究と，SmithとTarrierの研究では不一致がみられるものの，3つの研究において被験者が報告したうつ病の前駆症状は非常に類似している。LamとWongの研究において，最も頻繁に報告された上位4つの前駆症状（他者や活動への興味の喪失，心配や不安へのとらわれ，中途覚醒，悲しい気分または泣きたくなる）は，SmithとTarrierの研究においても 71〜82％の被験者が報告した。これらの症状は，Molnarらの研究において最も頻繁に報告された上位6つの前駆症状の中にも含まれていた。しかし，全体的に見ると，うつ病相の前駆症状の方がより多彩なようである。3つの研究を通して，うつ病の前駆徴候および症状は，躁病の場合よりも報告が少なく，多様な傾向がみられた。

個々の症例における前駆症状のパターンは特異的なものなのだろうか？

　Molnarら（1988）は，双極性障害患者の前駆症状は，人によってかなりのばらつきがあるが，個人内のばらつきはほとんどないことを報告している。SmithとTarrier（1992）も，個人に特異的な「再発サイン」について言及している。したがって，それぞれの症例のサインないし症状のパターンや組み合わせは，症例ごとに特有のものであろうと考えられている。自発的に報告された前駆症状を聴取することは，個人的文脈の中で前駆症状をその人なりの問題として捉えられるようになるという利点がある。例を挙げると，躁病の明らかな前駆症状として，「周りの人たちが自分を除け者にしようと企んでいるように思う」，「自分が有能であると感じて他人の問題に首を突っ込みたくなる」「ポスターがより色鮮やかに見え，普段であれば気がつかないような特別かつ捉えにくいメッセージを伝えていると感じる」というような特異的な前駆症状を報告できた被験者が少数ながらいた。また他の者は，うつ病の前駆症状として，「夫に対してイライラしてしまう」や「子供への本の読み聞かせが楽しめない」と報告できていた。

患者が常に気づく前駆症状は何か？

　Lamら（2001）は，40人のうつ病患者をフォローアップし，18カ月後に前駆症状について質問した。躁病の前駆症状は，募集時（T1）と18カ月後（T2）の両方で確実に報告された。特に，行動に関連した躁病の前駆症状は，より

頻繁で，より確実に報告されていた。例えば，睡眠時間の減少（55.3%（T1）／55.3%（T2）），目的志向的活動の増加（44.7%（T1）／55.3%（T2）），社交性の増大（18.4%（T1）／21.1%（T2））などである。気分や認知に関連した躁病の前駆症状は，それほど頻繁には報告されず，確実なものではなかった。例えば，観念奔逸（15.8%（T1）／15.8%（T2）），楽観的思考の増加（26.3%（T1）／10.5%（T2）），易刺激性（10.5%（T1）／13.2%（T2））などである。同様に，うつ病の前駆症状もT1とT2の両方で確実に報告されていた。他者や活動への興味の喪失（28.9%（T1）／36.8%（T2）），中途覚醒（13.2%（T1）／26.3%（T2）），心配事を棚上げできない（15.8%（T1）／18.4%（T2））などである。T1とT2両方において，うつ病の前駆症状の報告頻度は比較的少なかった。さらに，うつ病における行動面の前駆症状と認知面の前駆症状の頻度と信頼性に違いはなかった。

前駆期の長さはどのくらいか？

躁病相あるいはうつ病相の前駆期は個々人で異なっている。Molnarら（1988）によれば，躁病相の前駆期は平均20.5日であった。しかし，範囲は1日から84日とばらついている。また，うつ病相の前駆期は，平均11日であり，範囲は2日から31日であった。SmithとTarrier（1992）によれば，うつ病相の前駆期は平均19日（標準偏差19日），躁病相の前駆期は平均29日（標準偏差28日）であった。

患者はどのように前駆症状に対処するのか？

LamとWong（1997）による研究が唯一この問題を扱っている。Joyce（1985）は再燃初期にどれくらい患者が治療を希望するか調べているが，詳細は報告されていない。LamとWong（1997）は，独自に患者の対処について7段階スケール（悪い～まあまあ～非常によい）で評価した。評定者間信頼度は充分であり，患者を対処良好群（まあまあ～非常によい）と対処不良群（まあまあより下～悪い）に分けた。表1.3にLamとWong（1997）の研究における躁病相の前駆症状への対処戦略を示している。対処良好群の患者がとる最も一般的な対処戦略は，「気分を落ち着かせるような活動をする」，「休養と睡眠に時間を割く」，「医師に相談する」など，過活動を抑制し，自制するものであった。一方，対処不良群で最も一般的な対処戦略は，「ハイな気分を楽しむ」，「外出してお金を使う」，「余った時間があればそれを埋めることを探す」，「特に何もしない」など，

表1.3. 躁病相の前駆症状への対処良好群と不良群の特徴

躁病相の前駆症状への対処戦略	対処良好群 (21名)	対処不良群 (15名)
過活動を抑制し，自制する	61.9%	0%
気分を落ち着かせるような活動をする	47.6%	13.3%
休養と睡眠に時間を割く	42.9%	0%
医師に相談する	28.6%	6.7%
追加処方を受ける	19.0%	6.7%
優先順位をつけ，仕事の数を減らす	14.3%	0%
休暇をとる	14.3%	0%
動き回り続け，さらに活動を増やす	0%	26.7%
特に何もしない	0%	26.7%
ハイな気分を楽しむ	4.8%	20.0%
外出してお金を使う	0%	20.0%
余った時間を埋めることを探す	0%	20.0%
やり続けるために酒を飲む	0%	13.3%
些細なことに腹を立てる	0%	13.3%

表1.4. うつ病相の前駆症状への対処良好群と不良群の特徴

うつ病相の前駆症状への対処戦略	対処良好群 (17名)	対処不良群 (12名)
きちんと準備し，無駄なく時間を過ごす	52.9%	0%
社会的サポートを利用し，人に会う	29.4%	0%
何かすることでネガティブな思考から注意をそらす	23.5%	8.3%
非現実的な思考を認識し，悩む価値があるものかどうか吟味する	23.5%	0%
日課を継続する	17.6%	0%
運動や体操をする	17.6%	0%
医師に相談する	11.8%	0%
横になってうつが去るのを願う	5.9%	58.3%
特に何もしない	0%	25.0%
追加処方を受ける（リチウムや睡眠薬など）	5.9%	16.7%
社会的接触を避ける	5.9%	8.3%

動き回り続け，さらに活動を増やすものであった。患者が話してくれた自発的な対処戦略がいずれも行動的である点は興味深い。

表1.4にLamとWong（1997）の研究によるうつ病相の前駆症状への対処戦

略を示す。対処良好群の患者がとる最も一般的な対処戦略は,「きちんと準備し,無駄なく時間を過ごす」,「社会的サポートを利用し,人に会う」,「何かすることでネガティブな思考から注意をそらす」,「非現実的な思考を認識し,悩む価値があるものかどうか吟味する」であった。対処不良群の患者の最も一般的な対処戦略は,「横になってうつが去るのを願う」,「特に何もしない」,「追加処方を受ける(リチウムや睡眠薬など)」であった。対処良好群の患者は,躁病相の前駆症状を検知した時,過活動を抑制したり,気分を落ち着かせるような活動を行ったり,休養や睡眠に多くの時間を割いたりするなど,自発的に行動的技法を用いている。同様に,うつ病相の前駆症状に対する対処良好群の患者は,無駄なく時間を過ごすなどの行動的技法を用いている。一方で,ネガティブな思考から注意をそらしたり,非現実的な思考を認識し,その考えが悩むに値するかを吟味したりするなど認知的技法を用いている患者もいる。

対処法によって経過にどのような違いが出るのか？

　双極性障害患者が前駆症状を知らせることができるということは明らかになったが,その次の疑問は,前駆症状をどのように認識し,対処するかによって,患者の予後がどれほど影響されるかということである。この問題に関する研究は2つしかない。Joyce (1985) は,服薬コンプライアンス不良に加えて,再発の初期徴候に気づいて対応できるかどうかが,双極性障害の予後において重要な因子であることを見出した。しかし,Joyceの研究は,初期徴候への対応の評価として,再燃の初期段階において治療を求められるかに主な焦点をあてているが,患者の自発的な認知的,行動的な適応手段には触れていない。さらには,初期徴候の認識能力と対応能力に対する評定の評価者間信頼度が低かった。LamとWong (1997) の研究では,躁病相の前駆症状への対処良好群で,機能の高い患者が有意に多かった。うつ病相の前駆症状への対処良好群にも機能の高い患者が多かったが,統計学的には有意ではなかった。患者の現在の抑うつ症状の強さおよび躁病相の前駆症状への対処,うつ病相の早期警告サインへの認識能力が,おのおの独立して社会機能の有意な規定因子となっていた。つまり,躁病相の前駆症状への対処が,社会機能の重要な規定因子となっている一方で,うつ病相の前駆症状への対処は関連していなかった。おそらく,躁病相の初期の方がはるかに周囲に知られやすく,ともすればたちどころに破壊的になる一方で,うつ病相の初期はより個人的なことに留まるのがその理由であろう。躁病相の前駆症状への対処が不良な人々にとって,社会機能への影

響はより深刻になりがちである。18カ月のフォローアップ(Lamら 2001)では，どのように躁病相の前駆症状に対処するか，観察期間中いくつライフイベントに遭遇するかが，期間中の再発を予測していた。これら2つの変数は，これまでの病相回数や組み入れ時の抑うつ症状や躁症状の重症度を制御しても，回帰分析で再燃回数を有意に予測した。さらには，ベースラインの躁症状を制御しても，観察開始時の躁病相の前駆症状への対処が，18カ月後の躁症状の程度を予測していた。

　Joyce(1985)は，1年以内に最も多い再入院は躁状態によるものであることを報告している。臨床経験上，初期の躁症状それ自体が，自身を刺激して完全な躁病相に発展させることがある。Gitlinら(1995)は，患者の社会機能が，結果として病相間の長さに影響を与える可能性があるため重要であると報告している。LamとWong(1997)とLamら(2001)の両者の知見を踏まえると，躁病相の前駆症状への対処が患者の機能レベルや再発の重要な決定因子であるため，双極性障害患者に躁病相の前駆症状への取り組みを指導することが特に重要である。

要　　約

　双極性障害患者の多くは前駆症状を知らせることができる。躁病相の前駆症状よりも，うつ病相の前駆症状に気づけない患者の方が有意に多い。おそらく，躁病相の出現はより急速で，はっきりとしているからであろう。前駆症状のパターンは個々人で異なっているが，躁病相とうつ病相でそれぞれ頻繁に報告される前駆症状があり，躁病相の前駆症状としては，睡眠時間の減少や目的志向的活動の増大，社交性の増大，観念奔逸などがあり，うつ病相の前駆症状としては，興味関心の低下や，心配事を棚上げできない，中途覚醒，悲しく泣きたくなるなどがある。前駆症状は繰り返し確実に表出され，ほとんどの患者は前駆期に自発的な対処行動をとっている。躁病相の前駆症状にいかに対処するかが，社会機能のレベルを予測し，その結果として再燃回数を予測しうるということが証明されている。

循環気質

　循環気質は，DSM-III-Rの診断カテゴリーとして使用されていた。これはDSM-IVの気分循環症と非常に似通った定義であり，どちらも2年間以上多

数の軽躁あるいは抑うつ症状が絶え間なく存在していることに焦点をあてている。これら特定の診断基準が用いられる前は，循環気質あるいは循環気質性パーソナリティという用語は，長年にわたって繰り返す，躁病やうつ病の診断基準を満たさない程度の重症度の躁およびうつ症状の存在を示すのに用いられていた。

　Jamison（1993）は，循環気質性パーソナリティと双極性障害発症の関連を必須事項として記載している。循環気質性パーソナリティは，長年の一貫した気分循環パターンの存在により定義され，精神科治療を受けることもあれば，受けないこともあるだろう。一方で，循環気質性パーソナリティの3分の1しか双極性障害を発症せず，双極性障害に発展しない循環気質性パーソナリティの特徴もありうることをJamisonは認めている。しかし，この3分の1という割合は一般人口の1％という双極性障害の有病率とは非常に対照的である。さらに，より軽症の患者でもリチウムには同じように反応することが知られている。遺伝的同一性に関するいくつかのエビデンスでは，循環気質者のいる家系には，双極性障害の患者がいる確率がかなり高いことが示されている。

　Akiskalら（1979）は，循環気質について，青年期早期ではたいていパーソナリティ障害として出現し，当初は気分変動に患者自身気づかないことが多いことを記載している。気分の変化は短期間であり，うつ病や軽躁病の診断基準をいつもは満たさない。循環気質の経過は，過眠と不眠，低い自尊心と自信過剰，困惑／無気力と集中力／創造性の亢進，仕事の質の高低および量の多少，内向性と外向性の交代といった2相性が特徴である。循環気質の人は辛い出来事にいらいらし，怒りを爆発させ，そのことがパートナーとの関係を疎遠にしがちである。時折の性的逸脱が，必然的に人間関係に影を落とす。熱中している時期には仕事のパターンも変動し，キャリアの方向性を変えてみたり，計画を変更してみたりと行ったり来たりする。循環性気質では，双極性障害と同様に薬物やアルコール乱用の併存リスクが有意に高いが，循環気質性パーソナリティの存在が，物質乱用と双極性障害双方の素因となっている可能性がある。そのため，これらの疾患の閾値下の症状の重大さに気づけなくなるのかもしれない。

　循環気質に加えて，Angstは双極性障害の一連の閾値および閾値下の症状を検証した。これらには，小うつ病性障害や反復性短期抑うつ障害，気分変調症，チューリッヒ基準による重症あるいは軽症の軽躁病が含まれている。これらの症状群はチューリッヒグループによって，DSM-IVの軽躁病，躁病，混合性エピソード，大うつ病の診断基準に加えて検討された（Angstら2003）。軽微

な双極性障害の徴候のある人々も，厳密に定義された双極性障害の人々と，家族歴や反復性の経過，併存症において類似した特徴をもっていた。研究基盤は厳密に定義された双極Ⅰ型障害の患者をもとにしているが，本書で述べたアプローチの妥当性を探究することは，閾値下の症状を有する人々にも有用かもしれない。

双極性障害に関連する利点

　双極性障害とその関連疾患に関する問題点について述べてきたが，双極性障害に関連する経験の中には肯定的な側面もあることに注目するのは重要である。高度に軽躁病性のパーソナリティをもつ人は，調査時点でも10年間のフォローアップでも，双極性障害になるリスクが高い（EckbladとChapman 1986；Kwapilら2000）。しかしながら，軽躁病性パーソナリティは前向きな気分の増加や社交性，エネルギーの増加に関連しており（EckbladとChapman 1986；Akiskal 1996），名声や富，政治的影響力のようなより野心的な人生の目標を設定することにも関連している（JohnsonとCarver 2006）。潜在的利益は，双極性障害の診断基準を満たしていない人に留まるものではない。Jamison（1993），およびGoodwinとJamison（1990）は，芸術や科学，ビジネスで優秀な成功を収めた人の中には双極性障害の診断基準を満たした人が多数いることを報告した。実際，Jamisonは後の著書で自身の双極性障害について記載しており，学術的な創造性と生産性のいくらかはとりわけ軽躁病相と関連していることがきわめて明らかであると述べている。さらに，Johnson（2005）は躁病相と，高いレベルでの業績，野心，自信が関連しているというエビデンスを総説している。GoodwinとJamison（1990）は，中でもサミュエル・テイラー・コールリッジ［訳注：イギリスのロマン派詩人］，ジェラード・マンリ・ホプキンス［訳注：イギリスの詩人］，ジョン・ラスキン［訳注：イギリスの美術評論家］，ロベルト・シューマン［訳注：ドイツの作曲家］，オリバー・クロムウェル［訳注：イギリスの政治家］，ウィンストン・チャーチル［訳注：イギリスの政治家］，ベニート・ムッソリーニ［訳注：イタリアの政治家］は双極性障害もしくは気分循環性障害であったであろうと記載している。

　これらの報告は，治療を受ける多くの患者が前駆期または病相の中でこのような効率性や創造性の増加を経験しうるということを，臨床医が認識しておくことの重要性を強調している。そのため，双極性障害に伴う経験をどのように

定式化するとしても，患者の全体像を把握するためには，患者が報告する困難な状況とともに，この問題を考慮する必要がある。たとえ臨床医の視点が患者とは異なっていたとしても，治療の成功が彼らからこの肯定的な側面を奪ってしまうのではないかという懸念は丁寧に扱われるべきである。実際，多くの創造性豊かな患者は，例えば適度にコントロールされた軽躁状態を得ようとしてリチウムの服用量を減らそうとすると，Jamison は報告している。

興味深いことに，Jamison は芸術家がリチウム使用後の創造的生産性を評定している 2 つの研究についても報告している。そこでは，57％は生産性が向上したと述べ，20％が変化なしと述べた。しかしながら，これらのよい結果にもかかわらず，17％の人が創造性への悪影響を理由にリチウムを止めたと述べている。それゆえ，個人に合わせた方法で治療の影響を評価することが重要である（Marshall ら 1970; Schou 1979）。

高い社会的代償

双極性障害は心理社会的機能の多くの領域に多様な影響をもたらしうる。病気そのものや病気に関連した行動のために，学校教育は中断されたり損なわれたりし，昇進は止まってしまい，仕事は失われる。結婚生活には負担がかかり，離婚に至ることもある。性的活動の様式は病相に伴って大きく変化し，対人関係に影響を及ぼすが，対人関係は他の問題からの悪影響も受けているかもしれない。双極性障害患者の中には，一人で生活したり，仕事以外の活動を楽しんだり，そこから利益を得たりすることさえできなくなる人もいる。併存する物質乱用や慢性的な服薬の副作用，または躁状態や軽躁状態での無鉄砲な行動の結果として，身体的な健康にも悪影響が及んでしまう患者もいる。Das Gupta と Guest は双極性障害のための社会的なコストは過去 6 年間では年間 20 億ポンド［訳注：2010 年当時の換算で約 2,800 億円］に上ると試算している（Das Gupta と Guest 2002）。

社会機能

Bellack ら（1989）は，統合失調感情障害（16 名）と統合失調症（58 名），双極性障害（29 名）の入院患者に対し，構造化されたロールプレイテストと Weissman と Bothwell（1976）の社会適応スケール（Social Adjustment Scale II; SAS）を含む面接法を用いて社会的能力を調査した。そこでは，3 群すべ

てで，ロールプレイと SAS の両方で有意な障害があることが分かった。統合失調症群を陰性症状の有無でさらに2群に分けると，前者が他のすべての群よりも成績が悪かった。しかし，陰性症状のない統合失調症群は，統合失調感情障害，双極性障害のいずれとも差がなかった。このデータは，特に診断の違いと検査時の症状の重症度の違いを交絡させなかった場合に，双極性障害において相当な社会的な障害があるということを示している。

　Romans と McPherson（1992）は，64名の双極性障害患者と地域の無作為化サンプルの232名の女性を比較している。親密でより幅広い社会的交流の利用度と適切さを評価する Interview Schedule for Social Interaction（Hendersonら 1981）を用いて，両グループの社会的ネットワークが評定された。結果としては，双極性障害患者は社会的交流のすべての尺度において低い（悪い）スコアを示した。これらは年齢，罹病期間，躁病エピソードの回数と関連していた。このパターンからは，病気がより長く続くほど躁病エピソードの反復によって社会的関係にダメージが与えられ，社会的ネットワークがより悪化していくということが示唆される。

　一方，Bauwens ら（1991）は，寛解期の双極性障害と単極性うつ病の患者の社会適応を調査した。ここでの寛解は，少なくとも6カ月著しい症状がなく，少なくとも2カ月は小うつ病または軽躁病エピソードの疑いがないという定義であった。社会適応を評価する尺度としては Weissman ら（1971）の社会適応スケール（Social Adjustment Scale）が用いられた。患者群と年齢と性別をマッチさせた精神疾患の既往のない人々が対照群となった。予想どおり，患者群は対照群に比してすべての適応が悪い結果であり，とりわけ社会的活動と余暇活動の適応の悪化，友人との接触の減少が双極性障害の目立った特徴であった。社会適応に高率に問題を認めることは，Blairy らの144名の寛解期の双極性障害患者の多施設研究でも確認されている（Blairy ら 2004）。実際，Cannon ら（1997）は統合失調症（100名）と双極性障害（49名）の病前の社会機能障害を軽症の内科的疾患を抱えた100名の対照群と比較した。後方視的に情報を得るために病前社会適応スケール（Premorbid Social Adjustment Scale scores, Foerster ら 1991）による母親へのインタビューが行われた。健常対照群に比べ，双極性障害患者の社会機能は，青年期において，学業成績は比較的保たれているものの，それ以外では低下を認め，最初の精神医学的エピソードに先行して長期間社会機能に困難を生じている可能性があることが分かった。

労働への影響

　Carlsonら（1974）が追跡した平均罹病期間14.7年の53名の双極性障害患者では，59％が働いていないかもしくは病前よりも低い地位で働いていた。Gitlinら（1995）は平均4.3年間82名の双極性障害患者を調査したが，職業面での転帰が良好な患者はわずか28％であった。この知見は，およそ3,000名の双極性障害患者において60％がかつて大学に在籍していたにもかかわらず，64％以上が無職であったというKupferらの症例登録報告によって追認された（Kupferら2002）。PrienとPotter（1990）の報告によれば，アメリカ合衆国保健教育福祉省の研究（1979）の推計では，25歳で発症した平均的な双極性障害の女性は，主要な活動（仕事と家庭両面で）を14年もの期間失ってしまうとのことであった。

家族の負担と結婚の問題

　一般住民研究でも離婚は稀なことではないが，双極性障害で離婚が約20％にも上ることは過度に高いといえる。Speer（1992）は，55歳以上の407名の患者を対象とした研究で，双極性障害（55.6％）と統合失調症（56.4％）患者で最も高い離婚率を認めたことを示した。それに比して，メンタルヘルスの問題以外の疾患で医療を受けている患者の離婚率は15.6％であった。LamとDonaldsonら（2005）は，双極Ⅰ型障害患者の配偶者における結婚満足度と性的満足度について調査した。彼らは配偶者の結婚満足度と性的満足度は，パートナーがうつ病相であるか双極性エピソードにない時よりも，躁病相の時において有意に低いことを報告した。また，結婚満足度と性的満足度は，パートナーがうつ病相である時よりも双極性エピソードにない時の方が有意に低かった。Mitchellらは，オーストラリアの全国調査のデータから双極性障害は大うつ病性障害に比べて離婚率と別居率が高いことを報告した（Mitchellら2004）。Chakrabartiら（1992）は，DSM-Ⅲの大感情障害の診断を満たす90名の患者の家族に対して，Family Burden Interview（PaiとKapur 1981）を用いて家族の負担を調査した。90名の家族のうち一人だけが負担を否定した。29名の家族が重度の負担を感じていたが，そのうち27名は双極性の患者の家族であり，大うつ病の患者の家族は2名しか重度の負担を感じていなかった。最近では，Reinaresらが気分安定状態にある86名の双極性障害患者の家族に介護負担を調査したが，大部分の家族が中等度の負担を感じていた（Reinaresら2006）。家族の負担と結婚に関するさらなる議論は第12章で述べる。

要　約

　上述した有意義な活動の減少に加え，PrienとPotter（1990）は双極性障害では9年早く死亡し，健常な状態を約12年損なうと推定している。Gitlinら（1995）は，たとえ適切な薬理学的な介入が行われても，多くの患者が繰り返して再発し，再発がなかったとしてもかなりの症状が存在することがあると結論づけている。それゆえ，双極性障害は患者の生涯を通じて，家族や社会生活に対して深刻な影響を及ぼす重大な病気であり，いったん病気になってしまえば多くの患者は病前のレベルで機能することができなくなる。

おわりに

　この序章では，双極性障害が薬理学的介入では部分的にしか治療できない重大な結果をもたらすメンタルヘルスの問題であることを示そうとした。双極性障害の人々は，社会的，心理的機能の重要な領域に深刻で持続的な困難を抱えるであろう。さらに，双極性障害の症状は，この障害に発展するリスクの高い双極スペクトラムや循環気質／軽躁病性パーソナリティのようなより広範囲の人たちにもはっきりとみられている。本書では，双極性障害に対しての現在の有用な治療法の選択肢をより詳細に提示し，これらの治療法の長所と短所についても述べる。これから我々の双極性障害の認知行動療法を紹介していく。この治療形態は医学的な方法に対立するものではなく，むしろ適切な薬理学的介入の補助として行うものであるということは，本書を通して強調されている。

　一般的な認知的アプローチという点では，うつ病の認知療法の多くの研究を引用するが，再発リスクを減らし心理的機能を高めるという観点から，躁症状と軽躁症状および躁うつ両病相の前駆症状に対処するために，双極性障害患者用に開発した要素も含まれている。双極性障害では個人およびその周囲に深刻な影響を与えることがあるため，急性期（特に（軽）躁相）の行動による心理的，社会的な結果に対処するためのサポートがこのアプローチに含まれていることも重要と思われる。

　全体を通じ重要な原則として，認知療法は協同作業的であるべきである。患者はセラピストと協同し，誘導による発見の過程を通して適切な対処スキルを身につけていく。これらの新しいスキルは教訓的に呈示されるものではなく，行動や思考パターンの変化に伴って起こりうる喪失感はこのアプローチの中で

扱われる。このことにより，いつも一人きりで元気な自分のことを思い浮かべてばかりいた患者が，治療を通して起こったいかなる変化も，外部から押しつけられたものではなく，自分自身により利益となるには何が最善なのかを公正に評価することで起こってきたものであるということに満足できるようになる。このタイプのアプローチは，治療過程そのものを維持していくことが非常に重要であり，より教示的なアプローチは高い脱落率と効果のない治療介入を導いてしまうであろうというのが我々の意見である。

第2章

現在行われている治療のレビュー

　我々は本書の初版において，過去30年間の双極性障害の治療は圧倒的に薬理学的なものであり，昔から治療の主役はリチウムという一つの薬物であったと述べた。しかし，この10年間でそれは大きく変化してきた。本章の後半で示すように，心理学的アプローチに対する関心が急速に高まってきており，それは薬理学に焦点をあてた出版物においてさえそのようである（Goodwin 2003など）。さまざまな薬物療法に関する研究が大幅に増加しており，同様に，処方を行う開業医に向けたガイドラインやアルゴリズムも増加している（有用な総説としてPerlis（2005）を参照）。リチウムは長年治療の中心であったが，この薬剤を用いた最良の臨床試験の大部分は最近10年間に発表されている。特にリチウムはより新しい薬物の臨床試験において，しばしば対照薬として用いられている。これらの試験の多くは，急性躁病や急性の双極性うつ病，病相予防に対し，単独もしくは併用療法で行う他のさまざまな薬物療法を提案している。こうした治療の多くは明らかな有効性を示しているが，その効果には限界もあるということもまた明らかになっている。その限界とは，双極性障害患者が最適な治療にたどり着く前に，しばしば数多くのさまざまな薬物療法を試す必要があるということである。その結果，我々の知見が増すにつれて，患者と処方医の両者にとって選択肢の幅はよりいっそう複雑なものになった。さらにまた，すでに述べたような研究の増加にもかかわらず，研究者たちは，双極Ⅱ型障害や急速交代型の治療のような多くの領域において決定的な研究結果は不足していると述べ続けている。したがって，ある意味では，さらなる研究がさらに大きな不確実性を招いているようでもある。

　上述のとおり，ガイドラインやアルゴリズムの多くは，処方医による心理学的アプローチの効用を論じており，それはアドヒアランスを改善するための手助けであったり，薬物療法に対する付加的治療であったりする。心理学的アプローチに対する処方医の関心が高まっているが，我々は本書で論じている認知行動療法的アプローチを使用する者は，現在の処方の実際に精通している必要

があると考えている。したがって，このマニュアルを用いるセラピストは，医学的な経歴をもつ必要はないが，薬物療法の現状や最もよく処方されている薬剤の一般的な副作用についてある程度理解しておくべきである。そのため我々は，本章の最初で，躁病相や双極性うつ病，長期的な維持に対する最も一般的な薬物療法を簡単に論じる。

　現在の治療がどの程度双極性障害に役立つかを概説する前に，薬物療法の有効性（efficacy）と有用性（effectiveness）の違いを認識する必要がある。有効性（efficacy）は，臨床試験の条件下での薬物の効果と定義される。臨床試験の対象者は注意深く選択されることが多く，コンプライアンスや適正な用量を確認するために血中濃度はより厳しく規定されている。有用性（effectiveness）は，通常の臨床状況における薬物の効果と定義される。そこでは，対象者はより不均一であるかもしれないし，薬剤の処方はその地域でのサービスが何を提供できるかによって制約されることもある。最近の研究の総説では，従来から双極性障害治療の第一選択薬であるリチウムはプラセボよりは疑いなく有効であるが，従来考えられていたほどには有効ではないことが示されている。したがって，若干の例外（Bowdenら（2000）など）を除き，研究ではリチウムがプラセボ効果も高いことを示している。Geddesら（2004）は，多くの研究をまとめた総説において，長期間リチウムが投与されている患者の40％が再発したのに対して，プラセボ群では60％であったと示した。プラセボより優れていることは明らかだが，リチウムが多くの患者の安定した状態を維持できないということもまた示している。さらに，不良なコンプライアンスはリチウムの予防効果を狭め（Bowden 2000; Maj 2003），散発的な使用はまったく服薬をしないより患者を不安定にするリスクが生じる（JohnsonとMcFarland 1996; Goodwin 1994）。

薬物療法

　上述のような研究知見の大幅な増加と研究結果の複雑さによって，処方の実際場面では著しい変化がもたらされた。リチウムは1949年に躁病の治療として初めて使用され（Cade 1949），長年第一選択薬の位置を守ってきた。しかし，近年他の薬物療法が双極性障害に対して次第に使用されるようになってきた。特にバルプロ酸やカルバマゼピン，ラモトリジンなどの抗てんかん薬やオランザピンやクエチアピン，リスペリドン，アリピプラゾールなどの新規第二

世代抗精神病薬が徐々に使用されるようになってきている。従来から用いられていた「気分安定薬（mood stabilizer）」という用語は，双極性障害の治療で処方される薬物を表現するものとして使用されていた。理想的な気分安定薬は，躁病と双極性うつ病の両方に有効で，予防薬としても使用できるだろう。しかし，残念ながら現在そのような薬剤は存在しない（Aubryら 2007）。その代わり，臨床医はいわゆる治療の「道具一式」の中から選択しなければならない（CousinsとYoung 2007）。本書の第1版が出てからも，処方医はますます増えている処方ガイドライン（例えばAmerican Psychiatric Association 2002; Goodwin 2003; National Institute for Health and Clinical Excellence 2006; Suppesら 2005）に徐々に頼るようになっているように思える。患者を不安定化させる恐れのある薬物療法の急な変化を回避するためにも，治療アルゴリズムの使用は非常に重要であると主張されている（LeibenluftとSuppes 1999）。多くの薬剤を同時に使用する多剤併用療法への依存度が増大していることもまた研究で示されている（Fryeら 2000; Postら 2006）。例えば，539人の双極性障害患者の治療を追跡したKupkaら（2005）の自然史追跡研究によれば，急速交代型を除く患者は平均3.5種類の異なるカテゴリーの薬剤で治療されており，患者の38％を占める急速交代型の患者は，平均4.6種類の異なる系統の薬剤を投与されていた。したがって，リチウムや他の気分安定薬に必ずしも依存しているわけでなく，患者は双極性障害のさまざまな症状に対して2〜3種類もしくはもっと多くの薬剤を処方されているかもしれない。

急性躁病に対する治療

急性躁病の治療ほどリチウムが欠かせない時はない。多くの総説でもリチウムの有用性について強い実証的エビデンスに言及しているが，他の薬物療法も躁病の第一選択として徐々に使用されるようになってきている。特にバルプロ酸（厳密に言うと，ジパルプロエキスとして知られているバルプロ酸セミナトリウム，バルプロ酸ナトリウムとバルプロ酸の混合物だが，便宜上バルプロ酸と呼んでいる）とオランザピン，リスペリドン，クエチアピンなどの第二世代抗精神病薬である。いくつかの治療ガイドライン（Goodwin 2003など）でこれを明示している。バルプロ酸の長所の一つは，高用量で開始でき，比較的速く用量を増やすことができるという点である（Aubryら 2007）。いわゆる第二世代抗精神病薬，非定型抗精神病薬に関するかなり最近の研究も数多い。これらの薬剤には抗躁作用があるが，この点について薬剤間では大差ないという

ことが研究で示されている（Perlisら2006）。急性躁病の治療では，ハロペリドールのような古い抗精神病薬が一般的に使用されていたが，その副作用が問題となることと，新規抗精神病薬と違ってうつ病の治療に効果がないと思われることから避けられるようになった。一つの問題である副作用は，非常に悲惨なものになることがある。不機嫌躁病よりも多幸性躁病により有効であると言われている，そのことを条件として，リチウムは今でもしばしば推奨されている。しかし，この点にはすべての専門家が一致しているわけではない（Suppesら2005を参照）。カルバマゼピンは第一選択薬が無効だった時の第二選択薬として勧められることが多いが，その有効性についての実証的エビデンスは，他の治療薬ほど強くはない。

　上述のように，双極性障害の治療において多剤療法は増えている。ガイドラインでは，第一選択薬が無効だった場合，併用療法を試すべきであると勧めていることが多い。もちろん，これには決して常に第一選択薬が有効なわけではないという認識がある。いくつかの推奨される選択肢としては，2種類の気分安定薬の併用や，気分安定薬と抗精神病薬の1種類ずつの併用などがある。精神病症状がある場合は，抗精神病薬が特に推奨される。ジアゼパムやクロナゼパムのようなベンゾジアゼピン系薬剤は，眠りを助けるための付加療法として使用される。しかしながら，ベンゾジアゼピン系薬剤は躁病自体を改善させるわけではなく，依存の危険性を伴う可能性があるため，注意して使用しなければならない。あらゆる手を尽くしてもだめなら，最終的にはECTやクロザピンの使用が推奨される。クロザピンは難治性疾患に対する有効性が言われており，現在では広く使用されている抗精神病薬である。しかし，その副作用は致死的になる場合があり，定期的な血液検査が必要となる。このような理由から，クロザピンは通常他のすべての治療が無効だった場合に使用する治療法とみなされている［訳注：本邦での保険適応はない］。

　これらのアルゴリズムは，躁病相のコントロールには多くの異なる薬物療法が必要とされるであろうということを示唆している。1種類の気分安定薬で開始されたとしても，結局は2種類の気分安定薬や抗精神病薬，ベンゾジアゼピン系薬剤を処方することになる。まさにこの点を明らかにした研究が，CalabreseとSheltonら（2005）によって行われている。254人の急速交代型の患者群が治療に参加し，リチウムとバルプロ酸の組み合わせで治療された。その目的は，長期間リチウムもしくはバルプロ酸のどちらかによって患者を安定させ，治療することであった。驚くことに，この2種類の十分確立した抗躁薬の

併用によって治療された患者のうち，4週間後にランダム化できる状態だったのは，たった24％であった。明らかに，多くの新しい治療法が開発されているにもかかわらず，初回の躁病相のコントロールは依然として非常に困難なままである。

うつ病の治療

従来，双極性障害の治療における関心は主に躁病の治療に向けられてきたが，その理由の一つは，治療の主役が長い間リチウムであったためである。しかしながら，双極性障害患者は概して抑うつ症状の方がずっと一般的で（Juddと Akiskal ら 2002, 2003），少なくとも機能的障害を引き起こしている（Judd ら 2005）。その結果，双極性うつ病の治療は，いまだ満たされていない公衆衛生上のニーズであると言われ続けている（Sachs（2003）など）。この領域の研究はかなり発展してきたが，それでも専門家はもっと多くの研究が必要であると論評している。これらの点は Goodwin によって言及されており，英国精神薬理学会（2003）の統一見解として以下のように示されている。「もし我々が疾患に関連する負担について真剣に考えたいのならば，ガイドラインの大部分はうつ病の治療にあてられるべきであろう。しかし，それは著しく不足している。双極性障害の経過中にみられる大うつ病に対するプラセボ比較試験の有効性のデータは不足している」（p. 162）。

双極性うつ病の治療は複雑であるが，その理由の一つは，躁症状とうつ症状の混合した状態を呈するからである（Bauerと Simon ら 2005）。治療法の決定は，「治療によって現れる気分の切り替わり」（Treatment-Emergent Affective Switch; TEAS）への懸念によっても左右されることを Sachs（2005）が言及している。つまり，いったん抗うつ薬がうつ状態を改善させると，躁病相を引き起こすかもしれないという懸念である。抗うつ薬と気分安定薬が一緒に処方されるべきであり，三環系抗うつ薬は SSRI よりも TEAS のリスクが高いと一般的に考えられている。しかし，これらの点はいまだ意見が分かれている（Ghaemi ら 2003）。例えば，Lewis と Winokur（1982）は，うつ病から躁病への切り替わりは，薬物療法には関係なく，双極性障害の自然経過の一部であると主張している。Gijsman らのレビュー（2004）では，TEAS は抗うつ薬治療に共通した問題というわけではないと述べられている。抗うつ薬と気分安定薬の併用は TEAS の頻度を低下させると言われており，多くの研究で推奨されている（Bottlender ら（2001）など）。経験的に支持されている一つの併用療

法として，オランザピンとフルオキセチンの併用がある（Tohen と Vieta ら 2003）。また一方，ラモトリジンも研究によって推奨されている。ラモトリジンは気分安定化作用をもつ抗てんかん薬であり，特にうつ状態に対して有効であると言われている（Calabrese ら 1999）。他の研究では，いくつかの第二世代抗精神病薬が，うつ状態に対する単剤療法として推奨されている（Thase ら 2006；Calabrese ら 2005）。リチウムもうつ状態に対する単剤療法として一部の専門家に推奨されているが（Calabrese ら 2004），その使用を理想的ではないとする専門家もいる（Goodwin 2003）。さまざまな処方ガイドラインにおいて，このテーマに関してはかなり意見が分かれている。例えば，テキサス薬物アルゴリズム（Texas Implementation of Medication Algorithms；TIMA）（Suppes ら 2005）では，ラモトリジンが双極性うつ病の第一選択薬として推奨されているが，一方，英国国立医療技術評価機構（National Institute for Clinical Excellence；NICE）（2006）では，ラモトリジンを単独で第一選択薬で使用しないよう警告している。躁病の治療と同様に，治療ガイドラインでは，難治性うつ病に対して他の薬物療法を追加することが推奨されている。これには他の有効な治療がない場合の ECT も含まれている。現在，多くのガイドラインにおいて，CBT も有力な補助療法として言及されている（Goodwin 2003；National Institute for Clinical Excellence 2006）。

　躁病と同様に，処方医には多くの有力な選択肢が残されているが，最終決定をする際に役立つような信頼できる研究データは不十分である。併用療法についても躁病と同様にますます一般的になってきているが，その有用性に関する信頼できるデータは不足している（Goodwin 2003；Zarate と Quiroz 2003）。

急速交代型の治療

　第1章で論じたように，急速交代型は双極性障害の亜型として定義されている。定義では，躁病相と軽躁病相，うつ病相のいずれかが1年間に4回以上必要とされている。リチウムは急速交代型にはそれほど有効ではなく，かつてはバルプロ酸のような他の薬剤が望ましいと考えられていた。しかしながら，急速交代型が実際に双極性障害の明らかな亜型であるという考えを支持するエビデンスはほとんどなく，むしろ病相交代の頻度は連続的なもので，急速交代型がより重症なことを示しているものと思われる（Bauer ら 2008；Kupka ら 2005；Muzina ら 2005）。急速交代現象は，症例によっては抗うつ薬使用の結果である可能性があることが示唆されているが，この疑問を解決するためのデー

タは不足している（Kupka ら 2003）。一般の双極性障害と同様に，多くの患者で優位な症状は躁症状や軽躁症状よりもむしろ抑うつ症状である（Calabrese ら 2001）。残念ながら，急速交代型は依然として治療が困難であり，どんな薬物療法に対しても特異的に反応することはないようである（Muzina ら 2005）。Aubry ら（2007）によれば，「現在，急速交代型の治療において満足できる有効性を明らかに示している治療は存在しない」（p. 199）。

長期間の予防

双極性障害の長期維持治療に多くの不確実な部分が残されているということは，本章の読者にとって驚くことではないだろう。興味深いことに，リチウムは急性躁病の治療としてよりも，維持治療としての方がより好ましいとしばしば言われている。これについては非常によく研究されていることを専門家がよく指摘しており，その有効性に関しては強いエビデンスがあるものの，有効性を実証できなかった臨床試験も時に存在する（Bowden ら（2000）など）。よく強調されるもう一つの点は，リチウムで治療された患者は自殺率が低下することが十分に実証されているということである（Baldessarini ら 2006）。バルプロ酸もしばしば言及される。そして，カルバマゼピンは有力な選択肢として提案されることもあるが，一般的にはリチウムやバルプロ酸よりも有効性が劣るとみなされているというただし書きが加わる（Goodwin 2003）。これらの薬物療法は躁病相を予防するために維持されるが，これは躁病が防止できればうつ病も同様にうまく防げるだろうという考えに基づいている。ラモトリジンもまた使用されることがある。この薬剤は「下から支える気分安定薬」と表現される。ここでは，ラモトリジンがうつ病の再燃を防止し，それに引き続いて起こるであろう躁病も防止するという考え方である（Ketter と Calabrese 2002）。抗精神病薬も一つの選択肢であり，最近の研究ではオランザピン（Tohen ら 2005）やクエチアピン（Vieta ら 2008）の使用が実践されている。本章の前の項で記したことの繰り返しになるが，単剤療法が無効であった場合，処方医は併用療法を用いることができる。それは気分安定薬と抗精神病薬もしくは抗うつ薬の併用，または 2 種類の気分安定薬の併用などであり，時には 3 種類の気分安定薬の併用さえ行われる（Denicoff ら（1997）を参照）。

興味深いことに，多くの薬理学的なガイドラインは，長期間のマネジメントにおける心理学的因子の重要性を強調している。アメリカのガイドライン（APA 2002）とイギリスのガイドライン（Goodwin 2003; NICE 2006）はいず

れも，良好な状態を長期間維持するためには，治療同盟や心理教育，警告サインや誘発因子の同定，睡眠衛生のような因子が重要であることを強調している（BowdenとSingh（2005）も参照）。これは「正しい薬剤」を探すことだけに集中するようなアプローチや，他の因子を無視するようなアプローチには限界があると認識されるようになってきていることを我々に示してくれている。すでにレビューされている研究によって，処方医が直面している不安や，患者は最適な処方にたどり着くまでに処方内容を数回変更することを受け入れなければならないであろうという事実が指摘されている。薬物療法の成功を阻害するような多くの因子も存在する。これらの因子には，患者が認識していなければならないものや，処方医が取り組まなければならないものがある。我々は今このことに目を向けなければならない。

副作用と不良なアドヒアランスの問題
　患者が処方された薬剤を服用することを拒否したり，怠ったりするのは，よく知られた事実である。これはコンプライアンス不良もしくはアドヒアランス不良の問題と表現されることが多く，精神医学的問題を抱えた患者だけに起こるものではない（Royal Pharmaceutical Society 1997）。これは我々が本書を通して立ち戻るであろうテーマである。ここでは，この問題について，特に双極性障害に関連したいくつかの一般的な意見を述べる。
　患者が急性の苦痛を感じている時は，どんな薬物療法でもアドヒアランスは良好であり，苦痛を取り除くためにすみやかに効果を発揮するように思われるのは，よく知られたことで驚くことではない。頭痛に対してアスピリンを服用するのは，このよい例である。しかしながら，患者が苦痛を感じておらず，薬物療法が予防目的である場合は，アドヒアランスは低くなる。患者が元気な時は，問題は解決したので治療は必要ないと感じたり，病気の現実をじっくり考えたくないと思ったり，単なる物忘れから治療を怠ってしまうかもしれない。副作用がコンプライアンスを低下させることはよく知られている。処方内容が複雑だったり，アドヒアランスを阻害するような不都合が他にある場合もそうである。残念ながら，長期予防のために使用される主要な薬剤すべてに顕著な副作用がある。ここで一般的な副作用についてその概要を示す。
　リチウムはタンパク結合せず，肝臓で代謝される。全身の水分に分布するため，過剰な飲水による水分負荷の変化や発汗，利尿剤によってリチウム濃度は影響を受ける可能性がある。リチウムを服用している患者の75％以上が，何

らかの副作用を報告しており，多尿，多飲，体重増加，振戦，鎮静，嘔気，嘔吐，下痢，痤瘡，浮腫が挙げられる。利尿剤の使用には注意しなければならない。さらに，リチウムには認知機能への副作用もあり，動作の鈍さ，記憶障害，集中力低下，精神機能の緩慢さが挙げられる。皮膚疾患の悪化や腎障害もまた起こりうる副作用である。リチウムを服用している患者は，定期的な血液検査が必要である。非常に一般的で広く使用されている薬剤だが，維持治療のために最も有効な用量を決めるための実証的な研究はいまだに不足している（APA 2002）。エビデンスでは，リチウム血中濃度は 0.8〜1.0mEq/L で維持されると再発率が低くなると言われているが，副作用のため処方医は 0.5mEq/L 以下に下げざるをえないかもしれない（Bowden と Singh 2005）。さらにリチウムに関する問題としてよく知られている現象は，リチウムを中止した後，特に急激に中止した際に起こる再発である（Baldessarini ら 1997）。前述のように，患者のアドヒアランスが不良で，断りなく服薬を中断する傾向がある場合，この行為は予後を悪化させる恐れがある（Goodwin 1994）。そうだとすれば，アメリカで行われたリチウム使用者の大規模な自然史追跡研究が示しているように，リチウムが「持続的ではなく断続的に」長期間使用されていることが多いのは懸念されることである（Johnson と McFarland 1996, p. 993）。

　カルバマゼピンとバルプロ酸，ラモトリジンは肝臓で代謝され，高度にタンパク結合する。そのため，3剤すべてに他の代謝性薬剤もしくはタンパク結合した薬剤との相互作用があるかもしれない。カルバマゼピンは，神経遮断薬やベンゾジアゼピン系薬剤，三環系抗うつ薬，甲状腺ホルモン剤などの多くの薬剤の代謝を亢進する。カルバマゼピンを服用した患者の半数以上が副作用を経験しており，神経症状，複視，かすみ目，ふらつきなどが挙げられる。バルプロ酸の一般的な副作用としては，胃のむかつき，食欲亢進，体重増加が挙げられ，妊娠中の危険性をもたらす可能性もある。ラモトリジンの最も重大な副作用は皮疹である。これは軽度の場合もあるが，スティーブンス-ジョンソン症候群と呼ばれる重篤な皮膚反応が出現する患者もいる。しかし，ラモトリジンには胃のむかつきや視力障害，頭痛も報告されているものの，その他の点では他の気分安定薬よりも副作用が比較的少ない。

　抗精神病薬は，維持治療においてますます使用されるようになっているため，その副作用については言及せねばならない。クエチアピンやオランザピンのような非定型薬と呼ばれる新規抗精神病薬は，ハロペリドールのような古い抗精神病薬よりも副作用が少ないと思われる。しかし，さまざまな副作用の問題が

依然として残されており，おそらく多くの患者で最も問題となるのは体重増加である（Nemeroff 2003）。

　上述したさまざまな副作用や間欠的な服薬とアドヒアランス不良に起因する障害を考慮すると，患者は薬物療法を継続するためにかなりの力を注ぐ必要があるように思われる。双極性障害の長期予防のための薬物療法はコンプライアンスが不良であるという数多くのエビデンスがあり（Sajatovic ら 2007；Lingam と Scott 2002），アルコール乱用の併存のような他の問題も事態を悪化させる可能性がある（Manwani ら 2007）。結果として，上述のようにアドヒアランスの促進に対してますます気が配られるようになっており（Colom と Vieta 2006），アドヒアランスの改善を狙った特定の介入も行われるようになっている（Colom, Vieta, Martinez-Aran ら 2003 など）。多くの症例に最適なケアを提供するには，処方医と患者の良好な治療同盟に基づいて，巧みな処方と何らかの心理社会的介入を組み合わせるべきである。ここからは心理社会的介入の話題に移る。

心理療法

　双極性障害は，昔から予後のよいエピソード性の疾患とみなされている。Kraepelin（1913）は，二大精神病として早発痴呆（統合失調症）と双極性障害を記述した。早発痴呆は，慢性的で進行性に悪化すると言われ，双極性障害はエピソード性で良好な予後が見込めると説明されていた。双極性障害の罹患者は，ほとんど荒廃せずに回復すると述べられていた。Kraepelin の初期の見解は後に修正された（Jablensky 1981）。彼は一部の早発痴呆患者は回復し，一部の双極性障害は進行して慢性経過が続くようだと認めた。そうして彼の初期の見解の誤りが確認された。Judd ら（2002）は，平均 12.8 年間という大規模な縦断研究を行った。著者らは，146 名の双極Ⅰ型障害が週の 31.9％は抑うつ症状を示し，躁症状がおよそ 8.9％であったことを明らかにした。Judd, Akiskal ら（2003）も，86 名の双極Ⅱ型障害患者が抑うつ症状の方が優勢なことを報告している。この対象者は，観察期間中，週の 50.3％で抑うつ症状を，1.3％で軽躁症状，2.3％は循環または混合症状を示していた。

　心理療法は，急性期の間には効果が限定的であると理解されている。一般に，急性の躁病相や，自殺念慮が強い時，そして精神病性抑うつエピソードの間には関わることが難しい。このため，心理療法の有効性に関するこれまでの大部

分の知見は，急性期でない時の治療に関するものである。しかし，今では心理療法を急性期のうつ病相において，薬物療法を補助するために使えるという知見がある。双極性うつ病は長引いて治療が難しくなる可能性があることを考慮すると，これは重要な進歩である。

　本項では，精神分析，認知療法，対人関係療法（IPT），家族心理教育と集団心理教育の治療有効性についてレビューを行った。これまでの知見の大多数は，再発予防から生まれている。加えて，急性の双極性うつ病の治療に対する新たな知見についても検討した。

再発予防研究

家族心理教育（FFT）

　家族とともに介入することの理論的根拠は，患者の家庭環境が，患者が疾患とどのように付き合っていくかを決める際の重要な媒介変数であると明らかになったことである。Miklowitzら（1988）は，家族の態度の2つの指標（感情表出（EE）と感情様式（AS））が，9カ月の追跡調査において，純粋な躁病と統合失調感情障害の躁状態の患者の混合群で再発を予測したと報告した。研究参加者の薬物コンプライアンスと治療計画，ベースラインの症状，病歴を制御すると，その関連性は有意なものであった。家庭環境が双極性障害の再発を予測するという知見は，O'Connellら（1991）やPriebeら（1989）によっても追試されている。双極性障害の家族療法では，患者にとって家族が潜在的に有益であるとみなすため，たいてい心理教育的なアプローチが採り入れられている。家族療法には，疾患に対処する手助けをするために家族に参加してもらうという長所がある。これは，患者が家族と同居しているか，強く巻き込まれている家族がいる時に，治療のオプションとなる可能性がある。しかしながら，家族が負担を感じず，さらに患者が自律心を不必要に抑えられていると感じて憤らないよう配慮が必要である。

　家族心理教育（Miklowitzら2003）は双極性障害に関する21の心理教育セッションから成っており，服薬コンプライアンスの重要性を強調するためにストレス‐脆弱性の考え方を用い，病気の前駆サインを同定し，再発予防の計画を立てる。そして，家庭内のストレスと問題解決に対処するためのコミュニケーションスキルを促進していく。Miklowitzら（2003）は，2回の家族教育セッションとその後の危機介入を対照群と比較し，FFT群の参加者で再発が有意

に少なかった（治療群35％，対照群66％）ことを報告した。さらに治療群では，再発までの期間が長く，気分症状が少なく，より薬物コンプライアンスが良好だった。しかしながら，FFTに熟練したセラピストの不足により，本研究における101名の参加者のわずか3分の1がFFTに振り分けられたにすぎなかった。2つ目の研究としてはReaら（2003）が，21回のFFTセッションと，教育，問題解決，支持的精神療法を21回の個人セッションで行ったものと比較している。FFTの参加者は，治療後の期間で有意に気分エピソードの回数が少なく（治療群28％，対照群60％），入院回数が少なかった（治療群12％，対照群60％）が，生存分析による最初の再発の頻度に有意差はなかった（治療群46％，対照群52％）。FFTで注目に値するのは，大多数の参加者が入院期間中に評価されていることである。ただし，家族セッションは急性期の後に行われている。

複合的集団心理教育

Colom, Vieta, Martinez-Aranら（2003）は，120人の双極性障害患者を20回の複合的集団心理教育セッションと20回の非特異的内容の集団ミーティングに割り付けた研究を報告した。治療群では，有意に再発が少なく（治療群67％，対照群92％），再発までの期間が長く，入院期間が短かった。心理教育のミーティング内容としては，疾患認識と治療コンプライアンスを高め，前駆症状を早期に察知し，規則的な生活習慣を奨励することだった。セラピストがコンタクトをとる回数は，対照群である非特異的内容の集団ミーティングを等しい回数にすることで統制された。別の研究では，Colom, Vieta, Reinaresら（2003）が，薬物療法を完全に遵守していた50人の双極性障害患者群で，この所見を追試している。しかしながら，どちらの研究参加者も前6カ月間にはごくわずかな症状しかみられていないことは注目に値する。このことは，集団セッションが負担のかかるものであることを考慮すると無理もないことである。各群は8〜12人の参加者から構成され，セッションは90分だった。

再発の初期症状を同定し，早期介入を求めるスキルを教えること

患者にエピソードの初期症状を同定することを教えることの背景には，再発に早く気づけば，芽のうちにそれを摘み取ることができるかもしれないという考えがある。これは，双極性障害患者の早期の再発サインがずっと一貫して変わらないという前提に基づいている。Lamら（2001）はその見解を裏づける

知見を報告している。本章で記した再発−予防研究の大部分では，治療の主要な構成要素は患者に早期にサインを探知することを教え，再発に対する早期介入を促すことである。

介入研究では，Perryら（1988）が69例の双極性障害患者に対するランダム化比較試験を報告している。介入群の参加者は，系統的に早期の症状を認識し，医学的治療を求めることを教えられた。著者らは，治療群では最初の躁病相再発までの時間が長かったが（25％の再発が治療群65週，対照群17週），うつ病相では見出せなかった（25％の再発が治療群21週，対照群26週）と報告した。

個人認知行動療法

認知療法（Beckら1979）は，単極性うつ病に有効で（Dobson 1989; Hollonら1991），薬物療法とならぶ選択肢（JacobsonとHollon 1996）であることが実証されてきた。しかしながら，個人認知療法の双極性障害に対する有効性に関する優れたエビデンスはこれまでにない。双極性障害に特異的な他の心理療法と同様に，治療はストレス−脆弱性モデルに依っている。そのため，患者は早期警告サインや前駆症状の察知やよりよい対処手段と同時に，睡眠や日課，薬物アドヒアランスの重要性を教えられる。2つの予備的研究では，期待される結果が報告されている（Lamら2000; Scottら2001）。どちらの研究でも再発や気分の症状が少なく，社会機能が高かった。いずれのチームも研究を続け，大規模なランダム化比較試験を実施した。

Lamら（2003）は，103名の双極性障害患者を通常治療群（薬物療法と精神科的治療の継続）と通常治療＋認知療法群にランダムに割り付けた。研究では本書で記した治療マニュアルを用いた。認知療法を受けた参加者では，再発がより少なく（治療群35％，対照群58％），入院回数が少なく，最初の再発までの期間が長く，双極性エピソードの存在する日数が少なく，毎月の気分質問票上で抑うつ症状と躁的気分変動が少なく，より社会機能が高かったと報告された。Lam, Haywardら（2005）は，対象者の治療2年後の追跡調査の結果を報告した。治療の影響は躁よりうつの方により強いようだったが，最初の治療効果が維持されていた。認知療法群では，双極性エピソードは，合計900日のうち110日以下だった。Lam, McCroneら（2005）の医療経済的研究では，治療にかかる追加のコストは他のサービス利用が減少することで相殺されると報告されている。認知療法の費用対効果がよい可能性は高く，他の治療に対し

ても強固なものだった。費用対効果許容性分析では，双極性障害の症状がない1日のためにかかるコストは，認知療法が標準的治療より優っている可能性が示された。標準的治療に加えられる追加コストなしでも，認知療法の費用対効果が標準的治療よりもよい確率は，最初の12カ月間が0.85を上回り，全30カ月の研究期間で0.80を上回っていた。

　Scottら（2006）は，253名の患者にCBT試験を計画した。彼らは，通常の薬物療法にCBTを加えても最初の18カ月間では有益な効果がないことを報告した。しかし，事後分析（post hoc analysis）では，群と過去のエピソード回数の間に有意な交互作用がみられた。通常の薬物療法とCBTの併用では，過去のエピソードが12回以下の患者で再発が少なかった（危険率0.51，95％信頼区間0.26〜0.98）。しかし，Scottらの2006年の研究とLamらの2003年の研究の間には重要な相違がある。Lamら（2003）の研究では，急性のエピソードになく，気分安定薬を処方した患者が集められている。一方，Scottらの研究においては，エピソードにある者とない者が対象者に混ざっていた。参加者の32％は，急性の抑うつ，躁，軽躁および混合エピソードにあった。Lam（2006）は，Scottらの研究についてコメントし，その研究デザインには一部問題があると論じた。急性のエピソード下にある患者を治療する際に使われる技法のいくつかは，エピソードにない患者を治療するものと異なっており，同じような技法を用いるにも理論的根拠は異なっている。例えば，急性の抑うつエピソードで活動記録表を使う理論的根拠は，抑うつ患者が不活発な状態で思いをめぐらさないように患者を賦活することである。しかし，再発予防の取り組みでは，活動記録は，強く駆り立てられた患者の無秩序な日課をモニターし，安定させるのに使われる。急性のエピソードにある者とない者を両方治療しているセラピストは混乱してしまうのではないかということが論じられた。さらにLamらは，その研究が薬物療法にCBTを加えた効果を検討していることを明快に示している。したがって，心理教育的なスタンスとしては，次のようにはっきりと言うことができよう。薬物療法が障害の生物学的側面に役立つ一方で，CBTは患者がよりよく対処し，不必要なストレスを回避する助けとなるということである。Lam（2006）はまた，20回のCBTセッションでは急性のエピソードに取り組むにも，再発予防の取り組みを実施するのにも十分でないと論じた。メタ解析では，Lamら（印刷中）が7つのRCT研究をまとめたが，以前のエピソード回数が，双極性障害患者に対する特異的な心理療法への反応性に，何らかの有意な影響を与えているというエビデンスは見出せなかった。

オーストラリアからは Ball ら（2006）が 52 例の双極性障害患者の CBT 試験を報告している。治療後の CBT 群では，抑うつ症状が少なくより非機能的態度が低かった。組み入れ時のうつ病の存在を統制した後も，CBT 群で抑うつ再発までの時間がより長くなる傾向（$p = 0.06$）がみられた（危険率 0.12, 95％信頼区間 0.13 ～ 1.08）。18 カ月の追跡調査では，CBT 群は軽躁症状に向かう傾向が低く，対象者の状態を知らされていない治療者評価では全般的な臨床的印象がよかったことを明らかにした。

　概して，CBT は双極性障害に特化した心理療法の中で異なるチームによって試験された唯一のものである。その結論は一致していない。しかしながら，ほとんどの研究は，再発予防の点で通常の薬物療法に CBT を加えることが有益であることを報告している。これまでのところ，CBT は抑うつ症状を軽減し，急性のエピソード下にない患者で抑うつエピソードを予防するのに有効なようである。

個人対人関係 – 社会リズム療法（IPSRT）

　対人関係療法は認知療法と同様に，単極性うつ病の急性期治療（Elkin ら 1989）と単極性うつ病の維持療法（Frank ら 1990; Kupfer ら 1992）に有効なことが分かってきている。対人関係 – 社会リズム療法（Frank ら 1994）と呼ばれる改良された対人関係療法の形式は，双極性障害患者用に開発された。これは，一部には日課や社会的リズム（睡眠覚醒習慣）の乱れといったストレスフルなライフイベントが疾患の経過に影響を及ぼすという仮説に基づいている。社会的リズムの乱れは，次には睡眠覚醒サイクルとその他の概日リズムを破壊する。治療の目的は以下のとおりである。双極性障害患者が，刺激的なライフイベントがあっても社会的生活と概日リズムを安定させるのを助けること，気分障害の症状に至る対人関係機能に介入すること，そして，社会的環境に対処する患者の生活様式を検討し，再調整することである。患者の社会的リズムを追跡するのに Social Rhythm Metric（Monk ら 1990）という新しい要素を用い，社会的リズムを破壊するような環境的要因を確認することになっている。双極性障害患者と取り組む際には，社会的リズムの要素に加えて，単極性うつ病の対人関係療法で使われる 4 つの問題領域が用いられる。これには，対人関係の不和，未解決の悲哀，役割の変化と対人関係の欠如がある。興味深いことに，双極性障害患者では，悲哀の概念に喪失に対する悲哀と健全な自己感覚を含んでいる。Frank ら（2005）は，IPSRT は集中的臨床マネジメ

ント（Intensive Clinical Management; ICM）と比較したランダム化比較試験を報告した．ICMでは20〜25分の20回のセッションで，障害と薬物療法についての教育，睡眠衛生の基本，症状と薬物の副作用の慎重なチェックおよび非特異的サポートで構成されていた．参加者は急性期に集められ，両群とも薬物療法が行われた．その著者らは，IPSRT群が寛解までの期間が短く，入院期間も短くなるという仮説は証明されなかったと報告した．急性のエピソードから回復した副次的グループがIPSRTかICMにあらためて割り付けされた．このデザインは珍しいものである．急性期の間に寛解したIPSRT群の参加者が，維持期にIPSRTまたはICMに割り付けされる可能性がある．同様に，急性期にICMを受けて寛解した人が，維持期にICMまたはIPSRTに割り付けされる可能性がある．著者らは，生存時間の共変量で統制すると，急性期の間IPSRTに割り当てられた患者は維持療法の割り当てにかかわらず，新たな感情エピソードのない期間が長かったと報告した（急性期の対照群と治療群との対比によって，対照群のハザード比の有意な増加を示す推定値1.75，$p = 0.04$ が導かれた）．

急性期の治療

最近までは，双極性うつ病の治療の有効性を裏づけるエビデンスはなかった．上述したように，Frankら（2005）は寛解までの期間あるいは入院期間に関してはIPSRTを薬物療法に加えることの効果を見出せなかった．

Miklowitzらは大規模研究（2007）で，双極性うつ病の心理社会的治療の1年転帰を報告した．研究では双極性障害と診断された293名を集め，集中的心理療法（163名）と協同的ケア（130名）にランダムに割り付けた．集中的心理療法群において参加者は9カ月間，最大30セッションのCBT，IPSRTまたはFFTを受けるようランダム化された．協同的ケア群では，参加者は短期の心理教育，再発‒予防計画と疾患管理介入の3回のセッションを受けた．両群ともに決まった薬物療法を受けていた．脱落率に群間差はみられなかった．集中的心理療法を受けた患者は，協同的ケア群より有意に寛解率が高く（治療群64.4％，対照群51.5％），回復までの期間が短かった（全例の回復までの50％中央値で治療群169日，対照群279日）．3つの集中的心理療法の転帰については，統計的有意差はみられなかった．

Miller, Solomonら（2004）は，薬物療法に家族療法を付加することで急性

期に効果があるかどうかを検討した。92名の参加者を募り，薬物療法単独群(29名)，家族療法＋薬物療法（22名）または複数家族の心理教育群（30名）にランダムに割り付けた。家族療法は，短期で問題焦点的な半構造的な家族介入形式の6～10回のセッションから成っていた。複数家族の心理教育群では，4～6家族が双極性障害の性質および影響に関する90分のセッションを6回受けた。参加者と家族メンバーは，疾患のさまざまな時期に対する対処戦略も教わり，自分たちの経験を皆と共有することを奨励された。著者らは，回復までの期間に関して3群間に有意差はなかったと報告している（それぞれ薬物療法単独群55%，家族療法＋薬物療法群48%，複数家族の心理教育群70%）。

要　約

双極性障害に対する心理療法は，たいてい疾患の非急性期に実施され，薬物療法に加えることが有効とみなされている。双極性障害に対する心理療法の有効性に関するこれまでの知見は，極めて暫定的なものである。双極性障害の心理療法研究はごく少数しかなく，そのほとんどは小規模でオープン試験である。それらの研究のいくつかは，臨床的実践の記述にすぎないものもある。無作為抽出デザインを使っているものでは2, 3の小規模パイロット研究のみが報告されている。リチウムのコンプライアンスを上げるために無作為抽出デザインを使っている認知療法研究（Cochran 1984）が一篇ある。残念なことに，その治療の6カ月を超える有効性の報告は発表されていない。PrienとPotter(1990)は，1989年の心理社会的介入の状況は1979年当時の統合失調症患者のそれと類似していると結論している。それ以来，双極性障害のための主要な心理社会的介入は報告されてこなかった。したがって，とりわけ本疾患用にデザインされた心理療法のランダム化比較試験の必要性があるのである。

おわりに

現在入手可能な双極性障害に対する治療のレビューは，薬物療法と心理療法ともにさらなる研究と進歩を要することを示唆している。臨床的に双極性障害患者は，通常気分安定薬を処方されているが，めったに心理療法を紹介されることはない。双極性障害患者は薬物療法と心理療法の両方を必要としており，それらは互いに連携して取り組むべきである。当事者は次のように述べている。

リチウムは，私の魅惑的だけれども悲惨なハイな状態を防ぎ，うつをやわらげ，混乱した思考をほどき，私を落ち着かせ，なだめ，仕事や人間関係を損ねないようにし，入院せずにいられるようにし，私を生き長らえさせ，そして心理療法を可能にする。そして，心理療法は言葉に表せないほど癒してくれる。混乱の意味をある程度明らかにし，恐ろしい考えと感情を制御し，コントロールを幾分取り戻し，そのすべてから学べる可能性を開いてくれる……薬を飲みたくないという問題を解決する助けになる薬はない。同様に，心理療法をどれだけ重ねても私の躁病とうつ病を予防することはできない。私にはその両方が必要なのだ。(Goodwin と Jamison 1990)

双極性障害患者の多くは，エピソードの間に以下のような問題に悩むであろう。

・深刻な精神疾患を患っていると診断されることの意味
・一生と言わないまでも，予見できる未来のために予防的薬物療法を受けるように言われること
・スティグマの問題
・自尊心や健全な自己感覚などの喪失
・再発や気分変動に対する恐れ
・以前のエピソードと関連した対人関係の問題
・以前のエピソードを理由とする経済的，職業的または教育的な損失
・疾患の発症が早期だった場合の自立と親元からの離別の問題
・疾患が引き継がれるのではないかという恐れによる，親になることに関する問題
・子供に対する長期の薬物療法の副作用による，妊娠に関する問題

　患者が症状に乏しい時やエピソードの合間には，過去のエピソードの心理的影響や持続的な脆弱性，そして一部の当事者にとっては，閾値下の感情的負い目といったことに対処する必要がある。個人認知療法では，疾患や疾患に対処するための行動的・認知的スキル，目標設定および問題解決について心理教育を提供することでこうした問題に焦点をあてることができる。認知的スキルは，患者がこれまでの知見，利点と不利な点に目を向け，不合理な恐れに取り組むのを助けることができる。患者は疾患を制御したり，精神科医や遺伝カウンセラーと一緒により情報に基づいて協同的に取り組んだりしやすくなる。

服薬コンプライアンス

双極性障害患者に対する心理療法の特徴の一つは，服薬コンプライアンスの促進である。これは，かなりの割合の患者が長期に予防的薬物療法を受け入れることが難しいと感じているという臨床的観察に基づいている。再発性で重大な慢性の精神疾患を患っており，長期間薬を飲まねばならないだろうと説明された患者の反応は，たいてい否認と怒り，そして不安がない交ぜになったものであろう。心理療法は，患者が感情的反応を含めて疾患に適応するのを援助するのに必要であると，徐々にみなされるようになってきている。個人認知療法と対人関係療法はこの点に焦点をあてている。認知療法の研究では，Cochran（1984）が認知モデル（Beck ら 1979）を用いて服薬コンプライアンスに対処している。対人関係療法のセラピストは，健全な自己感覚の喪失と長期の薬物療法をしなければならないことに対処するために喪失のモデルを使う。

第3章

双極性障害の心理社会的モデル

　前述の議論で示してきたように，双極性障害の治療にさらに付加的なアプローチが必要なことを裏づける証拠が，現在では数多く存在している。リチウム単独療法では，最大40％の患者で再発を防ぐことができないという大きな限界がある。有効性の問題だけでなく，多くの患者はかなりの副作用を耐え忍んでおり，服薬コンプライアンスという点でも障害がある。

　英国国立医療技術評価機構（NICE）やアメリカ精神医学会の最近の治療ガイドラインに示されているように，今では双極性疾患に対する心理療法的アプローチの有望性を示す多数の研究がある（APA 2002; NICE 2006）。現在のマニュアルは，特に双極性障害用に考案された認知行動的アプローチの適用を考慮している。本章では，最初に心理社会的因子が双極性障害の発症と維持に果たす役割について紹介する。ライフイベントが双極性障害において重要な役割を果たしていることや，イベントから疾患発症までの間に有意な時間的遅れがあるという知見は，この時期に心理的介入の余地があるという可能性を示唆している。第1章ですでに示したように，双極性障害の人の多くは，躁症状や（より程度は弱いが）抑うつ症状の前駆症状を呈している際に，それをうまく識別できる可能性がある。この前駆症状の自覚を適切な対処戦略に結びつけることができれば，障害の再発を避けられる可能性もある。

　双極性障害を精神医学的に概念化する上で有力となっている3つのストレス－脆弱性モデルについて論ずる。

1. 行動活性化と報酬反応（Depueら 1987）
2. 行動感作とキンドリング・モデル（Post, Uhdeら 1986）
3. 概日リズム障害と内的な評価

　三モデルとも，双極性障害の教育に関する心理的介入，構造と日課の構築，そして特異的な認知行動的技法を用いるという点に合った役割を示している。

この基礎的な情報は，次章で論ずる我々のアプローチに通じているが，そこではストレス要因（例えば，ライフイベント，社会的日課の乱れ，睡眠不足）と生物学的脆弱性（例えば感作効果，制御システムの脆さ，概日リズムの変化）の相互作用が臨床エピソードにつながることを仮定している。まず適切な対処技術を用いることで，前駆症状を軽減することが可能となるのである。解説した介入方法では，心理教育の実施，認知行動的スキルのトレーニング，睡眠と日課の重要性，そして長期的な脆弱性との付き合い方を紹介している。本章では，残りの章で詳しく記したアプローチの背景について提示したい。それは，本障害の治療待機患者を対照とした2つのCBTのランダム化比較試験の長年にわたる研究から導き出されたものである。

心理社会的研究：ライフイベントと再発

　ライフイベントのような心理社会的要因が，抑うつエピソードと躁病エピソードの両方の発症と再発に重要な影響を及ぼしているというエビデンスは強まっている。Bebbingtonら（1993）は，個人のライフイベントが精神病の発症前に増えている証拠があるかどうかを検討した。97例の患者について調査し，31例が躁病性の精神病，14例が抑うつ性の精神病（残りは統合失調症性）を呈していた。これらの患者のライフイベントについて，同じ地域（Camberwell）から抽出した対照群と比較した。すべてのグループでは，対照群と比較してライフイベントが有意に増えており，それはとりわけ疾患の発症3カ月前に多いというパターンであった。このパターンは，独立していないイベント（発現した疾患そのものに起因するもの）を除外しても同様だった。Mathewら（1994）は，46例の躁病患者の研究から，最初の躁病エピソードの発症6カ月前にライフイベントが存在し，これらのイベントに反応して報告されるストレスも発症前に増えていると報告した。このパターンは，とりわけ若い男性ではっきりしていた。Kennedyら（1983）は，20例の躁病患者をマッチした対照と比較したが，ライフイベントが入院4カ月前に約2倍みられ，疾患自体から独立したライフイベントも有意に多かったことを報告した。HammenとGitlin（1997）は，2年間フォローされた双極I型障害患者（52名）について，6カ月以内に重篤なストレスを受け，3カ月前にストレスが増していた人は，そうでなかった人々に比べ，疾患エピソード数が多いことを見出した。さらに，このストレスとの関連は，以前にエピソードを経験したことのある人で最も強く，どちら

かと言えば，ストレス感受性が双極性障害の経過とともに増すことを示していた。Ellicott ら (1990) も，同程度のサンプルの双極性障害患者 (61 名) のグループを 2 年間追跡した。彼らは，ライフイベントと再発の間の有意な関係が，薬物療法のレベルやコンプライアンスの要因によって規定されていないという点に注目して報告した。Ambelas (1987) は，躁病エピソードの初回入院の患者と，躁症状の再発経験のある患者，および対照として急性の内科的疾患の患者とを比較した。ライフイベントは躁病の初発症例の 66％で重要な要因として報告されていた。これは躁病再発時における割合の 3 倍で，さらに内科患者でみられた率のおよそ 10 倍高いものだった。Ambelas は，このデータから，後の躁病エピソードは明らかに低い閾値で誘発されており，ライフイベントと躁病との間に明らかに関連があると主張した。Glassner と Halpidur (1983) は，ライフイベントは若年発症の双極性障害より遅発性 (20 歳以上) の患者で特に関連していると報告した。Hunt ら (1992) は，2 年間にわたって 62 例の双極性患者を調査した。ライフイベントは，再発の前月に増加していることが報告された。再発例の 19％では大きなイベントが先行して起こっており，それに比して再発のない月の前にそのようなイベントが起こっている率は 5％であった。さらに，Isometsa ら (1995) は，単極性または双極性うつ病患者におけるライフイベントと自殺との関係を検討し，調査対象 (81 名) の 3 分の 2 でライフイベントが 3 カ月前に，42％で最後の週に起こっていたと報告した。双極性障害の患者で，このようなイベントが気分と独立しているのか，それとも関連していたかについてははっきりしなかった。Christensen ら (2003) は 56 例の双極性障害患者を 3 年間にわたって追跡した。このグループは全員が再発を来したが，女性の方が男性よりライフイベントが多いことが分かった。女性は男性より抑うつエピソードが多く，躁病エピソードが少なかった。また，ネガティブなライフイベントと抑うつ再発の有意な関連が女性だけにみられた。

　ライフイベントの研究を数多くレビューしている Johnson と Roberts (1995) は，優れたランダム化比較試験ほど，ライフイベントが双極性障害の経過に影響していることを支持していると示唆した。しかし，特にどのようなタイプのイベントや生活上のストレスが重要であるのかについてはまだ情報が不十分である。Johnson と Miller (1997) は，ライフイベントが双極性エピソードの誘因となるだけでなく，エピソードの期間においても重要であることを確認した。例えば，回復に要する時間は，重大なネガティブ・ライフイベントのあった人ではない人の 3 倍となっており，その上，この結果が服薬コンプライアンスと

は無関係だったことを報告した。最近では，Johnson らのチームが，さまざまなタイプのライフイベントと躁病および抑うつの再発との関係を調査している（Johnson ら 2008）。ネガティブなライフイベントと目的達成的なライフイベントの体験を評価するために，双極 I 型障害 127 名を 27 カ月以上追跡調査した。目的達成的なライフイベントの体験と躁病の発症の間に最も強い関係がみられ，同じグループによって行われた以前の研究（Johnson ら 2000）と一致していた。対照的に，Malkoff-Schwartz らのチームは，社会的リズムを乱すようなイベントが躁病またはうつ病の発症に与える影響について研究してきた。このグループは 2 つの研究によって，社会的リズムを乱すようなイベントと躁病再発の有意な関連性を明らかにした（Malkoff-Schwartz ら 1998, 2000）。こうした報告は，ライフイベントが双極性障害診断を有する患者に重要な影響を及ぼすことを明らかに示している。Beck（1983）は，特に単極性うつ病において，対人的な事柄や達成感に関連する領域での行動を自分自身がどう評価するかによって，個人ごとにそれぞれ違う影響があることを示した。特に，Beck ら（1983）は，経験した出来事を解釈する際のスキーマに関連した個人のパーソナリティを区別しようと，Sociotropy-Autonomy Scale（対人志向性 – 自律性スケール；SAS）を考案した。対人志向性（sociotropy）は反応性うつ病に関連する傾向があり，自律性は内因性うつ病に向かう傾向がみられた。Hammen ら（1989）は，特異なライフイベントに対する個人の反応に対人志向性と自律性がどのように関連するのかに関し，単極性の患者 25 例と双極性患者 25 例について 6 カ月間にわたって調査した。SAS スコアに基づいた患者の群分けとライフイベントが合致している場合，症状再燃率は単極性の患者が有意に高かった。症状再燃を呈した双極性患者 6 人中 4 人は同じく合致するパターンを示していたが，統計学的有意性には達しなかった。彼らは，二群間の違いに関する一つの可能性として，（再燃が少数だった）双極性障害患者はより長期の経過を観察すべきであると主張した。SAS との合致がみられなくても，両群の症状再燃にはすべてライフイベントを伴っていた。最近の研究では，Francis-Raniere らのチームが，パーソナリティ傾向と合致したライフイベントが躁病や抑うつエピソードにどの程度関連しているのかについて，106 例の双極性障害または気分循環症を調査した（Francis-Raniere ら 2006）。自己批判や自己評価に関連して抑うつ的になりやすいパーソナリティ傾向をもつ人は，第一に愛着を基本とするパーソナリティ傾向の人と比較し，その人のパーソナリティ傾向に一致するようなポジティブもしくはネガティブなイベントに続いて軽躁か抑うつを有意に

経験しやすい傾向があった。

　発症や再発においてどのような類のイベントが最も重要であるのかは明らかになっていないが，発展途上の研究では，少なくとも個々人のパーソナリティと信念のパターンに応じた特定のイベントに関連する問題について臨床医は知っておくべきであると指摘している。多くの場合，ライフイベントと症状の出現との間に有意なタイムラグがあることがはっきりしている。そのため，イベントの後に適切な臨床介入を行うことが，患者を再発から守る上で重要であるということを立証できる可能性があり，このタイムラグの期間が適当な治療機会となるかもしれない。本章の後半に論ずるが，認知療法のアプローチの役割の一つは，こうした環境下の患者に手段を提供することである。ただし，ライフイベントは明らかに重要ではあるが，再発や発症に明らかなストレス要因がないケースも存在する。しかし，たとえそうであっても，患者が完全な疾患エピソードの発症に先行する前駆期を同定することはたいていの場合可能である。

結　論

　現在では，感情障害エピソードの発症と反復に心理社会的イベントが役割を果たしていることを支持する十分な根拠がある。一般にうつ病の場合，ライフイベントが精神症状のエピソード発現に重要なのは明らかである。BrownとHarris（1989）の研究は，ライフイベントが気分の正常な期間よりも疾患の前の期間に実質的に頻度が高いことを証明している。同様に，躁病の研究は，日課を乱すようなイベントが高い再発率に関連していることを示している。第1章で論じたように，低めまたは高めの気分にある人々はどちらも，不顕性の変化あるいは前駆症状を同定することが可能であり，「すべてが正常というわけではない」ことを認識できると思われる。研究では，相当の人々がこの情報を用いてその時点で対処戦略を始動させることで，気分の問題にまつわる再燃を回避できる可能性が示されている。このことで，本障害をもつ人々への治療的戦略として前駆症状の同定を定式化することが提起されるのである。

双極性障害における非機能的態度

　非機能的な前提とは，実体験の生のデータを統合し，価値を割り当てようとすることによる非論理的な構えである（Beckら 1979）。この潜在的な構えは，

個人の脆弱性に関連する領域に触れるような環境下で活性化する。さらにまた，基礎的前提は我々が真実を「知っている」というよりも「感じている」という認識に多くの場合関連している。双極性障害に特異的な非機能的な前提については，最近までほとんど分かっていなかった。

行動活性化システムの理論（下記参照）と本書で説明する双極性感情障害の認知モデルでは，双極性障害の危険因子として，努力目標の高さを仮定している。Scott ら（2000）は，Dysfunctional Attitude Scale（非機能的態度尺度；DAS: Weissman 1979）のスコアが，感情障害の病歴のない人と比較し，寛解した双極性障害患者でより高いことを見出した。さらに，Scott と Pope（2003）は，寛解した双極性障害と軽躁病およびうつ病のグループを比較した。軽躁病およびうつ病どちらのグループも DAS スコアが高く，平均スコアではうつ病グループが最も高かった。彼らは，躁病ではうつ病でみられるのと同じく非機能的で極端な思考パターンを伴っている可能性があると示唆している。

DAS は，うつ病における依存／承認要求，達成／完全主義の問題を反映する項目から成っている。このサブスケールは，主に単極性のうつ病患者から抽出された。そのため，双極性障害患者が違った非機能的思考パターンを示すかどうかは明らかではなかった。さらに疾患固有の性質を理解するためには，双極性患者と他の気分障害を区別する非機能的な思考を理解する必要がある。Lam ら（2004）は，143 例の双極Ⅰ型障害の患者を対象に，主成分分析による研究を行った。それにより 3 つの因子が抽出された。因子1「目的 – 達成」は全分散の 25.0％，因子2「依存」は 11.0％，因子3「達成」は 8.2％を説明していた。大うつ病エピソードにある者は除外されたが，双極性障害患者（49名）の目的達成スコアは気分正常の単極性患者（25名）より有意に高かった。目的達成の思考は，躁病および双極性エピソードによる過去の入院回数とも相関していた。目的達成の項目例としては，「私は，常に幸福であるべきである」，「人は，自分に起きることをコントロールできなければならない」，「私は，自分の問題を素早く解決できなければならない」，そして，「一生懸命やれば，私は何でも人よりうまくやれるはずだ」などが挙げられる。

Beck ら（1979）は，非機能的思考は潜在的なものだが，個人の脆弱性に関連した環境下で活性化すると仮定した。Miranda（1998）らは，ネガティブな気分を誘導した後では，寛解したうつ病者のグループで DAS スコアが上昇するが，うつ病でないグループにおいては上がらないことを見出した。さらに，Segal（1999）らの寛解中の単極性うつ病の研究では，ネガティブな気分を誘

導した後にみられる DAS 得点の変化が，うつ病の再発を予測することが見出された。Wright ら（2005）は，双極性障害においても，同じように非機能的信念と気分との特徴的な関連がみられることを報告した。研究参加者は，それぞれ 30 例の寛解中の双極Ⅰ型障害患者，寛解中の単極性うつ病患者，およびこれまで感情障害の病歴のない人たちの 3 つのグループに分けられた。DAS は，ポジティブまたはネガティブな気分が誘導された前後で記入された。気分の上昇後，双極性障害群の総 DAS 得点は他の 2 つのグループに比較して上昇し，さらにうつ病群に比べて目的志向的・達成的な考えが高かった。Johnson ら（2000）の別の研究では，双極性障害患者が目標達成的なライフイベントの後に躁症状の増強を示すことを見出している。

これらの知見は双極Ⅰ型障害で非機能的認知が存在することの論拠となっており，軽い気分高揚に対する特徴的な反応性を示している。我々は，双極性障害患者でこうした高い目的達成に関する信念が疾患と相互に作用し，より重篤な経過を呈する素因となっている可能性があると仮定している。高い目的達成に関する極端な信念は，極端な努力と不規則な日常生活につながる可能性があり，それが疾患経過をさらに慢性かつ治療困難にする可能性があるのである。

ストレス－脆弱性モデルと治療的意味

行動活性化のシステムと報酬反応

Depue ら（1987）は，行動活性化システム（BAS）というものが，報酬や目標達成のシグナルに反応して起こる個人の行動を制御しており，それが双極性障害の進行に中心的な役割を果たすと考えた（Depue と Iacono 1989；Depue ら 1989）。このように軽躁病／躁病においては，BAS の活性化が，高揚状態，目的志向的活動の増加，睡眠欲求の減少，むこうみずな行動，不安定性や怒り／被刺激性などになって現れてくる。この調節不全は，内的には生物学因子，外的には社会－環境要因と関連していると考えられる。このモデルから，もし調節不全が気分に重大な影響があるとするなら，双極性障害の気分と気分に関連した行動には，個体内の変動性の高さが明らかなことが予想される。したがって，臨床症状と変動性の両方を改善することが有効な治療であることが推測されるだろう。Depue ら（1987）は，ポジティブな情動が行動活性化システムの活動と関連していると主張した。彼のチームは，うつ病で低い評価に偏り，双極性障害で極端な評価に偏る傾向を行動エンゲージメント（behavioural engagement; BE) として測定した。Krauss ら (1992) は, 双極性 SAD (季節性感情障害) 患者で光療法の前後に BE の変化を比較することで, この予測をテストした。SAD 患者では総合的に BE が低く, より日内変動および日差変動がみられ, 短時間（3 時間）の間にも変化していた。このようなグループ間の相違は, 光療法の後ではみられなくなった。この知見は Depue のモデルに合致しているといえる。一方, 調節不全のパターンが, 光療法による回復プロセスの間, 概日リズムと相互に作用している可能性も認められた。最近では Wright らのチームが, 欲求不満または報酬的なイベントに続いて上がった BAS の活性度の回復は, 気分エピソードの既往のある双極性障害患者で, より時間がかかることを示している（Wright ら 2008）。さらに, 双極スペクトラム障害の前方視的研究によると, BAS スコアの高い人は軽躁または躁病エピソード発症までの期間がより短いことが分かっている（Alloy ら 2008）。

行動感作とキンドリング現象

　Post, Rubinow ら (1986) は, 以前の感情障害モデルが説明してこなかったいくつかの重要な側面に対応できる可能性のあるモデルを報告した。特に, 感情障害の再発が, 歳を経るごとに, あるいはエピソードの既往が増えるにつれて頻度を増すこと, エピソードを繰り返す中でさらなる症状が重畳し繰り返されることを明らかにしている。それは生物学的モデルとして示されているものではあるが, 心理社会的ストレスがエピソードの発症, とりわけ疾患の初期に重要な役割を果たしているというエビデンスにはっきりと合致している。彼らは, 動物研究で最初に観察された 2 つの現象, すなわちキンドリング現象と行動感作について記述した。キンドリングは,「持続性で, おそらく永続的な神経興奮性の変化」として説明されている。電気的キンドリング（Goddard ら 1969）とは電気刺激を行っている動物で大発作が生じることをいい, けいれん閾値下の刺激でも, 間欠的に施行を反復した後には発作が誘発される。類似した所見として, 薬剤によるものも報告されている（Post ら 1982）。高等哺乳類では, 完全な発作とまで至らずとも, けいれん閾値と行動の変化が観察される（Post ら 1984）。ヒトはストレス要因に間欠的にさらされることで, 最初のエピソードの時には誘因としてかなりのストレス因を要したものが, 後のエピソードではより弱いレベルのストレスによって引き起こされたり, 自然発生するようになるといったキンドリング効果を示す可能性もあることが示唆されている。

行動感作とは，精神刺激薬を繰り返し間欠的に与えることによって，急速かつ大きな行動変化が観察されることである（KilbeyとEllinwood 1977）。キンドリングと多くの点で類似しているが，2つの現象の根底には異なる神経伝達物質経路があり，条件づけが行動感作において重要な構成要素となっていると考えられている（Postら 1985）。PostとUhdeら（1986）も，動物において薬物または環境的に誘発される脳の生化学的変化が条件づけられる可能性を示唆している。

　これらのモデルは，感情エピソードの誘因として以前には象徴的だった側面が，時が経つにつれ実質的な誘因がなくてもエピソードを引き起こすように条件づけられる可能性を示している。このように，現時点での喪失体験やストレスよりも，むしろ先行する喪失体験やストレスの方が，エピソードを引き起こすのに影響を与える可能性がある。同じ人物でも，反応性または内因性の両方の反応パターンがありうることは，Paykelの報告（1979）と矛盾せず，生物学的および心理社会的反応機構が次第に相互に作用する可能性を示唆している。心理社会的喪失の項で前述したように，とりわけ疾患の初期経過において，感情エピソードが重大なストレスに関連しているというエビデンスはいくつかある（Amelas 1979）。疾患の経過中に感作が実際に起こるとするなら，エピソードを起こす「象徴的な」誘因としての力が時間とともに条件づけられ，弱まっていくのではないかと予想される。躁病で後期のエピソードでより急性の発症が観察されることは，行動感作実験において，初期には条件づけ反応に時間がかかるが，次第に運動活動亢進の誘発が速まることと一致している。リチウム治療と臨床反応の間に観察されるタイムラグに関してPostは，患者がリチウムによってコントロールされた新しい生物化学的機能と対照して，病歴の間に条件づけられていた心理的反応を捨て去るのに時間がかかるということで説明できると主張している。

　薬物はそれぞれ，キンドリングの進展において異なる作用点に基づいて発作反応の抑制に効果をもつことから，再発エピソードが進展する間に，さまざまな薬理学的介入を行うことに特異的効果があるかもしれないという示唆が成り立つ（PostとWeiss 1989）。特に，気分障害のエピソードが比較的自律的になってくると，リチウムとカルバマゼピンともに効果的な介入としての可能性がある。

　条件づけと感作モデルは心理的介入の役割の重要性を示している。PostとUhdeら（1986）は，心理的介入が特に双極性あるいは再発性の疾患に向けら

れることを示唆し，認知再構成法（Beck 1976），脱感作（Wolpe 1973）および社会的支援（Weissman 1979）の重要性を強調している。これまでのこの領域の研究によれば，心理的援助の役割は明白だが，キンドリング・モデルについての議論がない点に注目することは重要である。例えば，Hlastalaらのチームは双極Ⅰ型障害患者64名を2年以上追跡した。彼らはこの群においてライフイベントに関するキンドリング現象のエビデンスは見出せなかったが，弱いストレスイベントの後に再発を経験する可能性はむしろ年齢と相関していた。そのことは，当初のキンドリング・モデル（Hlastalaら2000）で考えられていたものより，もっと複雑な関係を示している。

　このように，現在のエビデンスにいくつかの違いはあるが，きっかけとなった出来事を知るために集められた系統的な病歴とライフイベントの情報，あるいは脱感作を含む心理的治療の基礎となる各人の感受性に関する情報は，はっきりとした裏づけになるものと思われる。さらにまたこのモデルは，双極性障害の生物化学的解釈と心理的解釈を同時にもたらし，心理教育に使える基礎的資料を提供する。一般に，人々はこうした解釈に関して二極化した見方［訳注：心理的か生物学的かという］を示すが，とかく対立しがちな情報の調整は患者に任せられることになる。しかしながら，ストレス－脆弱性モデルでは双方の統合が明確で，患者が自身の疾患プロセスを知り，治療効果上，心理的治療と医学的治療を併用するのが重要だということを理解しやすくするのに有益であろう。

概日リズム障害と内的な評価

　概日リズムのシステムは，臨床研究と同様に基礎科学分野で広く研究されてきた。Kleinら（1991）は，この時間の調節に松果体のメラトニン分泌を調節している視床下部の視交叉上核が強く関わっていることを示唆している。概日リズムは，長い間うつ病に関して調査されてきた。

　GoodwinとJamison（1990）は当初，概日リズムの不安定性が双極性障害の基本的な特徴である可能性を考えた。これは躁病および抑うつエピソードの両方において睡眠／覚醒障害が重要であることを示しており，双極性障害の診断基準とも一致している（Wehrら1987；Wehr 1991；KasperとWehr 1992；Teicher 1995）。Souetreら（1986）は，うつ病と正常対照群における血漿中の甲状腺刺激ホルモンの概日リズムについて報告した。双極性患者では，分泌の振幅減少と夜間のピーク値の特有な異常が観察された。Tsujimoto

ら（1990）は 48 時間の間，2 時間ごとの体温の概日リズムに注目したが，うつ病と躁病では，体温の振幅と位相の（前進ではない）変異の障害があることが分かった。いずれにしても，リズムの不安定性は重大な意味をもつようである。Feldman-Naim ら（1997）は，急速交代型双極性障害における病相変化の日内変動を調査した。彼らは，メラトニンが概日リズム機能において重要であり，メラトニン分泌が日中の時間帯に促進されることから，うつ病から躁または軽躁への変化は日中に起こり，その逆は夜に起こるはずであると推論した。彼らのデータはこのパターンを支持しており，睡眠の増加と活動性の低下，そして日光不足がうつ病の誘発に，逆のパターンが躁病の誘発に重要であると論じた。Linowski ら（1994）は，躁病および健常な被験者から 24 時間にわたって血漿サンプルを採取した。彼らはコルチゾール値の概日リズム変動が，躁病において乱れていることを報告した。それは，以前からうつ病の被験者で観察されてきた異常と類似していたが，その程度はより小さかった。

　双極性疾患で概日リズムが重要であるとすると，このシステムに対して作用をもつ有効な治療薬が期待される。Seggie ら（1987）は，ラットでのリチウム慢性投与の効果研究に基づき，リチウムが網膜－視床下部－松果体経路に沿ってメラトニン・レベルに影響を及ぼすことによって作用し，「健全に」概日リズムの同期を制御すると述べた。リチウムのこうした効果は，24 時間を昼夜のサイクルで分けた場合，夜間に最も重要な意義をもつ。Welsh と Moore-Ede（1990）は，霊長類ではリチウムの慢性投与によって行動条件（檻の中の高所に設置された腰かけ部分で飛び跳ねる行動）で評価した概日周期が長くなることを見出した。このことは下等動物でも観察されたことから，あらためてこの抗躁病薬の作用機序における概日リズムの役割を示している。

　学習性無力でみられるような行動的ストレス要因が概日リズムの崩壊と関係していること，そしてその崩壊はネガティブな情動と関連した認知の歪みと関連する可能性があることが議論されている。また，外部環境の大きな変化によって引き起こされたリズムの脱同調は，躁病と関係している可能性がある。動物においては，ズアオアトリ（頭青花鶏）が，長時間にわたって明るい光を受け続けると，正常な休息－活動サイクルを喪失し，絶え間ない活動亢進に至ること（Wever 1980）が注目される。ヒトにおいても，東方へのジェット旅行はより強い時差ボケを生じ——これはより高度な概日リズムの乱れを意味しているが——西方向への旅行よりも躁病の高率な発症と関係している（Young 1995）。彼らは，一般に，睡眠障害のような生理的機能の乱れと同時に社会的

日課が破綻することは，ヒトに対しては，Wever（1980）がズアオアトリで観察したのと同じ効果をもたらすかもしれないと示唆した。

　概日リズム障害が急性エピソードにある双極性障害に限らないことを示す最近の所見がある。例えば，概日活動パターンの障害と睡眠障害は，寛解した双極性患者においても報告されている（Jones ら 2005; Millar ら 2004; Harvey ら 2005）。さらに，先述したように，その他の研究者は社会的リズム（日課の安定性）を崩すようなライフイベントと，それに引き続いて起こる躁病との関係に注目してきた（Malkoff-Schwartz ら 2000）。睡眠障害は，双極性障害の人の行動上のリスクとなるが（Ankers と Jones 2009），双極性障害の両親をもつ子供にもみられるというエビデンスがある（Jones, Tai ら 2006）。ここで重要な問題は，こうした障害がどのように双極性障害の症状に変換されるのかということである。特に問題となるのは，交代制勤務や時差ボケ，あるいは他の障害（例えば自閉症または学習障害）によって，概日リズムパターンの障害を経験しても多くの人は双極性障害を発病しないということである。Healy と Williams（1989）が注目したように，躁病の発揚状態は，精神運動活動のレベルや関連する認知的活動の増加に対して「理由を述べる」という，患者の正常な反応から生じた二次的なものである場合がある。彼らは，一般に人間が判断をする際にその結果を内的な原因によるものと考える基本的傾向があるという，帰属の誤りを引き合いに出している。この主張は発展し，最近の研究でも検討されている（Jones 2001）。これを調査するために，自記式質問票（Hypomania Interpretations Questionnaire: HIQ）が作成された。これは軽躁に関連した出来事に対するポジティブな評価（例えば，警戒を怠らず，活動的であると感じ，睡眠欲求が減っている人は，そのことについて，私はもともと知的で活発だったなどと理由を述べる）を測定するものである。それは，新しいチャレンジをし，もっとハードに働き，さらに多くを達成して，休息をとらないという患者の決定につながる。双極性障害と診断された人は，この測定で対照より有意に得点が高かった（Jones, Mansell ら 2006; Mansell と Jones 2006; Vance ら 2006）。対照的に，軽躁になるおそれのある人が，抑うつに関連した体験に対してさらに強く内的な評価［訳注：病気の原因を自己の内部に帰属させること］をするというエビデンスはない（Jones と Day 2008）。このことは，HIQ の結果から示されたポジティブなスタイルの特異性を示唆している。

　したがって，本モデルは認知の歪みの存在に対応しており，伝統的に生物学的によってのみ治療可能と考えられている本障害に対する心理的介入の可能性

を秘めたものである。治療には，そうした特性に対する対処技法とともに，生物学的変化と認知的特性の相互作用に関する心理教育が含まれている。しかしながら，うつ病で理解されているほど躁病における認知的プロセスについての理解を深めるには，まだ多くの研究が必要であることを指摘しておく。

第4章

双極性障害の認知行動的介入モデル

　我々のモデルは，現在の認知療法アプローチの基礎となっているが，前述したストレス-脆弱性モデルの中で提起された相克する問題のすべてを解決しようというわけではない。双極性障害と関連のある遺伝的性質，非機能的信念，キンドリング，生物学的失調および概日リズムの影響を支持するエビデンスはある。けれども，これらが競合するモデルなのか，それとも生理的，心理的にさまざまなレベルで双極性障害発症のプロセスを説明するような相補的な記述なのかを明らかにするほど，エビデンスは十分に進んでいない。しかしながら，3つのモデルはすべて生理的および心理的因子が相互に作用するというストレス-脆弱性アプローチを共有しており，個人の発症初期の変化に対する対処法が，おそらく臨床転帰を予測することを示唆している。双極性障害を取り巻く生物学的，心理的および社会的要素の複雑な像は，疾患に対する総合的なアプローチの必要を示している。これらの要素を取り入れなければ，どんなモデルも介入に対する重要な意味を見逃してしまう可能性がある。図4.1は，心理社会的介入に関する双極性疾患の総合的モデルを表している。より詳細な具体例の提示は，本書の関連する章で示すことにする。このモデルは大部分が実際的であり，研究知見のほか，臨床観察と検証の必要な推測を取り入れたものである。

　HealyとWilliamsの主張（1989）と同様に，我々もまた，総合的モデルにおける双極性疾患に固有の生物学的脆弱性とは概日リズムの不安定性であると考えている。概日リズムは社会的イベントと日課に同調すると言われている（MinorとWaterhouse 1986）。日課と睡眠の乱れは，概日リズムの乱れとなって双極性エピソードにつながる場合がある。トリガー（ストレス）と脆弱性（概日リズムの不安定性）との相互作用の側面は，介入に関して重要な意味をもっているのである。患者は，概日リズムの乱れを最小限にするため，規則正しい社会的日課についての教育が必要である。ライフイベントなどのストレス要因による日課の破綻や睡眠不足を予測し，先回りして予防することは，双極性感情障害の心理社会的管理上，重要な側面と言える。しかしながら，我々のこの

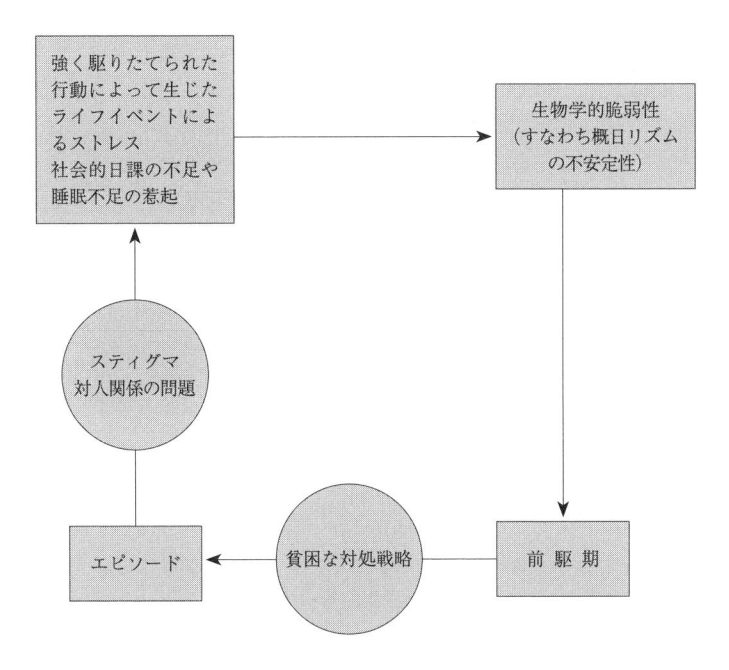

図 4.1. 双極性障害における心理社会的介入のためのストレス – 脆弱性モデル

モデルでは，Healy と Williams のモデルで考えられている急性のストレスに加え，さらに日課のない不規則な生活様式が，双極性障害に脆弱な個人に対してストレス要因として働く可能性があることを考えている。臨床的には，秩序のなさがより多くのエピソードにつながる可能性があることが観察されているため，規則的な日課をもつことは双極性患者にとって非常に重要と思われる。Beck（1983）は，躁病相の患者が自律的な特性を表す可能性があると考えた。Scott ら（2000）は，Dysfunctional Attitude Scale の下位スケールである完全主義の項目において，双極性患者は健常対照者より有意に高かったことを報告した。同様に，Lam ら（2004）は急性のエピソードにない双極性患者が寛解した単極性うつ病の患者より有意に高い目標達成的姿勢を示すことを見出した。目標達成的姿勢の例としては，「一生懸命にやれば，私は何でも人よりうまくやれるはずだ」とか，「人は自分が手がけたことは何でもうまくやらねばならない」などである。成功への希求は，周期的に極端に長時間働いて，例えば規則的な食事時間や運動不足を軽視するといった他の重要な社会的日課を無視することにつながる場合がある。極端な場合，社会的日課と睡眠が完全に壊

れ，概日リズムの崩壊に至る場合がある。それゆえ，本モデルは，概日リズムの崩壊が急性のストレスと慢性の不健康なライフスタイルの両方に起因し，エピソードの進行につながっているとするものである。

　我々のモデルでは，概日リズムの崩壊が必ずしも急性のエピソードを導くわけではないと考えている。双極性障害の人は，さまざまな期間の躁病やうつ病の前駆期を経験する。双極性障害患者には前駆症状に特有のパターンがある。双極性患者における前駆症状の研究では，ほとんどの患者が前駆症状を訴えることを示唆している（Molnar ら 1988；Smith と Tarrier 1992；Altman ら 1992；Lam と Wong 1997）。さらにまた，前駆症状のパターンはかなり一貫したものであると報告されている（Molnar ら 1988；Lam, Wright ら 2005）。良好なコーピングはより高い社会的機能と関連し（Lam と Wong 1997），次のエピソードまでの期間が長くなることを予測していた（Gitlin ら 1995）。こうした知見は前駆期での介入が双極性疾患の管理にとって重要である可能性を示唆している。

　さらに，前駆期での介入は急性のエピソードまでに進展するかどうかを左右する可能性が考えられる。前駆期は個人の対処戦略によって，完全なエピソードに進展してしまうこともあれば，比較的安定したムードに戻る可能性もあるのである。双極性障害患者では，行動エンゲージメントシステムに大きな失調を来しているとも考えられているが，このシステムは，気分やインセンティブ－報酬への動機づけ，社交性－社会的な活性，刺激に対する欲求，運動活動の喚起をポジティブな気分状態でも同じくコントロールしている（Depue ら 1987）。Gray（1982）は，行動エンゲージメントシステムは環境的な体験に敏感で，価値のある目標対象のシグナルによってスイッチが入り，欲求不満的な非報酬のシグナルによってオフになると考えた。そこでは，双極性障害患者が軽躁の早期には目的志向的活動に通ずる報酬の環境シグナルにより敏感で，うつ病の早期には撤退につながる挫折的な非報酬のシグナルにより敏感だということが提案されている。Wright ら（2008）は，80 名（現在正常な気分状態の双極 I 型患者 40 名，感情障害の病歴のない 40 名）をフォローアップし，28 日間の日記を完遂させた。そこでは，報酬的または挫折的な体験のレベルや初期反応の大きさ，回復に要した期間に関して 2 群間での相違はみられなかった。しかしながら，以前のエピソード数と回復までの時間の検討では，躁病相が報酬に続く長期間の活性化と関連していること，躁病でもうつ病でも挫折の後の回復は遷延することが明らかとなった。

　Healy と Williams（1989）は，認知的要素が完全なエピソードの形成に役割

を果たしていると考えた。彼らは，身体症状を個人の弱さや自己の能力に誤って帰属させることが，前駆期から急性のエピソードへと経過を進める場合があると仮定した。気分の状態により，環境からさらに気分に一致した情報を選択的に抜き出すことで悪循環を来すことにつながる場合がある。Wrightら（2005）は，急性のエピソードにない双極性障害患者において，認知が気分に与える影響を調査した。彼らは，双極性患者は寛解した単極性うつ病患者や健常対照者と比較して，ポジティブな気分が誘導された後には，目標達成の非機能的信念が有意に高かったと報告している。この研究では，認知的な構成要素を加えることで行動エンゲージメントシステムについての文献を補足している。仮に行動エンゲージメントシステムが環境刺激によってスイッチをオン・オフされるとするなら，環境を操作することが役立つ可能性を示している。それは，患者が気分安定性を維持するのを助け，前駆期の間に躁病に向かって行動と認知がエスカレートするといった気分のプロセスを抑えることで，エピソードの発症に影響を与えることができるということである。考えと気分，行動が互いに影響し合うという感情障害の認知モデル（Beck 1976）と同じく，双極性患者の前駆期の行動は，エピソードの推移に影響を及ぼす可能性がある。完全なエピソードへの進展を防ぐために，躁病の前駆期にはより価値ある目的志向的活動をしようとする誘惑を我慢し，うつ病の前駆症状の間にはじっとしているのをやめるように患者に指導することができる。躁病自体が躁病を煽り，うつ病では螺旋状に状態が下がっていくことは臨床的に観察されてきたことである。そのため，前駆期の間における患者のコーピングは，前駆期から完全なエピソードへの進展に対して重要な意味をもっている。例えば，躁病の前駆期に，さらなる刺激を求めることを避け，活動を鎮めるようにすることは，完全な躁病エピソードを予防する可能性がある。同様に，うつ病の前駆期では，系統的に快楽または克服的な活動を行い，サポートを求め，自らの否定的認知を現実に検証することで，完全な抑うつエピソードを予防できる可能性がある。

　本モデルでは，潜在するストレスにつながるような要因をさらに発生させることによって，一つのエピソードがさらなるエピソードを生じさせる可能性も考慮している。例えば，躁病期にはオープンかつ開放的な気分となり，目的志向的活動が増加し，快楽的活動を追求することが増え，被刺激性と誇大的観念はより顕著になる。そして，即時的または長期的な結果として職業的または経済的損失と社会的迷惑行為に結びつく。躁病期の間に，患者はパートナーの要求に無関心となるか，過剰な性的興奮のため浮気したり，性的に乱れたりする

場合がある。パートナーや配偶者は，これに憤るかもしれない。患者がうつや無症状の時よりも躁病期にある時の方が，配偶者の結婚および性的な満足度は有意に低かったといういくつかの知見がある（Lam, Donaldson ら 2005）。さらにまた，配偶者は，患者が無症状の時に比較してうつ状態にある時の結婚および性的な満足度が低かったと報告されている。反復性の重症うつ病は，患者の社会的機能も損なう可能性がある。うつ病相の間，患者は配偶者や家族から見ると，引きこもっていて，絶望的で自暴自棄になっているように見える。経済的な困難や養育拒否，夫婦間の問題，不貞，地位と名声の喪失，および疾患の再発の恐れなどと関連する長期間の負荷は，すべて新たなエピソードにつながるストレスとなる可能性がある。スティグマは，さらに脆弱性に寄与するもう一つの重要な問題である。Link ら（1989）は，スティグマが自尊心と社会的相互作用を低下させる場合があることを示唆している。このことがさらに社会的サポートが減ることの一因となり，不適応的なコーピングスタイルに結びつく可能性がある。このことは，頻繁な再発の一つひとつがさらなるエピソードへの脆弱性を高めるため，その過程を防ぐよう疾患の初期に介入することが重要なことを意味している。

認知行動療法の概要

個人認知行動療法が，以下に続く双極性感情障害のための心理社会的介入の要素を実行する上で有用な枠組みであることを論じる。本モデルでは，心理社会的介入のために4つの重要な側面を示唆している。

1. **心理教育** 患者は，双極性疾患をストレス-脆弱性疾患として教育される。双極性障害では顕著な遺伝的要素がみられることもあるが，ストレスがエピソードにつながる場合もあると説明される。治療は，患者が問題解決のスキルを学び，気分の変動を抑え，過剰なストレスを回避するために日常生活の日課を確立する手助けをするものとして紹介される。
2. **前駆症状に対処する認知行動スキル** 臨床的に，頻繁な再発という慢性の経過を呈する患者の一部では，正常範囲の気分変動とエピソードとを区別しがたいことが分かってきている。気分をモニタリングして評価することと，活動スケジュール上の出来事を気分変動と結びつける技法は，患者に正常な気分の変動がどんなもので，出来事がどのようにこれらに影響を及

ぼすのかを教えるのにとても有用な方法であろう。治療の重要な側面である，前駆症状とそれに対する有効な対処戦略を認識する能力を強化することもまた，このアプローチの狙いである。患者は，躁病の前駆期には目的志向的な活動をしようとする誘惑を我慢し，うつ病の前駆症状の期間には完全なエピソードを予防するためにじっとしていることを避けることを教えられる。考えと行動，気分がおのおのどのように影響を及ぼすのかというモデルは，患者が認知行動的技法の基礎を把握するのに好都合な方法である。

3. **日課と睡眠の重要性**　無秩序な状態がより多くのエピソードにつながる場合があると言われている。睡眠と日課が，双極性障害患者にとって非常に重要なのは明らかである（Wehr ら 1987）。これは，Healy と Williams（1989）によって提唱された双極性障害患者の概日リズムの脆弱性と合致している。ヒトにおける概日リズムは社会的イベントと日課に同調しているため，患者の概日リズムの乱れを最小限にするのに，彼らに適切な社会的日課をもつよう教育することの重要性を本モデルでは示している。患者は，計画的な日課を確立する有用な手段として，活動スケジュール法のような行動的スキルを教えられる。

4. **長期間にわたる脆弱性への対処**　過去のエピソードの誘因を慎重に評価することによって，例えば周期的なストレスや再発につながる過度に達成追求的な行動のような，それぞれ固有のテーマに対する脆弱性が分かる。無秩序な日課と極度にがむしゃらな行動は非機能的で高い目的達成的信念を示唆しており，したがって，認知行動的技法を用いることがチャレンジとなるはずである。我々の経験は，セラピストと患者がこうした脆弱性の修正に取り組むことができることを示している。

アプローチの詳細

協同作業

以下で概説するアプローチの基本要素は，ほとんどの認知的アプローチと同様に，患者とセラピスト間の共同作業に基づいている。患者とともに収集された情報は，患者自身が疾患に対するアプローチの中で役立つ変化を確認できるように用いられるなど，治療全体を通じて誘導的発見に重きが置かれる。ただ，ある時期においては，治療の選択肢が患者に示される。教訓的な指示を行うよ

りも，むしろ特定の見方を徹底的に試してみるという実験的精神に沿うのがベストである。したがって，ある患者に変化が必要なことがかなり明らかな時でも，セラピストがそれを押しつけようとしないことが重大な意味をもつ。多くの場合，患者の「不健康な」日課と行動は，重要な心理的機能に寄与している可能性があり，変化へのステップが生じる前に把握しておく必要がある。そのようなステップが省略されると，協同的関係が損なわれ，進歩を遅らせ，後に治療から脱落する可能性を高めることになる。

薬物療法の補助

文献によると，精神医学的アプローチと心理的アプローチとの間には歴史的に対立があった。前者における焦点は，主に，問題となっている状態に対する適切な薬物投与を見出すことにあり，一方，後者では薬物療法が単に「この問題を曇らせる」役目をするだけであると考えている。幸いにも，この二分法は現在あまりはっきりしておらず，心理士あるいは精神科臨床医は，気分障害の臨床転帰を高めることに際し，薬理学と心理療法の重要な相互作用があることをよく理解している。

本書で述べられるアプローチでは，双極性疾患には重要な生物学的要因があり，さらに薬物療法がこの疾患の有効な治療の重要な構成要素であることを認めている。認知療法は薬物療法の補助として示されているのである。薬物療法にどのような役割があるのかを明らかにするために教育的な情報を与え，薬物の処方計画に関して患者と処方する臨床医の間の活発な議論を促す。もし患者が提示された薬物療法の正当性を十分に理解し，現在の精神状態に対して必要な薬物療法を医師と協同して決めることができれば，薬物維持療法に対するコンプライアンスは大いに高まるものと考えられる。

スキルの獲得と再発予防

治療経過中に獲得されるスキルは多様である。安定した社会的および仕事の日課をモニターし，身につけるという基本的スキルは重要である。加えて，睡眠や食事，刺激を求める行動および物質乱用に関する自己管理は，治療の中でカバーする必要がある。多くの患者は仕事や社会的パターンは長年なじみのものであり，ただちに変えようとはしない。したがって，他の心理的または実際的な理由のために臨床的に最善の変化が見込めない時，そのような変化がなぜ，そしていかに有益なのかを確認し，適当な妥協点を探ることに患者と取り組む

ことは，臨床医に課せられた義務である。

　そこには，うつ状態の時に満足感の得られる活動を計画したり，躁状態の時に休養を計画したりするなど従来の認知療法の要素が含まれている。治療は，認知のモニタリングと非機能的な認知や推測にチャレンジする技法を伸ばすことに費やされる。このアプローチは，抑うつ期にネガティブな考えを緩和するためにも，躁病の前駆期に過度な楽観的考えを弱めるためにも両方に使われる。

　治療中は，服薬コンプライアンスとその再発予防に対する役割について取り組む。リチウムが精神的健康を維持するのにどのくらい有益だったかを検証するために，詳細な病歴情報と費用対効果の分析が個々の患者で行われる。

　前駆症状の察知を強化するため，進行中の症状の報告と病歴を用いて，患者とともに早期警告サインの特徴を明らかにする。このサインは疾患の初期の前駆期で役立つ可能性のある介入と関連させて検討される。

　自分のメンタルヘルスの歴史がもたらした結果についての問題も，治療の中でカバーされる。これには，診断に関するスティグマの問題と罪責感や悲嘆の問題が含まれる。こうしたことは，精神障害になる前の自身の行動や病気の烙印を押されたことの結果に関係しているだろう。そこには，夫婦関係や家族関係，育児の問題に関する検討も含む可能性がある。

疾患に関する治療のタイミング

　もし患者があからさまな躁病相か高度なうつ病相にある場合には，本書に書かれたアプローチはあまり役立たないかもしれない。けれども，患者がセラピストに完全に同意することが必要なのではなく，ある程度洞察し協力できることが重要なのである。これまで行われた我々の研究（Lamら 2000; Lamら 2003）では，ベックうつ病調査表（BDI）（30点以上）または Mania Assessment Scale（9点以上）の得点が極端な患者だけが除外されている。このため，かなりの程度までの抑うつまたは躁症状のレベルを呈している多くの患者が治療に参加することになった。しかしながら，臨床医は実地診療においてこの形式的な診断基準を用いずに自らの判断を行う必要がある。治療においては，症候学的に増悪している間にも取り組みを続ける努力が一度でもなされ，実際にスキルが「生体内で」身につけられると，前駆期のコーピングスキルによる効果を実証することが治療において極めて有益な側面となるかもしれない。

治療の概略

本書で記される典型的な認知療法は，3段階の約20回の治療セッションから成っている。以下で提示したセッション内容がその指針である。あるアプローチを応用できるようになる速さや，構造や日課を変化させる際に必要とするサポートの程度は，個人ごとに異なっている。

第1期 最初のセッションでは，双極性障害と，心理療法と薬理学的治療の両方に関する教育に焦点をあてる。通常その後に，詳細な病歴の作成，ライフイベントの聴取，そして個人の目標設定が行われる。

第2期 以降のセッションでは，以下に詳述されるさまざまな認知アプローチをカバーしている。ここでは，うつ病や躁または軽躁病の発症初期に出現する自身に特有な警告サインを各患者が理解し，再発を回避するという視点でこの警告サインに対処する「防火訓練」の行動を起こすことで治療を完了することが意図されている。

第3期 積極的治療後のセッションでは，すでに学んだ技法を継続的に練習することと，仮に潜在的問題が同定された場合に求められる行動上の変化に焦点があてられる。

セッションでは，以下の要素を含む：

第1期（セッション1〜5）
治療構造

患者は通常，20回の予約を提示される。最初は毎週，そして治療が進むにつれて頻度を下げ，最後の第6〜8セッションを隔週とする。セッションの長さと適当な場所，そしてセッション中の記録方法に関する情報を伝える。治療時間を有効に使うことにおいて責任を共有することの重要性を強調する。

教育または治療同盟の発展

双極性障害は遺伝的素因と環境効果の組み合わせの結果として考えられるというストレス−脆弱性モデルと，心の健康問題に関連する考えと行動の役割を

強調した認知モデルを紹介する。
　患者は認知療法の中で使われる構造化されたアプローチについて知らされ，特にアジェンダを用いることを伝えられる。介入の重要な側面に確実に焦点をあてられるよう，アジェンダは各治療セッションの最初に設定されることを説明する。患者はこのプロセスの間に個々の問題に優先順位をつける機会をもつだろう。このプロセスは最初のセッションから始められ，治療の最初のステージを通して続けられることが望まれる。特に双極性障害では，とりわけ仕事や睡眠，食事といった日課が重要であるというこれまでの知見があり，こうした問題を強調する。

病　　歴
　詳細な病歴の検討は最初のセッションから始まり，さらに第1期を通して続けられる。症状の発現に対してノーマライゼーションのアプローチがとられる。異常な環境（躁または軽躁の経験を含む）にある時，患者が「正常」な反応をしているという考え方を紹介するためにその病歴を用いる。この情報はセッション中に詳しく検討され，患者は各セッションの中で学んだ知識を汎化するために，書面にされた教育用シートを提供される。患者とセラピストが残りの治療期間中に参照できるよう，病歴の記録またはライフチャートを作成する。

セルフモニタリング
　最初のセッションにおいて，セルフモニタリングが治療の重要な要素であることが説明される。患者は各セッションで気分や全般的な精神状態を測定し，薬物療法に関して2,3の質問に答えることになっている。活動や気分，考えをより詳細にモニタリングすることが後の治療段階で重要な点になることも説明される。これに関連してホームワークの役割が話し合われ，治療転帰を最適化するため患者が積極的に参加することの重要性が強調される。以下の質問票は，通常各セッションの前に行われる：ベックうつ病調査表（BDI）と Internal State Scale，自殺の危険が懸念される時には Beck Hopelessness Scale。（評価に関する詳細は第5章を参照）。

目標設定
　ここでの焦点は，症状に関係があってもなくても患者自身の機能的な目標を引き出すことにある。これはセッション2で導入されるが，通常第1期とその

後にも，立ち戻ったり深めたりしていく。目標設定の情報は，通常第2期の治療過程を特徴づけることになる。

この目標に向けたステップを分析するために問題解決アプローチが使われ，以下に記す認知的技法を利用する。ここで重要な点は，常に引きこもったり回避したりする戦略をもつことより，むしろ特有の症状をもちながら重要な目標を達成し続ける方法を分析することである。

初期の目標リストを作成する。達成される目標に関連する問題とその問題を解決していくステップを確認し，話し合う。

第2期：中間セッション（5～16）
認知行動的技法

活動スケジュール法 セラピストは，1日の気分評価を含む活動記録表を導入する。シートは24時間ごとの活動と日課のモニタリングのために準備される。気分の自然な変動を同定するという点で理論的根拠を提示する。睡眠パターンの変化について調べ，請け負っている業務のタイプと範囲に注意する。このモニタリングは，特に第2期の間を通して続けられる。活動シートからの情報は，気分ないし内的状態のスコア変化に関連して頻繁に点検され，話し合われる。行動変化についての提案は，気分変動に応じて展開される。活動スケジュールの最初の設定をよく吟味する。もしBDIまたはISSが前駆症状の存在を示しているなら，行動的要因がこれと関連していないかどうかを調べる。活動と非活動のバランスを確認する。睡眠の量と規則性，または日課や無秩序さのパターンに注意する。

適切な活動を計画するための土台として活動記録表を用いる。過剰な課題本位の行動の徴候がある場合，目標をリラクゼーションまたはレクリエーションに設定する。気分の低下と関連した活動不足の徴候がある場合，扱いやすい課題中心の目標を設定する。もし睡眠パターンの変動に気づかれれば，リラクゼーション・トレーニングが使えることを示しており，次のセッションのアジェンダ項目として設定できる。また，患者と睡眠時間などに関して規則性の目標を設定する必要性を示唆する。

思考モニタリング CBTモデルの文脈で思考モニタリングを導入する。ネガティブな思考がうつ病とどう関連しているのか明らかにする。あまりにポジティブな自動思考は，躁病／軽躁病の前駆期と関連している場合がある。目標

は，状況の評価によって客観的なアプローチをとることである。それは，患者自身のネガティブまたはポジティブな思考の現在のパターンに基づくデータを展開することで始められる。記録シートと説明のためのプリントを患者に渡し，思考記録表を検討する。思考を捉える際に気づかれたあらゆる問題点を同定し，話し合う。記録される思考について，そのパターンやテーマを探すプロセスに着手する。

思考へのチャレンジ　思考へのチャレンジを導入する。思考チャレンジ記録表に沿い，チャレンジの例というかたちで書き込む。思考モニターで記録される思考にチャレンジする過程を作る。思考チャレンジ記録を概観し，技法を適用する際に遭遇した問題点だけでなく，提起された課題は何でも話し合う。

行動実験　行動実験の役割を紹介し，具体例によって説明する。もしそれが適当な場合には，次週に行う行動実験を特定する。次のセッションで，試してみた行動実験を見直してみる。以前の認知に対するチャレンジという観点で行動実験の結果を検討する。もし行動実験が試みられなかった場合には，できなかった理由を確認し，取り組むことに努める。次週の適切な行動実験を再設定し，効果的にチャレンジすることの重要性を話し合う。

非機能的推測　観察された思考パターンを予想される非機能的推測と関連づける。以前のセッションで得られたものを活用するために，このような推測に取り組むことの重要性を，再発予防の観点で話し合う。セッション中に他の考えうる推測について話し合う。非機能的推測に対してモデル的アプローチを推し進めるために，チャレンジ記録を使用する。患者はこれらにチャレンジする自身の能力を実証することを学ぶ。話し合ったチャレンジ内容を行動としての実践に結びつけるための方法について話し合う。

早期警告サイン　治療中に得られた早期警告のセッションに関する情報を統合することに焦点をあてる。これには，患者の躁病あるいはうつ病の前駆症状を示している可能性のある病歴や活動記録表，気分評価，思考モニターからの情報が含まれる。以前のセッションで同定された早期警告サインは，特有の徴候としてまとめられる。これは早期警告サインのプロフィールを作成するのに使われる。そのプロフィールから，早期警告サインを緩和する際に，先に話し

合われていたコーピングや治療アプローチのどれが最も有益かについて検討する。対処戦略は書き出して要約する。

薬物コンプライアンス　薬物療法に関する議論を行う。これはいくつものセッションを通じて立ち戻る問題でもある。利用可能な薬物療法，その利点と限界について口頭および文書で情報を提供する。患者に自身の考えと経験を記録することを奨励する。与えられた情報から，患者自身の経験と達成できたことを，適切な薬物療法の有無に基づいて検証するのに病歴を用いる。コンプライアンスまたはノンコンプライアンスの費用対効果を確認する。精神科医と一緒に薬物療法を計画する際の患者の積極的役割の重要性について話し合う。

第3期：最終セッション（16〜20）

レビュー

前項において導入された認知行動的アプローチを見直す。このアプローチがどのようにそれぞれの患者に利用されたか，形式的な治療期間が終わった後もこれをいかに継続して使うのかに焦点をあてた話し合いは，再発予防の観点で有益であろう。これには，認知モデルのこの部分と関連したアプローチが，どの程度患者に内在化されたかといった評価を含んでいる（例えば，思考へのチャレンジがどの程度「自動的」になったか）。

セルフマネジメント

治療セッションの間に得られた情報と同様に，背景情報に関して治療中に繰り返し挙げられたセルフマネジメントの問題についてよく検討する。これは，睡眠と食事，日課の重要性を含んでいる。刺激を求める行動や物質使用または濫用の危険も含まれる。

メンタルヘルスの歴史がもたらした結果

メンタルヘルス問題の歴史とその結果に関連したスティグマや罪責感，悲嘆の問題を取り上げる。これは，患者自身の行動（例えば，ギャンブル，性的な乱れ，詐欺），あるいは，病気の烙印を押された結果に関することかもしれない。また，家族関係と育児問題の結果に関する議論を含む。

治療の要点を要約する

　主な治療の要点を文章でまとめるため患者に質問する。これは将来の困難に対する自作の治療覚書となる。セラピストはたいてい要約に自身のコメントを加える。このコメントは将来患者が困った時，しばしば治療を思い起こすきっかけとなる。

おわりに

　本章では，双極性障害は明らかに重大な生物学的および遺伝的要因をもつ疾患であるが，疾患エピソードの発現や改善に社会的かつ心理的イベントが寄与する部分がかなり残っていることを示してきた。ライフイベントは疾患発症前，とりわけ疾患経過のより早期に過度に頻繁であり，そのようなイベントに対する反応は疾患エピソードに進展するかどうかを決定しかねない。双極性疾患の3つのストレス - 脆弱性モデルに関する短い考察では，すべてに心理的介入の役割があることを示した。これらは重要なモデルではあるが，どのモデルに臨床的妥当性があるかを選択するのに十分なエビデンスはこれまでにない。そして，実際にはその効果は相互補完的であることが立証されるかもしれない。したがって，本章に記した心理社会的アプローチでは，認知的解釈が「正常な」イベントを，歪んだ認知（ポジティブまたはネガティブ）および／または非機能的推測で解釈するのと同様に，ライフイベントおよび日課と生物学的機能（例えば睡眠）の崩壊を疾患に関連するストレス要因とみている。介入について要約すると，これまでに経験した詳細な経過を組み込んだ自身の病気の心理社会的モデルと，これが心理社会的要因にいかに関連しているのかが患者に伝えられる。具体的な認知的・行動的アプローチについては前駆期の管理との関連で記し，長期的なマネジメントの問題については，特に長期的な自己管理との関連で論じている。本書の残りの部分では，上述した心理的介入の各期について，匿名の臨床例を用いて詳細に示すこととする。

第5章

治療前評価

　セラピストはクライアントの現在の気分と自殺の危険性のレベルを評価することに加えて、疾患をクライアント自身の文脈で理解するために、クライアントの養育歴や病歴、現在と過去の治療に対する認識についての背景情報を必要とする。クライアントが疾患にどう対処してきたのか、またより広く社会的状況でどのように機能しているのかについても質問すべきである。セラピストはまた、クライアントが利用できる社会的支援も見つけ出す必要がある。

　評価と治療はたいてい一体であることを指摘するのは重要である。一部の評価方法は実質的に治療的でありえるし、治療的な介入によって時にはさらなる情報がもたらされるかもしれない。前者の例としてライフチャートがあり、クライアントが疾患を個人の文脈で解せるようになる。ストレスとリンクさせ、クライアントが影響を受けやすい特定のストレスパターンがあるかどうかを調べ、より長期的視点で治療に対する反応性を検討するためである。後者の例としては、配偶者を巻き込んだ治療的な介入が、時にこれまではっきりしていなかった重要な他者からのサポートの質を明らかにすることがある。そのことについてより詳細に訊ねることは、たいていの場合許容される。したがって、評価は全治療期間を通じて継続的に行うべきである。しかしながら、評価は通常、正式な治療セッションの前に行う。本章は正式な治療セッションが始まる前の系統的な評価に関するものである。たいてい最初の2,3回のセッションの大部分がこれで占められる。治療前評価でカバーされる領域は、以下のとおりに分けられる。(1) 疾患の発症や発症に関連したストレス、その後のエピソードを含む病歴、(2) 疾患と服薬コンプライアンスに対するクライアントの認知、(3) 自己意識と、非機能的信念を含む他の脆弱性の問題、(4) 気分変動や前駆症状を含めたクライアントの疾患対処法、(5) クライアントの現在の気分状態、(6) 絶望感と自殺傾向、(7) 社会的機能、(8) クライアントのフォーマルまたはインフォーマルな社会的支援。これらの領域について、以下に述べることとする。

生活史と家族歴

　クライアントの生活史は重要である。これは，クライアントの背景，特に幼少期の体験をセラピストが理解するのに役立つ。Beck（1983）によると，認知療法の重要なコンセプトは，自身と他者，そして出来事に対する信念（中核的信念）である。この重要な信念は，幼少期の経験に関連して発展してきた思考である。それらが，我々と外界との相互作用や世界の成り立ちの手引きとなっている。したがって，クライアントの内界に対する洞察を得るために，セラピストは主な小児期の出来事についてどんなことでも尋ねる必要がある。評価期間においては，躾や教育経験についてクライアントに尋ねるべきである。別離や死亡による人生早期の喪失体験や，身体的または心理的トラウマの既往はどんなものでも注目する必要がある。さらにまた，親の養育態度についてのクライアント自身の認識，仲間集団や権威的存在の者との関係も重要である。双極性障害の背景には，しばしば精神障害の家族歴がみられる。双極性障害のクライアントには，単極性うつ病か双極性障害を患っていた一親等の親族がいることが多い。躁とうつのエピソードの反復によって，人生を損なってきた親をもつことの影響を軽視すべきではない。一部のクライアントは家庭環境が非常に不安定だったと考え，そのことに憤るかもしれない。病気の親がうつ状態の時，クライアントはたいてい無視されていたか，批判されていた。躁の時には，親は要求がましく声高で，人を困らせていた。また，一部のクライアントは，入院による頻繁な不在のために病気の両親を知る機会をもてなかったと嘆く。

　病歴については，ライフチャートでうまく要約することができる。クライアントとセラピストはともに，疾患，ストレス，学業および職業成績のパターンに目を向け，それらを薬物療法と関連づけることがよく役に立つことを見出す。躁とうつのエピソード，その重症度（軽症，中等症，重症），治療，おのおののきっかけとなった誘因，職業や学業の状況は垂直軸に記録される。そして，これらは，時間軸（水平軸）に沿ってチャート化される。図5.1は，クライアントのライフチャートの例である。疾患についての情報を一緒に書き込むことで，セラピストとクライアントは，疾患のパターンや，エピソードがどんなストレスで引き起こされたのか，さまざまな予防的投薬の効果がどうだったのかを検討できる。さらにまた，セラピストとクライアントは，クライアントが，例えば，成績とか対人的な出来事に関する欲求不満といった特定のストレスのうち，どのタイプに影響を受けやすいか調べることができる。薬物療法の効果は，双極

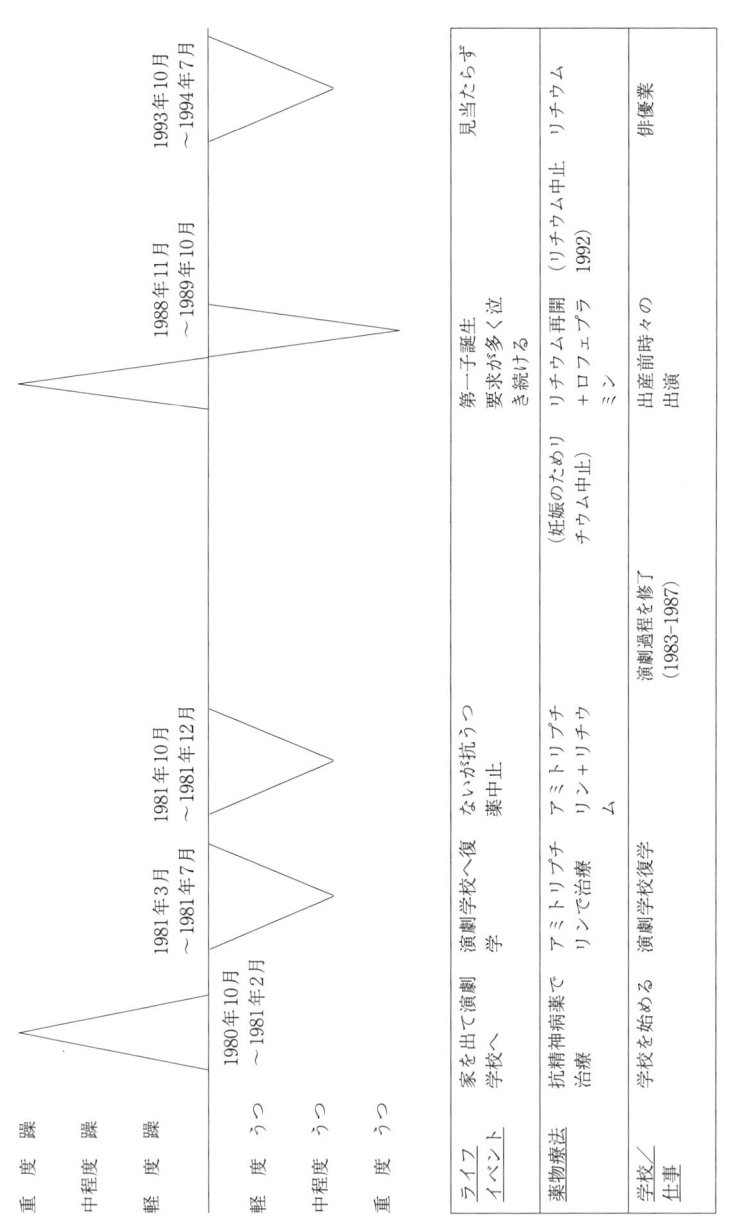

ライフ イベント	家を出て演劇 学校へ	演劇学校へ復 学	ないが抗うつ 薬中止		第一子誕生 要求が多く泣 き続ける	見当たらず
薬物療法	抗精神病薬で 治療	アミトリプチ リンで治療	アミトリプチ リン＋リチウ ム	（妊娠のためリ チウム中止）	リチウム再開 ＋ロフェプラ ミン	（リチウム中止 1992）リチウム
学校／ 仕事	学校を始める	演劇学校復学		演劇過程を修了 (1983-1987)	出産前時々の 出演	俳優業

図 5.1. ジェーンのライフチャート

性エピソードの頻度に関してだけでなく，クライアントが気分の安定性によってどの程度職場や勉学でよく機能しているかも示すことができる。

事　例

　ジェーンは，37歳の女優である。彼女は，およそ20年間双極性障害を患っていた。彼女の母の家族にうつ病の家族歴がある。実際，彼女の母は，時々重症のうつ病を患ってきた。疾患や誘因，薬物療法，学業／職業生活史を表したジェーンのライフチャートを図5.1に示した。

　ジェーンは幼少期，過保護に育った。彼女の両親は多くの点で甘やかし，家ではたくさんの選り好みやおねだりが許された。けれども，彼女の両親は，友人，特にボーイフレンドと出かけることに関しては非常に厳格だった。ジェーンは，演劇学校に行く17歳時まで，一晩たりとも両親から離れて過ごしたことがなかったと語った。ジェーンの最初のエピソードは，演劇の勉強のために家を出た時に始まったことが，ライフチャートによって分かった。彼女は，家を離れ，親にまったく縛られなくなることにどれだけ興奮したかを語った。演劇課程が始まって2週後に，最初の躁病エピソードがあった。ジェーンは振り返りながら，自由がたくさんあってどう扱ったらよいのか分からなかったと言った。彼女は同年代のたくさんの人々としゃべり，夜更かししてパーティーに明け暮れた。彼女は急速に躁病エピソードに陥り，家に連れ戻されなければならなかった。最初，彼女の家族は，医学的知識なしに病気に対処しようとした。けれども，ジェーンはとても不穏になり，両親はすぐに自分たちだけで彼女の病気を扱うのが無理であることを悟った。精神科医が往診し，メジャートランキライザーが処方された。ジェーンの最初の躁病エピソードの後，中等度のうつ病エピソードがそれに続いた。その後，彼女の気分は，春に演劇学校に二度目の復学を試みる前の約5週間はすっかり安定していた。しかし，復学後急速に重症のうつ病が出現した。ジェーンは，仲間とうまく合わせるのがいかに難しかったかを知ったのだと述べた。彼女はまた，この挫折で自尊心がとても傷つき恥ずべきことと感じたと言った。ジェーンは再び家に戻らねばならなくなり，演劇学校に留まることをあきらめた。彼女は，この時にはアミトリプチリン（抗うつ剤）で治療された。ジェーンのうつ病は1981年7月に寛解した。しかし，ジェーンは抗うつ剤を止めてしまい，数

カ月後に中等度のうつ病エピソードが出現した。この時にはリチウムが予防的な薬物療法として加えられた。ジェーンはリチウムによる予防を続け，5年間，双極性エピソードはなかった。彼女はこの間に首尾よく演劇の課程を終えることができ，すっかり成功した俳優としてのキャリアをたどることになった。そして，ロンドンでの舞台やいくつかの広告映画に出演した。そして，1988年，ジェーンは想定外の妊娠をしてしまった。彼女とその恋人は，妊娠を継続することにした。彼女は，胎児に有害な影響を及ぼす可能性があるリチウムの服用を中止した方がよいという医学的助言に従った。赤ちゃんが生まれた後，ジェーンは重篤な躁病エピソードを来し，重篤な抑うつエピソードがすぐにそれに続いた。リチウムが再開され，抗うつ剤を用いた治療も受け，1989年6月に回復した。3年後の1992年，ジェーンは2人目の子供をもうけたくなり，リチウムの中止を希望した。残念なことに，中止後新たな中等症のうつ病エピソードが起こった。

ライフチャートの作成は，ジェーンにとって非常に有益な課題であった。彼女はそれほどはっきりと病歴を調べたことがこれまでまったくなかったと言った。彼女は，躁病エピソードが睡眠覚醒サイクルの崩れによって引き起こされることを確認することができた。最初，彼女は大学生活を始め，独立して同じ年齢の人々と交際することにわくわくした。彼女は，躁病エピソード前の数夜，ほとんど眠らなかった。2回目の躁病エピソードも睡眠不足の後に起こった。赤ちゃんの要求がとても多く，よく夜中に泣いていたからである。2～3時間ごとに赤ちゃんに授乳しなければならなかった。彼女のうつ病のほとんどは，躁病エピソードに続いているようだった。ジェーンは，最初の2つの抑うつエピソードが失敗や恥の感覚に起因すると考えた。彼女はまた，スティグマの恐ろしい感覚をも説明した。同様にジェーンは，出産後の抑うつエピソードが，よい母でいられないことや赤ちゃんによい門出をさせてあげられないという罪責感と恥の感情によると考えた。リチウムは，双極性エピソードに対して予防効果をもつようだった。ジェーンがリチウムを飲んでいた間にはまったく双極性エピソードはみられなかった。リチウムを飲んでいた時には，演劇の課程を終え，俳優としてのキャリアを進めることができた。ジェーンは，リチウムが急性の双極性エピソードを予防するだけでなく，教育や職業のような人生目標を追求できるようにしたという「発見」をした。さらに，ジェーンは，リチウムが中断されるたびにさらなるエピソードにかかりやすいようだった。

ライフチャートは，予防的な薬物療法を受けることに不満足な一部のクライアントにとって，服用の是非を評価するのにとても有益な知見を得られる可能性がある。ジェーンは予見できる将来のためにリチウムを飲み続ける意志があった。しかし，彼女はライフチャートもそれを続けるべきかどうかという決断の助けになったと感じた。彼女は精神科医にチャートを見せ，それについて賢明に話し合うことができた。もちろん，予防的な薬物療法が少しも効かず，双極性エピソードの頻度と重症度を減らさない可能性があるのも事実である。こうした場合，疾患の綿密な病歴記録によって，単独または併用による薬物の予防効果の違いを立証できる可能性がある。この情報は，クライアントが彼らの精神科医と，予防的薬物療法についてインフォームド・コンセントを行う上で非常に有益であるかもしれない。

クライアントの疾患認識と服薬コンプライアンス

　認知療法の模範とするところは中でも協同ということだが，セラピストが双極性障害についてのクライアントの見方を理解することは重要である。クライアントを教育することや，モデルを共有し，共有目標について同意し，作業を分担することの重要性については第6章で言及する。ここでは，セラピストがクライアントの疾患理解についてはっきりした考えをもつべきであると強調するに留めておく。自然に再発する疾患を抱えていることや，生涯にわたる予防的薬物治療の可能性に関する彼らの見方と理解はとりわけ重要である。クライアントが，ストレス－脆弱性モデルを受け容れる度合いは人それぞれであろう。一部のクライアントは，自分の病気が「ストレス」または「精神内界の葛藤」に起因しているという見方で治療にやって来て，薬物療法を止めようとしたがる。これまで，双極性障害の治療において心理療法単独が有効だという知見はない。薬物療法と同時に心理療法を行う我々のアプローチでは，このことをクライアントにはっきり示すべきである。多くのクライアントは，認知療法と薬物療法を統合するアプローチは，一つの試みとして行われるのだと言い聞かせられる。彼らが治療から学んだスキルを使い，気分の安定が長期間続いている時には，予防的薬物治療を中止することの損得について処方医と話し合うのにたいてい優位な立場にある。

　我々は，疾患に対する彼らのモデル解釈だけでなく，疾患と薬物を服用することに対するクライアントの態度を評価するため，Davidら（1992）による

Insight Interview を使ってきた。我々は，これが双極性のクライアントには適していることを明らかにしてきた。Insight Interview は半構造化面接であり，クライアントの見解を探る系統的な方法となる。これには，治療コンプライアンス（2つの質問），精神障害の認識（3つの質問），精神病症状の帰属（2つの質問）という3つの構成要素がある。各質問は，0＝完全な洞察，1＝社会的背景と知能からかなりの洞察がある，2＝不安定な状態には同意するが，神経系の疾患に関する説明をあまり受け入れない，3＝否認のようにスコアされる。精神病症状の帰属の項目は，急性エピソードにない双極性クライアントを評価する時にはたいてい適用できない。すでに精神病性の状態ではなく，以前の精神病体験は疾患の一部であったと理解する傾向があるからである。著者らは，Insight Interview を検証する論文でその構成概念妥当性が良好であることを報告している。

クライアントの自己意識，非機能的信念，スティグマ感覚

双極性障害患者の自己意識は，これまで調査されてこなかった興味深い問題である。Beck（1983）は，治療に関連する中核的信念は対人志向性（sociotropy）もしくは自律性のテーマに関連していると仮定した。彼は個人の対人志向性を，「考えと行動の満足感，動機づけ，方向性や修正を社会的なものに依存しており，この一群の認知的な主題は受け身であるという特徴がある」として説明している（p. 272）。そして，自律的な個人が傾注するのは「独立性，活動性，そして個人的権利（選択・行動・表現の自由）を保ち増強し，自分の勢力範囲を防御し，限界を定義すること」と説明している。（p. 272）。Beck は，双極性障害の場合，クライアントが抑うつの時には愛されることに関することが重要となるが，躁病相の時には自律性の問題がより関係してくると仮定した。しかし，気分の状態に関連する自律性と対人志向性の仮説は，双極性障害において実証されていない。臨床的に非常に対人志向的な双極性障害のクライアントの一部は，少しだけ「ハイ」な状態にあるのを正常な自己とみており，自身が創造的で，精力的かつ自信に溢れているとみなせる状態にあることを魅力的だと思っている。彼らは，気分安定薬を飲むことで，うつの「激しい辛さ」だけでなく高揚感をも取り去ってしまうのを耐えられないと思う。実証的には，対人志向性－自律性スケール（Sociotropy-Autonomy Scale; Beck ら 1983）が自律的な側面をあまりよく測定しないことが明らかになった（Robins ら 1995）。その代わ

り，Dysfunctional Attitude Scale（非機能的態度尺度）（Beck ら 1991；Power ら 1994）が，2 つの概念をよりよく測定することが分かってきた。Scott ら（2000）は，双極性障害の人が健常対照者より Dysfunctional Attitude Scale（DAS）の得点で有意に高い値を示し，「承認欲求」と「完全主義」の下位項目でも同様であることを見出した。Lam ら（2004）は，双極性障害患者で，「目標達成」の下位項目が正常気分の単極性患者より有意に高かったことを報告した。この下位項目の例としては，「私が一生懸命やれば，どんなことでもうまくやれる」とか，「私は，自分の気持ちを常に完璧にコントロールすべきだ」などがある。加えて，気分状態にかかわらず，双極性障害の人は，以下の 2 つの非依存性の項目のスコアが高かった。すなわち，「私は，幸せになるのに他人の承認は必要ない」，あるいは，「人は，幸せでいるために人から好かれる必要はない」である。後者については，双極性障害患者の中には抑うつ的な時でさえ，他人に頼るのをためらう人がいるという臨床的な経験と合致している。

　クライアントとセラピストは，治療の中で非機能的な推論を捉えるために自動思考のテーマを検討したり，以前のエピソードと関係のありそうなストレスイベントのテーマを縦断的に検討することに共同で取り組む。しかし，治療に先立つ評価期間には，非機能的信念の程度を調べてクライアントの信念体系を認識するのに Dysfunctional Attitude Scale が有用かもしれない。Power ら（1994）による 24 項目の Dysfunctional Attitude Scale と，4 つの因子については第 5 章付録 A を参照のこと。これは双極性障害のみを対象とした研究（Lam ら 2004）における主成分分析から抽出されたものである。

　自己意識に関連した問題として，双極性障害患者としてのスティグマ感覚がある。スティグマの個人に対するネガティブな影響は，第 11 章で論ずる。双極性障害患者であるというスティグマ感覚を評価するのに，Hayward ら（2002）による Views on Manic Depression Questionnaire が有益かもしれない。ただ，スティグマを感じていると言わないクライアントがいることを知っておくのは重要である。しかも，彼らはあたかも自分たちが非常に汚名を着せられていると感じているかのように振る舞う。例えば彼らは，訊かれれば自分に対して偏見をもたれているとは感じないと言うにもかかわらず，社会的な接触を回避したり，以前の友人との接触を断ち切ったりしてしまう。セラピストは，このことに気を配っていなければならない。Views on Manic Depression Questionnaire については第 5 章付録 B を参照。

クライアントの疾患に対する全般的な対処と双極性障害の前駆症状への対処

　クライアントがどのように疾患に対処するかを評価することは，治療前評価の重要な側面である。クライアントの疾患に対する対処の仕方について完璧に判断するのは，最初の2, 3のセッションでは困難かもしれない。しかし，クライアントがどうやって疾患に対処しているかを訊ねる方法の一つは，問題に焦点をあてることである。クライアントには双極性障害の結果としてどんな種類の問題が起こるかを質問する。そして，クライアントが具体的には各問題にどのように対処しているのかを質問する。Rosenbaum（1980）によるSelf-Control Behaviour Scheduleは，クライアントが生理的および情緒的な反応をコントロールするのに用いる認知や問題解決スキル，対処手段としての有害な行動，当面の欲求を先延ばしにする能力，そして行動上の問題に直面した時の自己コントロールに対する信頼度を測定するのに有用な自記式質問票である。36項目から成っており，各項目は＋3点から－3点までの間にスコアされる。その著者によって，良好な信頼性と妥当性が報告されている。質問票は問題に直面した際のクライアントの対処に対する考えを知るのに用いることができる。このツールはクライアントが行動上の問題に対処する方法について意識するのに有用である。Self-Control Behaviour Scheduleについては第5章付録Cを参照。

　前駆症状に対するクライアントの対処については，第10章でより詳細に論ずる。一方，治療前評価期の間には，前駆症状を自由回答式（オープン・エンド）質問法（LamとWong 1997）を用いて評価する。クライアントは，経験上，気分を上げたり下げたりさせるものが何か，そしてそうした前駆症状が完全なうつ病や躁病エピソードとどのように異なるかについて尋ねられる。そして，前駆症状を呈した時にどんなふうに振る舞っているかが訊かれる。我々は，自由回答式の質問法を推奨している。患者ごとに特有な前駆症状に接近することができ，前駆症状をそれぞれの文脈でしっかり結びつけられる利点がある。これが重要なのは，前駆症状を同定し対処する方法をクライアントに指導し，その力を身につけさせることが治療後期の目的となるからである。

クライアントの現在の気分状態

　クライアントの現在の気分状態の評価には，自記式か観察者評価による気分

のツールが助けになる。ただし，自記式や観察者評価ツールどちらかのみに頼らないことが望ましい。自記式または観察者による評価は，必ずしも互いに一致しない。慢性的にうつ状態にあるクライアントでは，抑うつ気分の状態に関する自己報告が観察者の評価に追いつくのにたいてい時間的なズレがある。さらに，クライアントが重篤な躁病相にある時には，質問票への記入に協力しそうにない。以下に，双極性障害の評価向けの評価スケールをまとめた。どのスケールも，診断をつけるためではなく，症状の重症度を測るようになっている。

(1) Bauer ら (1991) による Internal State Scale (ISS) は，躁病および抑うつ症状の重症度を評価するために，16 項目の自記式 100mm ビジュアル・アナログスケールから成っている。スケールには，4つのサブスケールがある。すなわち，活性化，ウェルビーイング，知覚された葛藤，抑うつ指標，さらに全般的双極性尺度である。スケールの構成概念妥当性は，「活性化」のスコアと躁病の臨床医の評価，および「抑うつ指標」とうつ病の臨床評価との有意な相関によって裏づけられた。原版の ISS はスコアリングが難しいため，Glick ら (2003) は，100mm を 10 ポイントに分けて視覚的検査が可能なバージョンの妥当性を検査した。この新バージョンは得点化がより容易で，原版の心理測定的な特性を失わなかった。ISS には，4つのサブスケールがある。

・ISS 活性化＝項目 6 + 8 + 10 + 12 + 13
・ISS 葛藤＝項目 1 + 2 + 4 + 11 + 14
・ISS ウェルビーイング＝項目 3 + 5 + 15
・ISS 抑うつ＝項目 7 + 9

患者の異なる臨床的状態の分類についての基準は，以下のとおりであった。抑うつ：ウェルビーイング＜ 125，躁／軽躁：活性化＞ 200 およびウェルビーイング＞ 125。ISS における抑うつの測定は，2 項目のみに依っている。絶望度や自殺傾向は測定しない。このため，ベックうつ病調査表はどんな重いうつ病にかかったクライアントでも自記式の測定法として推奨される。Glick ら(2003)による Internal State Scale については第 5 章付録 D を参照。
(2) Hamilton (1960) によるハミルトンうつ病評価尺度は，観察者による評価ツールである。評価を完全なものにするには臨床的情報のすべてを考慮

に入れなければならない。スケールはうつ病の認知，行動および身体面を測定する。とりわけうつ病の身体的側面を調査するのに綿密である。21項目と17項目版を含むスケールのさまざまなバージョンがある。すべてを考慮して，17項目がより一般的に用いられている。各項目は，0～4点または0～2点のいずれかで評価される。優れた妥当性と評価者間信頼度が報告されてきた。スコアリングの指標基準が発表されている。スコア解釈の指標は以下のとおりである。

　0～7　　なし／最軽症うつ病
　8～17　　軽　　症
18～25　　中　等　症
26＋　　　重　　症

(3) Beckらによるベックうつ病調査表 (1961) は，成人および青年期におけるうつ病の重症度を測定するようにデザインされた21項目の尺度である。尺度では，うつ病の身体，認知および行動の各側面について問う。スケールの因子構成は，抽出方法によってある程度異なっている。しかし，自己に対する否定的態度，行動の障害および身体の障害を反映するようである。時間枠としては，「今日を含むこの1週間」となっており，優れた妥当性が報告されている。BDIの心理測定的特性についての最善のレビューとしては，Beckら (1988) のものがある。このツールは，必要に応じて口頭で実施することができる（マニュアルに記載の指示事項）。第2項目では悲観主義を測定し，第9項目で自殺傾性を測定する。BDIの各項目は，4ポイントの点数 (0～3) でスコアされる。フィラデルフィアの認知療法センターは，うつ病のクライアントに以下の指針を用いている。

　0～9　　症状なし
10～18　　軽度～中等度の抑うつ
19～29　　中等度～重症の抑うつ
29＋　　　極めて重症の抑うつ

1996年に，新しいバージョンであるBDI-IIが発表された。入院となるようなうつ病または重症うつ病に典型的な症状の指標とするため，4つの項

目(体重減少,身体イメージの変化,身体的懸念と職業上の困難)が新しい項目(激越,無価値感,集中困難と活力の減退)に置き換えられた。さらに,食欲と睡眠に関する項目は,減少だけではなく増加を入れるように変えられた。新しいバージョンは,大うつ病に関するDSM-III-Rの影響で,DSM-IVの大うつ病では,時間枠が診断基準に合わせて2週に変えられた。これまで,BDI-IIの心理測定的な特性に関するデータは少ない。以下のカットオフ値の基準が,BDI-IIのために提唱されている。

   0〜13   最軽症
  14〜19   軽症うつ病
  20〜28   中等症うつ病
  29〜63   重症うつ病

(BDI(BeckとSteer 1987)とBDI-II(Beckら1996)はともにPsychological社によって発行されている)。
(4) Bechら(1978)によるMania Rating Scaleは,11項目から成り,クライアントの運動活動性,視覚活動性,観念奔逸,声/騒音レベル,敵意/攻撃性,気分レベル(ウェルビーイングの感覚),自尊心,接触性(侵入的),睡眠(過去3夜の平均),性的な関心と低下した作業能力を測定する。各項目は,5点のスケール(0=なし;1=軽度;2=中等度;3=著明;4=重篤または極度)で評価される。スケールは,クライアントの面接時の状態にしたがい,それぞれの項目の存在と程度を評価するのに使用される。睡眠障害のための項目はその場での評価はあまり適切ではなく,面接前の3日間で判断する。総スコアは,以下と解釈されている。

   0〜5   躁病なし
   6〜9   軽躁(軽度)
  10〜14   かなり確かな躁病
  15+ =   明らかな躁病

スケールは,優れた評価者間信頼度と構成概念妥当性をもつ。Mania Rating Scaleについては第5章付録Eを参照。
(5) Altman Self Rating Mania Scale —— ASRM(Altmanら1997)は,躁

症状を測定する自記式質問票である。5つの文をもつ5グループから成っている。クライアントは各グループの記載を注意深く読み，クライアントの前週の感じを最もよく説明しているものを一つ選択することを求められる。トータル5点以上のスコアだと，躁病が示唆される。Altman Self Rating Mania Scale については第5章付録F を参照。

絶望と自殺傾向

第1章で述べたように，双極性障害のクライアントは自殺の危険が高い。絶望は自殺を予測する評価の重要な側面である。さらに，将来について悲観的なクライアントは，セッション初期に絶望について焦点があてられないと，治療から脱落する可能性がある。自殺の危険性を評価する際には，どんな自殺の意思も，詳しく調べなければならない。いかなるツールも自殺の危険を評価する唯一のものとして使うべきではない。あるいは専門家の臨床的評価を変えるために使用してはならない。自殺を望むクライアントは，その意思を故意に隠すかもしれない。どんなツールも臨床的評価の一部をなすべきで，熟練した臨床医の評価と置き換えるべきではない。以前の自殺企図もまた，後の企図を強く予測する。そのため，セラピストは常に以前の自殺企図について，クライアントの自殺の意思，自殺の方法および企図の重大性を含めて質問すべきである。自殺に対するどんな懸念も常に真剣に問うべきで，はっきりしない場合にはセカンドオピニオンが望まれる。

(1) Beck ら（1974）による Beck Hopelessness Scale は，20項目（○×式の尺度）から成る。9項目は×に，11項目は○に割り当てられている。ここでは，成人期と青年期に認められる将来についてのネガティブな態度を測定する。BDI のように，必要に応じて口頭で実施することができる（指示内容についてはマニュアルを参照）。Beck（1986）は，絶望が抑うつよりも自殺願望をよく予測すると報告した。Beck ら（1985）は，5〜10年追跡した自殺念慮者の群で，BHS スコアが9点以上だと既遂を予測することを見出した。心理測定上の特性は，マニュアルで報告されている。スコア解釈の指針は以下のとおりである。

    0〜3　　正常範囲

4〜8　　　軽　　度
　　9〜14　　中 等 度
　　14＋　　　重　　度

(Beck Hopelessness Scale (Beck と Steer 1988) は, Psychological 社によって発行されている)。
(2) Beck と Steer (1991) による Beck Scale for Suicide Ideation は，成人期と青年期における自殺念慮を発見し，重症度を測ることができる21項目の自記式ツールである。マニュアル記載の指示事項に従えば，必要に応じて口頭でも行うことが可能である。BSI は，スクリーニングツールである。これは，症例の最終的な自殺の予測因子というより，自殺のリスクの最もよい指標と考えられている。その著者らは，スケールが専門家の臨床的評価と置き換えるために使われるものではないと強調している。スケールに表れるあらゆる自殺の意思は，さらに深く調べるべきである。自殺を望んでいるクライアントは，故意にその意思を隠すかもしれない。その著者らは BSI の項目が自殺危険の評価にあたって唯一の情報源とみなさぬよう忠告している。最後に，BSI には精神的混乱や疾患の隠ぺいを検出する機能はない。

　このスケールは，臨床医が通常自殺リスクの評価で重要と考える態度や行動を広範に測定する。最初の19項目では，自殺の願望や態度，計画の重大性を測定する。おのおのには，その程度の強さを表す記載がある (0から2)。最後の2つの項目 (以前の自殺企図の回数と，一番最近の企図における死のうとする意思の深刻さについて質問する) は，臨床医が重要な背景にある徴候に気づく助けとなるが，BSI 総計スコアには含まれない。

　施行法：BSI の最初の5項目は，自殺念慮のスクリーニングとして役立つ。回答者が項目4 (積極的な自殺念慮なし) と項目5 (命を脅かされるような状況を提示した場合に死を避けることを示す) で0の記載に○をつけた場合，続く14項目をスキップするよう回答者に指示する。そうしないと，回答者は BSI の次の14項目をやってしまう。しかし，どの回答者にも評価項目10は質問され，以前に自殺企図歴があれば，評価項目21を質問される。

　BSI 総スコアの特定のカットオフ値の使用を支持する実証的根拠はこれまでにない。BSI のすべての項目で何らかのプラス反応があれば，自殺念慮を表し

ている可能性があり，もっと深く調べるべきである。(Beck Scale for Suicide Ideation は，Psychological 社によって発行されている)。

社会的機能

Platt ら（1980）によると，社会的機能とは，特定の身分や社会的役割（例えば配偶者，労働者，親など）を果たし活動している時の，個人の実際の行動と定義されている。それは，社会生活の基礎をなすような一定の基本的役割を人がどのように果たしているのかを指している。行動上の障害と社会的機能はそれぞれに異なるという知見がある（Creer と Wing 1974; Weissman と Paykel 1974）。社会的機能の低下は，精神医学的なエピソードが終わっても長く持続する可能性がある（Paykel ら 1973; Hirsch ら 1979）。Gotlib と Lee (1989) は，抑うつ状態の女性の一群を 7 〜 10 カ月間追跡し，抑うつがなく正常な地域の対照群と比較したが，抑うつがたとえ有意に改善していても，社会的活動性や親密な対人関係が有意に少なく，対人関係の質も低く，家族間葛藤が高かったことを報告した。また，抑うつ患者は，インスリン依存型糖尿病や重篤な関節炎といった慢性の身体疾患に罹患した群と比較しても，社会的機能がよくないという知見がある (Hammen 1991)。Lam と Wong(1997) および Lam ら (2003) は，MRC Social Performance Schedule（Hurry ら 1983）を用いて，双極性障害の外来患者の 2 つのサンプルにおける社会的機能を調べた。彼らは，対象に急性エピソードのケースが一人もいなかったにもかかわらず，かなりの割合の双極性障害のクライアントが，さまざまな領域で重大な問題があったと報告した。最も影響のあった領域は，雇用，親密な対人関係，社会的体裁および緊急時の対処であった。注目すべきなのは，両サンプルともに外来患者であって，急性期にある者はいなかったことである。このように，双極性障害のクライアントの社会的機能が障害されていることは明らかである。

Gitlin ら（1995）は，対象者の社会的機能は次のエピソードまでの間隔に影響する可能性があり，重要であると報告した。臨床的には，躁病エピソードがクライアントの対人関係や仕事，経済状態に非常に不利益となることがしばしば指摘されている。治療の全体的目標の一部は，より社会的機能のレベルを上げることであり，問題のある領域に従って具体的な治療目標を立てることができる。このため，精神医学的な状態または心理状態とは独立して，クライアントの社会的機能のレベルを評価することが重要なのである。クライアントが生

活のさまざまな領域でどのように機能しているかを評価することによって，セラピストは全体像がさらによく見えるようになり，個々のクライアントをもっと広く社会的文脈の中で位置づけられる。我々の経験では，双極性障害のクライアントの社会機能レベルを評価することによって，さらに完成した像が得られることが多い。クライアントが必ずしも自発的に打ち明けないような問題のさまざまな側面がしばしば明らかになる。

　社会的機能を評価する際には，ある役割の背景にある価値や基準が，固定的もしくは絶対的なものであるという勝手な思い込みに影響されてしまう落とし穴を避けることが重要である。社会的役割には，正常とか固定された規範といった理想的概念はないはずである。その人自身の社会的環境とライフステージを考慮に入れるべきである。労働者または親としての役割というのは，年齢や性，社会的階級によって，あるいはその人のもつサブカルチャーによっても異なるであろう。

　社会的機能を系統的に評価できるさまざまな評価法がある。Platt ら（1980）による Social Behaviour Assessment Schedule と Hurry ら（1983）による MRC Social Performance Schedule は，半構造化面接である。Social Adjustment Scale（Weissman と Bothwell 1976）は，自記式で，Cooper ら（1982）によって後に英国人用に修正された。これらの評価表はすべて，類似した社会的機能領域を反映している。我々は，社会的機能の治療前評価の際に，クライアントに情報提供者として半構造化ツールを使うことを勧める。半構造化面接法によって，クライアントの社会的環境，ライフステージ，人種と社会階級に評価者が気を配りやすくなる。情報提供者としてクライアントを見ることで，彼らがさまざまな社会的領域でどのようにやっているのかについてクライアント自身の考え方が分かるという長所がある。Weissman（1975）は，社会適応を評価する技法を検討し，非精神病性うつ病のクライアントは適切な情報提供者であると述べている。さらにまた，近親者や友人と面接することは，とりわけ自律性を尊重するクライアントの怒りを買う可能性がある。

　我々は Hurry ら（1983）による MRC Social Performance Schedule を用いており，これが双極性障害のクライアントに適していることが分かった。MRC Social Performance Schedule は，前月の社会的機能を定量的に評価する半構造化面接に基づいた観察者評価スケールである。クライアントは情報提供者である。このスケールは，家事管理，就労，金銭管理，子供の世話，親密な対人関係，親密でない対人関係，自己の社会的表出，および緊急時の対処という 8

つの社会的機能の領域をカバーしている。面接は各領域における現実の行動と機能に向けられ，0＝かなり機能良好，1＝場合によっては深刻な問題があるが時には良好に機能，2＝ほとんどの場合深刻な問題あり，3＝まったく対処できない，と4ポイントのスケールで評価される。各領域では，深刻な問題の例が示されている。重大な問題に対しては，非常に厳格な閾値が設定されている。例えば，家事管理に関する重大な問題であれば，買い物は他者にしてもらわねばならない，食事を作れないか食べられない，あるいは他人が掃除しない限り家は不潔であるといった具合である。スコアの合計で総スコアが得られる。原版の論文においては，有意に高い評価者間一致率が報告されている。LamとWong（1997）も，双極性クライアントを検者とした際の良好な評価者間信頼度を報告した。MRC Social Performance Scheduleについては，第5章付録Gを参照［訳注：原書に収載されているが本書では割愛した］。

クライアントが利用可能なフォーマルまたはインフォーマルな社会的支援資源

Cobb（1976）は社会的支援を，「自分が世話をされ愛されている，尊重され評価されている，そしてコミュニケーションと互恵的なネットワークに属していると信じられるような情報」をもつことと定義している。社会的支援にはいくつかの機能がある。ポジティブな感情や好意的な関心を表現することで，尊重あるいは情緒的支援を提供することができる。より実際的で具体的な援助が与えられていれば，それは手段的支援を意味する。人が解決を要する新たな問題に取り組んでいる時には，情報の援助が重要である。自分が孤立していないと感じられるのに，社会的な仲間はさらに重要な援助の要素となる。最後に，慢性という状況の文脈においては，希望を保ち，選択した行動方針を信じ続けるため，動機の援助が重要である。

社会的支援を評価する際には，社会的支援の構造と機能の両面を査定することが重要である（CohenとWillis 1985）。社会的支援のネットワークの構造的側面としては，その大きさと密度が重要である。密度は，そのネットワークの人々が1カ所の関係者なのか多様な異なるグループから来ているのかによる。ネットワークのすべての人々が，同じ1ないし2カ所から来ている場合，社会的支援の密度は低く，同種類のものに限られる。いずれにせよ，もしクライアントが同じグループから成る主要なネットワークのもとを失ってしまうと，

まったく新しいネットワークから社会的支援を再確立して得るのが困難となる。社会的ネットワークは，さらにインフォーマルとフォーマルなネットワークに分けることができる。インフォーマルなネットワークとは，家族や友人，同僚や知人などクライアントの自然なネットワークを指す。フォーマルなネットワークは，クライアントの専門職との接触，例えば，家庭医，精神科医，地域精神科専門看護師，ソーシャルワーカー，セラピストなどから成る。ケアにおいては，重要な人間関係の有無と関係の質を考慮すべきである。クライアントの社会的ネットワークを評価する際には，接触の頻度，つながりの強さと相互関係が重要である。ネットワークの各当事者への期待については，その期待が実現するかどうかにかかわらず，訊ねるべきである。親密な関係それぞれに対する満足感と不満を評価すべきである。ネットワークの誰もが等しく支えになるというわけではない。社会的ネットワークの大きさと利用可能な社会的支援の量の間に直接の関連性はない。援助の機能的な側面は，概して情緒的か実際的なサポートに分けることができる。とりわけ精神障害の再発が繰り返される状況では，場合によってはあるタイプのサポートが過剰なこともあるかもしれない。一部の介護者ないし親しい家族は過保護になってしまい，そのことにクライアントは憤るかもしれない。同様に，親友や配偶者のような近しい人の場合，特定の社会的支援だけが与えられ，それをただ受け取るだけになってしまうこともある。

　セラピストによる社会的支援と社会的関係性の詳細な評価に取って代わるような評価ツールはない。さまざまなツールがこれまでに発表されている（Henderson ら 1981; McFarlane ら 1981; Sarason ら 1982; Surtees 1980; Power ら 1988）。我々は，社会的支援の質と量を評価するために Power ら（1988）による Significant Others Scale を使っている。Significant Others Scale は，7つまでの重要な人間関係の機能的援助について調査する自記式のツールである。さらに，このツールでは理想（期待）と実際の援助を調査する。このスケールは，社会的支援の質と量の両方を評価する際の有用な出発点となる可能性がある。

第5章付録A

Dysfunctional Attitude Scale（24項目版）[訳注]
（Powerら1994）

おのおのの質問に**1つだけ**○をつけてください。

この尺度は，人がときおり抱く異なった態度や信念をリストにしたものです。おのおのの文を注意して読み，書いてある内容にあなたがどの程度そう思うか思わないかを決めてください。

それぞれの態度のうち**自分に最も当てはまる**欄にチェックを入れてください。それぞれの項目に必ず1つだけにしてください。人によって違いがありますから，正解とか不正解とかはありません。

答えを決めるにあたっては，あなたの物事の見方に最も近いものや，**だいたいの場合**に率直にあなたがよく心に抱く点で記してください。

訳注）翻訳は「非機能的態度尺度24項目日本語版」（田島，2007）より。

		全くそう思わない	あまりそう思わない	少しそう思わない	どちらともいえない	少しそう思う	とてもそう思う	完全にそう思う
以下に，人が持っている様々な考えや信念が24個書かれています。 それぞれの文を注意深く読み，普段のあなたはその文の内容にどの程度賛成か，反対かについて1～7までの数字に○を付けて下さい。									

1	少しの失敗でも，完全な失敗と同じくらいひどいことだ	1	2	3	4	5	6	7
2	他の人に嫌われたら，人は幸せではありえない	1	2	3	4	5	6	7
3	私は，どんな時でも幸せでなければならない	1	2	3	4	5	6	7
4	もしミスをしたら，私は人から軽く見られるだろう	1	2	3	4	5	6	7
5	私が幸せになれるかどうかは，私自身よりも他の人にかかっている	1	2	3	4	5	6	7
6	私は，自分の感情をいつでも完全にコントロールしていなければならない	1	2	3	4	5	6	7
7	成功者にならなければ，私の人生は無駄である	1	2	3	4	5	6	7
8	他の人々が私をどう思うかは，とても重要である	1	2	3	4	5	6	7
9	私は，自分の問題を素早く解決できなければいけない	1	2	3	4	5	6	7
10	もし自分に最高の水準を追い求めないのなら，私は二流の人間で終わってしまうだろう	1	2	3	4	5	6	7
11	私が愛する人が私を愛してくれなかったら，私には何の価値もない	1	2	3	4	5	6	7
12	人は，自分に起きることをコントロールできなければならない	1	2	3	4	5	6	7
13	価値ある人間であるために，私は，少なくとも何かの点で非常に優れていなければならない	1	2	3	4	5	6	7
14	頼れる人がいなければ，人はきっと悲しい気持ちになるだろう	1	2	3	4	5	6	7
15	叱られても，動揺しない人もいる	1	2	3	4	5	6	7
16	私は，役に立ち，生産的で，創造的でなければならない そうでなければ，人生には何の目的もない	1	2	3	4	5	6	7
17	他の人から愛されなくても，私は幸せを感じられる	1	2	3	4	5	6	7
18	人は，自分が手掛けたことは何でもうまくやらなければならない	1	2	3	4	5	6	7
19	どんな時でもうまくやらなければ，人々は私を尊敬しないだろう	1	2	3	4	5	6	7
20	幸せであるためには，他人から認められる必要があるとは思わない	1	2	3	4	5	6	7
21	一生懸命やれば，私は何でも人よりうまくやれるはずだ	1	2	3	4	5	6	7
22	良いアイデアを持っている人は，そうでない人よりも価値がある	1	2	3	4	5	6	7
23	他人から好かれていなくても，人は幸せでいられる	1	2	3	4	5	6	7
24	思い切って何かをやると，結局いつでも苦労することになる	1	2	3	4	5	6	7

文献：Power *et al.* (1994). The Dysfunctional Attitude Scale (DAS): A comparison of forms A and B and proposal for a new sub-scaled version. *Journal of Research in Personality*, 28, 263-276.

訳注：Dysfunctional Attitude Scale 24 日本語版（DAS 24-J）解説

　Power ら（1994）が開発した"Dysfunctional Attitude Scale 24（DAS 24)"の日本語版である（Tajima *et al.*: Reliability and validity of the Japanese version of the 24-item Dysfunctional Attitude Scale. *Acta Neuropsychiatrica*, 19, 362-367, 2007）。

　「達成動機；Achievement」「セルフコントロール；Self control」「他者依存性；Dependency」の3因子から成る。24項目で構成され，3つの逆転項目（17, 20, 23）を有する。「全くそう思わない」から「完全にそう思う」の7件法で測定し，得点が高いほどスキーマが非機能的であることを示す。

下位項目

　・達成動機；Achievement ［11項目］　1, 4, 5, 7, 10, 11, 13, 16, 19, 22, 24

　・セルフコントロール；Self control ［6項目］　3, 6, 9, 12, 18, 21

　・他者依存性；Dependency ［5項目］　2, 8, 17, 20, 23

第5章付録B

Manic Depression Questionnaire（Haywardら2002）

以下の文にあなたがどのくらい同意するかしないかを，数字に○をして評価してください。

	とても そう思う				まったくそう 思わない	
1 大部分の人々は，躁うつ病患者を親友として快く認める。	1	2	3	4	5	6
2 ほとんどの人は，躁うつ病で入院した人は普通の人と同じくらい知的であると考えている	1	2	3	4	5	6
3 たとえ私が躁うつ病を患っても，次の仕事を得て続けられる能力があると思う。	1	2	3	4	5	6
4 ほとんどの人は，躁うつ病患者が普通の市民と同様に信頼に足ると信じている。	1	2	3	4	5	6
5 ほとんどの人は，精神科病院に入ることは個人的な欠陥のしるしであると考えている。	1	2	3	4	5	6
6 私は，他の大部分の人と同様に物事を行うことができる。	1	2	3	4	5	6
7 ほとんどの雇用者は，仕事に適任であれば元躁うつ患者を雇うだろう。	1	2	3	4	5	6
8 たとえ私が躁うつ病だったとしても，親密な対人関係を維持する能力に影響はない。	1	2	3	4	5	6
9 地域のほとんどの人は，元躁うつ病患者を他の人と同様に正当に扱う。	1	2	3	4	5	6
10 ほとんどの若い女性は，躁うつ病で入院した男性とデートするのを嫌う。	1	2	3	4	5	6
11 ある人が精神科病院にいたことが分かれば，ほとんどの人は彼らの意見に真剣に取り合わないだろう。	1	2	3	4	5	6
12 躁うつ病のために社会的状況を回避した場面がたくさんあった。	1	2	3	4	5	6
13 躁うつ病にかかると，友人を作るのが難しくなる。	1	2	3	4	5	6
14 自分は価値ある人間であり，少なくとも他者と同等と思う。	1	2	3	4	5	6

文献：Hayward, P., Wong, G., Bright, J. and Lam, D. (2002). Stigma and self-esteem in manic depression. *Journal of Affective Disorders*, 69, 61-67.

第5章付録C

Self-Control Behaviour Schedule（Rosenbaum 1980）

名前：　　　　　　　　　　　　　　　　　　日付：

以下の各文がどのくらい当てはまるか，下に示す基準を用いて示してください。
+3　自分にとてもよく当てはまる
+2　自分にかなり当てはまる
+1　自分にやや当てはまる
−1　やや自分には当てはまらない
−2　あまり自分に当てはまらない
−3　自分にまったく当てはまらない

各質問の下の数字のうち1つに○をしてください。

1. 退屈な仕事をするときは，仕事のより退屈でないところや仕事を終えた後に受け取る報酬について考える。
　　　　　　　　+3　　+2　　+1　　−1　　−2　　−3
2. 不安を喚起させるような何かをしなければならないとき，それをしている間，自分がどのように不安に打ち勝つか思い浮かべようとする。
　　　　　　　　+3　　+2　　+1　　−1　　−2　　−3
3. 考え方を変えれば，たいていほとんどのことに関する感じ方を変えることができる。
　　　　　　　　+3　　+2　　+1　　−1　　−2　　−3
4. 外からの援助なしでは，たいていいらいらや緊張を克服できないと思う。
　　　　　　　　+3　　+2　　+1　　−1　　−2　　−3
5. 落ち込んでいるときには楽しいことについて考えるようにする。
　　　　　　　　+3　　+2　　+1　　−1　　−2　　−3
6. 自分が過去に起こした誤ちについて考えずにはいられない。
　　　　　　　　+3　　+2　　+1　　−1　　−2　　−3
7. 困難な問題に直面したときには，系統的な方法で解決しようとする。
　　　　　　　　+3　　+2　　+1　　−1　　−2　　−3

8. 誰かにプレッシャーをかけられると，通常より速く任務を果たす。
　　　　　　＋3　　＋2　　＋1　　－1　　－2　　－3
 9. むずかしい決定に直面するとき，すべてが自分の自由であっても，決断を延ばすのを好む。
　　　　　　＋3　　＋2　　＋1　　－1　　－2　　－3
10. 読むことに集中できないでいると分かれば，集中を増す方法を探す。
　　　　　　＋3　　＋2　　＋1　　－1　　－2　　－3
11. 働こうとするときは，仕事に関連しないものはすべて取り除く。
　　　　　　＋3　　＋2　　＋1　　－1　　－2　　－3
12. 悪習を直そうとするときには，その習慣を守るすべての要因を見つけ出そうとする。
　　　　　　＋3　　＋2　　＋1　　－1　　－2　　－3
13. 不快な考えに悩んでいるときには，何か楽しいことについて考えようとする。
　　　　　　＋3　　＋2　　＋1　　－1　　－2　　－3
14. もし1日2箱タバコを吸っているなら，禁煙するためにおそらく外からの援助を必要とするだろう。
　　　　　　＋3　　＋2　　＋1　　－1　　－2　　－3
15. 気分が低いときには，気分が変わるように明るく振る舞おうとする。
　　　　　　＋3　　＋2　　＋1　　－1　　－2　　－3
16. もし薬を持っていたら，緊張し不安定と感じたときはいつでも，精神安定薬を服用するだろう。
　　　　　　＋3　　＋2　　＋1　　－1　　－2　　－3
17. 落ち込んでいるときには，自分が好きなことを忙しくし続けようとする。
　　　　　　＋3　　＋2　　＋1　　－1　　－2　　－3
18. たとえすぐに実行できるとしても，いやな仕事は延期する傾向がある。
　　　　　　＋3　　＋2　　＋1　　－1　　－2　　－3
19. 悪習の一部を取り除くには外からの援助を必要とする。
　　　　　　＋3　　＋2　　＋1　　－1　　－2　　－3
20. 落ちついて仕事ができないと分かれば，落ち着けるための方法を探す。
　　　　　　＋3　　＋2　　＋1　　－1　　－2　　－3
21. たとえ気分が悪くなっても，将来起こりうるさまざまな類の破局について考えずにはいられない。
　　　　　　＋3　　＋2　　＋1　　－1　　－2　　－3
22. まず最初にしなければならない仕事を終え，その後で本当に好きなことをし始めるのを好む。
　　　　　　＋3　　＋2　　＋1　　－1　　－2　　－3
23. 体のある部分が痛いときには，それについて考えないようにする。
　　　　　　＋3　　＋2　　＋1　　－1　　－2　　－3
24. 悪習を克服できたなら，私の自尊心は増す。

|　　　　　+3　　+2　　+1　　-1　　-2　　-3

25. 失敗に付随するいやな感情を克服するために，それほど破局的でないとか，それに関して何かすることができると自分に言い聞かせる。
　　　　　+3　　+2　　+1　　-1　　-2　　-3
26. 自分がとても衝動的であると感じるときには，何でもする前に立ち止まって考えるよう自分に言い聞かせる。
　　　　　+3　　+2　　+1　　-1　　-2　　-3
27. 誰かにとても腹を立てているときでも，非常に慎重に行動を考える。
　　　　　+3　　+2　　+1　　-1　　-2　　-3
28. 決断する必要に直面したときには，素早く自然に決断する代わりに，たいていあらゆる選択肢を見つけ出す。
　　　　　+3　　+2　　+1　　-1　　-2　　-3
29. もっと急いですべきことがあっても，たいてい先に自分が本当に好きなことをする。
　　　　　+3　　+2　　+1　　-1　　-2　　-3
30. 自分が重要な会議に遅れざるをえないと分かっても，平静でいるように言い聞かせる。
　　　　　+3　　+2　　+1　　-1　　-2　　-3
31. 体に痛みがあるときには，気を逸らそうとする。
　　　　　+3　　+2　　+1　　-1　　-2　　-3
32. たくさんのすべきことを前にしたとき，たいていは仕事の計画を立てる。
　　　　　+3　　+2　　+1　　-1　　-2　　-3
33. お金に困っているときには，より慎重に将来の計画を立てるためにすべての出費を記録することにする。
　　　　　+3　　+2　　+1　　-1　　-2　　-3
34. ある仕事に集中できないと分かれば，仕事をより小さな区分に分ける。
　　　　　+3　　+2　　+1　　-1　　-2　　-3
35. 自分を悩ますいやな考えにほぼたいてい打ち勝つことはできない。
　　　　　+3　　+2　　+1　　-1　　-2　　-3
36. 空腹かつ食べることができないならば，胃のことから考えを逸らすか，満ち足りていると想像しようとする。
　　　　　+3　　+2　　+1　　-1　　-2　　-3

文献：Rosenbaum, M.（1980）. A schedule for assessing self-control behaviors: Preliminary findings. *Behavior Therapy*, 11, 109-121.

第 5 章付録 D

Internal State Scale（ISS）第 2 版

名前：＿＿＿＿＿＿＿＿＿＿＿＿＿＿＿　　　日付：＿＿＿＿＿＿＿＿＿＿＿＿

Internal State Scale（第 2 版）

次のおのおのの文について，この 24 時間あまりの感じ方に最も近い線上に黒丸を記してください。その間にいくらか変化があったとしても，1 つの点にまとめるようにしてください。

今日は気分が変わりやすい

0 ○ ○ ○ ○ ○ ○ ○ ○ ○ ○ ○ 100

まったくない　　　　　　　　　　　　　とても
まれ　　　　　　　　　　　　　　　　　ほとんど

今日はイライラしている

0 ○ ○ ○ ○ ○ ○ ○ ○ ○ ○ ○ 100

まったくない　　　　　　　　　　　　　とても
まれ　　　　　　　　　　　　　　　　　ほとんど

今日は自分が有能な人物であるように感じる

0 ○ ○ ○ ○ ○ ○ ○ ○ ○ ○ ○ 100

まったくない　　　　　　　　　　　　　とても
まれ　　　　　　　　　　　　　　　　　ほとんど

今日は他人が私を困らせようとしているように感じる

```
         0                                              100
         ○  ○  ○  ○  ○  ○  ○  ○  ○  ○  ○
まったくない                                      とても
まれ                                              ほとんど
```

今日は自分が実際に内情をよく知る立場にあると感じる

```
         0                                              100
         ○  ○  ○  ○  ○  ○  ○  ○  ○  ○  ○
まったくない                                      とても
まれ                                              ほとんど
```

今日は自分が衝動的だと感じる

```
         0                                              100
         ○  ○  ○  ○  ○  ○  ○  ○  ○  ○  ○
まったくない                                      とても
まれ                                              ほとんど
```

今日は憂うつに感じる

```
         0                                              100
         ○  ○  ○  ○  ○  ○  ○  ○  ○  ○  ○
まったくない                                      とても
まれ                                              ほとんど
```

今日は考えが早く浮かぶ

```
         0                                              100
         ○  ○  ○  ○  ○  ○  ○  ○  ○  ○  ○
まったくない                                      とても
まれ                                              ほとんど
```

今日は私にとって何もかもうまく行かないようだ

```
         0                                              100
         ○  ○  ○  ○  ○  ○  ○  ○  ○  ○  ○
まったくない                                      とても
まれ                                              ほとんど
```

今日は自分が活動しすぎると感じる

　　0　　　　　　　　　　　　　　　　　　　100
　　○　○　○　○　○　○　○　○　○　○　○
まったくない　　　　　　　　　　　　　　　　とても
まれ　　　　　　　　　　　　　　　　　　　　ほとんど

今日は世界が私に反抗しているかのように感じる

　　0　　　　　　　　　　　　　　　　　　　100
　　○　○　○　○　○　○　○　○　○　○　○
まったくない　　　　　　　　　　　　　　　　とても
まれ　　　　　　　　　　　　　　　　　　　　ほとんど

今日は内面が「加速している」ように感じる

　　0　　　　　　　　　　　　　　　　　　　100
　　○　○　○　○　○　○　○　○　○　○　○
まったくない　　　　　　　　　　　　　　　　とても
まれ　　　　　　　　　　　　　　　　　　　　ほとんど

今日は落ち着かない

　　0　　　　　　　　　　　　　　　　　　　100
　　○　○　○　○　○　○　○　○　○　○　○
まったくない　　　　　　　　　　　　　　　　とても
まれ　　　　　　　　　　　　　　　　　　　　ほとんど

今日は理屈っぽいと感じる

　　0　　　　　　　　　　　　　　　　　　　100
　　○　○　○　○　○　○　○　○　○　○　○
まったくない　　　　　　　　　　　　　　　　とても
まれ　　　　　　　　　　　　　　　　　　　　ほとんど

今日は元気に感じる

　　0　　　　　　　　　　　　　　　　　　　100
　　○　○　○　○　○　○　○　○　○　○　○
まったくない　　　　　　　　　　　　　　　　とても
まれ　　　　　　　　　　　　　　　　　　　　ほとんど

今日の気分は……

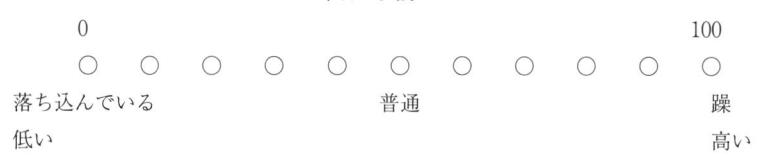

0   100
○ ○ ○ ○ ○ ○ ○ ○ ○ ○ ○
落ち込んでいる   普通   躁
低い   高い

採点法のガイドライン

　ISS の原版は,0 から 100 点のアンカーポイントが設けられた 100mm のヴィジュアル・アナログ・スケール（VAS）で構成されていた。我々の最近の研究（現在投稿中）では,リッカート形式でも正確性が損なわれないことを示している。

　特に 100mm の VAS は,11 のスポット（0〜10, 11〜20, ……, 91〜100 に相当する）に置き換えられている。ISS の得点化を光学スキャン技術で完全に自動化できたため,この転換には改善が大きい。また,写真複写が不要なだけでなく,さまざまなスキャン形式や処理を可能とした。

　リッカート形式では,最初のスポットは 0 とスコアされ,2 番目が 10,そして 11 番目が 100 とスコアされる。

文献：Bauer, S., Crits-Christoph, P., Ball, W. A., Dewees, E. *et al.* (1991). Independent assessment of manic and depressive symptoms by self-rating: Scale characteristics and implications for the study of mania. *Archives of General Psychiatry*, 48, 807-812.

Glick, H. A., McBride, L, Bauer, M. S. (2003). A manic-depressive symptom self-report in optical scanable format. *Bipolar Disorders*, 5, 366-369.

第5章付録E

Mania Rating Scale（Bech ら 1978）

1 活動性（運動）
 0. 正　常
 1. わずかな運動活動性の増加があるか疑われる（例えば活発な表情）。
 2. 中等度の運動活動性の増加（例えば活発な態度）。
 3. 明らかに過剰な運動活動性。面接の間，ほとんどの時間動いていて，何度か立ち上がる。
 4. 常に活動的で，絶え間なく精力的。促しても，座ることができない。

2 活動性（言語）
 0. 正　常
 1. いくらか多弁
 2. 非常に多弁で，会話中自然な間がない。
 3. 中断するのが難しい。
 4. 中断は不能で，完全に会話を支配する。

3 観念奔逸
 0. な　し
 1. やや盛んな解説や説明，綿密さがあるが会話の話題のつながりを失わない。したがって，思考はまだまとまっている。
 2. 患者が話題に戻るのはときに困難である。無秩序な関連（たいていは韻，大きな音，だじゃれ，詩や音楽の一部）によって気が逸れる。
 3. 思考過程は，注意をそらすものによって定期的に中断される。
 4. 1つの話題から別のものに絶えず飛ぶために，患者の思考過程をたどることは難しいか不可能である。

4 声／騒々しさのレベル
 0. 正　常
 1. いくらか大声で話すが騒々しくはない。

2. 少し離れても聞こえ，いくらか騒々しい声。
3. やかましく，遠くからでも声が聞こえ，騒々しい。歌う。
4. 大声を上げる，叫ぶ。または声が嗄れているために他の音源を使う。

5 敵意／破壊性
0. 苛立ちまたは敵意の徴候なし。
1. いくらかいらいらし過敏だが，コントロールは保たれる。
2. 著しく短気または過敏。挑発にはまだ我慢できる。
3. 挑発や脅しをするが，鎮めることはできる。
4. 明白な身体的暴力；物理的に破壊的なもの。

6 気　分（ウェルビーイング感）
0. 正　常
1. 気分高揚，楽観性がわずかにあるか疑わしいが，まだ状況には合わせられる。
2. 中等度に高揚した気分（冗談を言い，笑う）。
3. 著しく高揚した気分（振る舞いも会話も元気いっぱいである）。
4. 極めて高い気分（環境とはまったく無関係な）。

7 自　尊　心
0. 正　常
1. やや自尊心が増大しているか疑わしい。例えば時々自身の普段の能力を過大評価する。
2. 中等度に自尊心が増大。例えば，より頻繁に自身の普段の能力を過大評価するか，能力が並外れていることをほのめかす。
3. 著しく非現実的な考え。例えば，自分に並外れた能力や力，または知識（科学的，宗教的など）があるといった考え。ただし，短時間に誤りを修正することはできる。
4. 修正できない誇大的な考え。

8 接　触　性（押しつけがましさ）
0. 正　常
1. やや干渉的なのが疑われる。例えば，割り込んだり少し押しつけがましい。
2. 中等度に干渉的で，口論するか，押しつけがましい。
3. 支配的で，仕切り指示するが，まだ状況に即している。
4. 状況にそぐわずに極めて支配的，操作的。

9 睡　　眠（3 日間の平均）

0. 通常の睡眠時間。
1. 25％までの睡眠時間の短縮
2. 50％までの睡眠時間の短縮
3. 75％までの睡眠時間の短縮
4. 眠らない

10　性的関心

0. 通常の性的関心と活動性。
1. 性的関心と活動性がわずかに増しているか疑わしい。例えば，やや浮ついている。
2. 性的関心と活動性が中等度増大。例えば，明らかな浮つき。
3. 性的関心と活動性の著しい増加。（極端に浮ついている。刺激的な服装）。
4. 完全かつ不適当に，性欲に満ちている。

11　作業能力の低下

A　最初の評価

0. な　し
1. やや精力的かそれが疑わしいが，モチベーションが変動するために仕事の質はやや低下し，気が散りやすい。
2. 精力的だが，モチベーションは明らかに変動している。患者自身の仕事の質を判断できず，実際には質が下がっている。頻繁な仕事上の口論。
3. 仕事の能力が，明らかに低下。時々コントロールを失う。病気として休職する必要がある。入院した場合，病棟の活動に1日数時間参加することができる。
4. 入院している（かそうするべき）。病棟の活動に参加することはできない。

B　週間評価

0. (a) 正常な活動レベルで仕事を再開している。
   (b) 働くのに問題はないが，その成果はモチベーションの不安定さによってやや低下している。
1. (a) 働いているが，その成果はモチベーションの不安定さによってやや低下している。
   (b) 完全な水準で正常な仕事を再開することができるかどうかは，転導性と不安定なモチベーションのため疑わしい。
2. (a) 働いているが，明らかにレベルが低下している（例えば，欠席のエピソード）。
   (b) まだ病的とみなされるか入院している。特別な予防策（きめ細かな指示および／または労働時間の短縮）がなされる場合のみ，仕事を再開することがで

きる。
 3. まだ入院しているか病的とみなされ，仕事を再開することができない。病院では，病棟の活動に1日数時間参加している。
 4. まだ完全に入院しており，病棟活動にはほとんど参加できない。

文献：Bech, J., Kramp, P. and Bolwig, T. G.（1978）. The Mania Rating Scale: Scale construction and inter-observer agreement. *Neuropharmacology*, 17, 430-431.

第5章付録F

Altman Self Rating Mania Scale（ASRM）
（Altman ら 1997）

名前 _____　　日付 _____　　得点 _____

説　明

1　この質問票には5つの群の記載があります。各群の記載をよく読んでください。
2　各群であなたが先週感じていたものに最もよく当てはまるものを1つ選んでください。
3　あなたが選んだ文の前にある数字に○をつけてください。
4　注意：ここでいう「**時折**」とは1, 2回を指します。「**しばしば**」とは数回以上、「**頻繁に**」はほとんどの時間を意味しています。

(1)
　0. いつもより幸せで愉快であると感じない。
　1. 時折いつもより幸せで愉快であると感じる。
　2. しばしばいつもより幸せで愉快であると感じる。
　3. ほとんどの時間いつもより幸せで愉快であると感じる。
　4. すべての時間いつもより幸せで愉快であると感じる。

(2)
　0. いつもより自信があると感じない。
　1. 時折いつもより自信があると感じる。
　2. しばしばいつもより自信があると感じる。
　3. ほとんどの時間いつもより自信があると感じる。
　4. すべての時間極めて自信があると感じる。

(3)
　0. いつもより睡眠は少なくない。

1. 時折いつもより睡眠を必要としない。
2. しばしばいつもより睡眠を必要としない。
3. ほとんどの時間いつもより睡眠を必要としない。
4. 一昼夜眠らないでいることができ，それでも疲れを感じない。

(4)
0. いつもより多く話さない。
1. 時折いつもより多く話す。
2. しばしばいつもより多く話す。
3. 頻繁にいつもより多く話す。
4. 絶えず話し誰にも遮られない。

(5)
0. いつもより（社会的に，性的に，仕事で，家で，学校で）活発ではない
1. 時折いつもより活発である。
2. しばしばいつもより活発である。
3. 頻繁にいつもより活発である。
4. 常に活発である。またはすべての時間絶えず活動している。

総得点＞5点は躁病を示唆

文献：Altman, E. G., Hedeker, D., Peterson, J. L. and Davis, J. M.（1997）.The Altman Self-rating Mania Scale. *Biological Psychiatry*, 42, 948-955.

第6章

モデルの導入

モデルの基礎

　治療が実際に始まる際の最初の重要な仕事は，我々の基本モデルを患者に理解させ，希望をもって受け入れてもらうことである。これは第4章で概説されているが，本章では患者に受け入れやすくさせる方法について論じる。重要な点は以下のとおりである。**押しつけるような**態度でモデルを提示するのではなく，患者と**一緒に**モデルを作り上げることが我々の目標である。このため，患者とともに作ったモデルは患者それぞれの視点によってさまざまであるということを心に留めておくことが重要である。この点はCBTアプローチの基本部分でもあるので，強調する価値があるだろう。

　本章では，患者が直面する困難に対し協同してモデルを構築する際に，書面に書かれた情報を用いることについてまず論じる。我々の目標は，権威主義的にならずに信頼を得ることである。丁寧な口約束ではなく，現実的な契約を促すことが目標であり，そのためには提供された情報について患者が質問したり，疑問を述べたりすることを奨励すべきである。我々のアプローチに使用されるさまざまな評価ツールについてはすでに述べたが，本章では患者を指導する際にいくつかのツールを使用する方法についても述べる。最後に，患者がモデルを受け入れないケースをいくつか提示し，この対処方法について述べる。

情報提供用パンフレットの使用

　我々の治療プログラムにおいて，情報提供用パンフレットは日常的に使用される。このパンフレット（第6章付録A参照）は通常初回もしくは2回目のセッションの際に患者に渡され，家へ持ち帰って，繰り返して読んでもらい，疑問や意見を返してもらうようにする。このパンフレットを話し合いの材料として用いることで，どの部分が患者にとって有用で興味深いのか，もしくは適応す

るのが難しいのはどの部分なのかを患者に尋ねることができる。大切なのは，患者が治療に参加するためにパンフレットのすべてを受け入れる必要はないということである。患者とパンフレットの不一致点は，患者の問題点を探っていくために重要な部分をしばしば正確に示すことがある。我々の経験では，パンフレットが非常に有用で，モデルをまったく問題なく自分自身に適用できる患者もいれば，多くの点について疑問をもつ患者もいる。例えば，そもそも病気で実際に苦しんでいるということに疑問をもつ患者もいるかもしれないし，過去の気分エピソードが再発しないよう望んでいる患者もいるかもしれない。患者によっては，生物学的原因に少しでも言及することが問題になるかもしれない。おそらくそのような患者は自身の問題を「情緒的なもの」または「カウンセリングが必要なだけ」と解釈しやすいであろう。このような患者の反応は，特定の考え方に対する患者の反応を予測しうるため，セラピストは留意すべきである。セラピストは，治療的介入を検討する際にこのような反応を考慮に入れる必要があり，慎重な取り扱いが必要とされる。結局，患者が双極性障害であるということや気分エピソードが常に再発するとは誰も「立証」することはできない。そのため，疾患の可能性をはっきりと述べて，ある点においては「相違があるということを認める」ことがよい戦略であろう。治療が進むにしたがって，これらの相違点に関連する証拠を蓄積することはできるが，セラピストと患者は，差し当たりお互いに許容できるモデルを築くために妥協点を探すべきである。

一般的にこのようなモデルにはいくつかの特徴がある。まず第一が，**ストレス－脆弱性**モデルである。我々の治療の性質上，このモデルを引用する必要がある。このモデルは，ストレスが気分エピソードの引き金になりうること，さらにストレスを低減することでエピソード回数を減らすことができると仮定している。第二に，気分変動の役割や前駆症状の認識のような，疾患のさまざまな局面に関する注意深い研究を必要とする。第三に，**思考と感情，行動の相互関係**，およびこれらのすべてと**環境**との関連が強調されている。これは当然標準的な認知療法の一部であるが，双極性障害のさまざまな症状を非薬理学的な手段でどのように制御できるかというモデルを提供しているという点で重要である。最後に，セラピストは気分安定薬と他の精神科的薬物療法の有用性について患者の認識を明らかにしておくべきであり，我々はそのためにパンフレットを準備した（第6章付録B参照）。患者によっては，薬物療法の有用性に疑問をもつかもしれない。そのような場合，意見を対立させることは避けて，より多くの材料を集めてからこの話題に戻るのがよいだろう。

カーラは27歳であり，2回目の躁病エピソードから回復している。2回目のセッションのために来院し，情報提供用パンフレットを読んだところである。セラピストはそれについて彼女がどう考えているのか尋ねた。

カーラ：そうですね。躁うつ病が多くの場合遺伝学的基礎をもっているという事実に少し戸惑いました。
セラピスト：どうしてですか？
カーラ：今まで私の家族の誰も，私のような症状に苦しんではいません。母は昔時々うつっぽくなっていましたが，ハイになったことはありません。母もハイになったことがあればよかったのにと時々思いますけど。遺伝子の病気だと考えると辛くなります。
セラピスト：あなたを悩ませている病気に遺伝的な要素があるということは大きな問題なのですね。
カーラ：私はいつか子供がほしいと思っています。そして子供には私よりも確実によい人生を歩み始めてほしいと思うのです。
セラピスト：もしあなたの問題に関連する遺伝的要因があるとすれば，それはあなたにとって何を意味しますか？
カーラ：自分の子供には汚れのない新しいスタートを切ってほしいといつも思っていました。私は自分の小さい頃が好きではありませんでしたし，自分が母や父に似ているとはまったく思いませんでした。母はいつも沈んでいて，不満を言っているようでしたし，父はそばにはいませんでした。私が子供をもった時，子供たちは私の子供時代とは違うものであってほしいと思います。
セラピスト：もし躁うつ病に関連する遺伝的要因があれば，それが意味することは……？
カーラ：子供たちが私と同じ問題を繰り返すだろうということですね。私が子供をもつことは難しいのですね。
セラピスト：私にある種の遺伝病があって，子供がほしいとあなたに話したと仮定してください。あなたは私にどんなアドバイスをしてくれますか？
カーラ：分かりません。その病気の治療法や可能な対処法を理解するために，できるだけたくさん学ぶようにとあなたに言うと思います。他人にアドバイスするのは簡単です。でも，私は自分が長期にわたる病気にか

> かっていると考えることが嫌ですし，長い間薬を飲まなければならないと考えることがとても嫌なのです。
> セラピスト：そのどんなところが嫌なのですか。
> カーラ：自分の気分をコントロールするようなものを服用しなければならないということが嫌です。気分は自分自身でコントロールできるべきだと思います。短期間何らかの助けが必要だったことは分かっていますけど，長期間薬を飲むということは，自分自身に何か問題があることを意味しているように感じます。
> セラピスト：私たちはあなたのこれまでの生活のことや今のあなたの問題にどうやって対処すべきなのか，もっとたくさん学ばなければならないと思います。うまくいけば，私たちはあなたがこれらの問題をもっとコントロールできるよう手助けができると思います。
> カーラ：私もそうしたいです。
> セラピスト：もし薬を飲むことがそのコントロールの一部であるとすれば？
> カーラ：もっと服薬について考えなければなりませんね。

長期間にわたる薬物療法の役割については，カーラとセラピストが治療中取り組み続けなければならない論点であった。カーラは心理学的方法と医学的方法の両方が，気分を自身で制御する手助けになるということを最後には理解し，薬がより優れたコントロール感覚を得る手助けになるということが分かった。

カーラは，自分が医学的な病気に罹っていると考えることを嫌っていたが，その逆の視点をもつ患者もいる。そのような患者は，医学的介入だけが自分を救ってくれると信じ，自身を過度に医療の対象にしようとするかもしれない。

> レベッカ（40代，主婦）はかかりつけの精神科医に紹介されて治療に来た。彼女の主治医は，彼女が自分で生活を制限しているように見えることに苦慮していた。彼女は，自分の日課を変えることを嫌がり，努力を必要とするようなあらゆる活動を回避していた。情報提供用パンフレットについて話し合っている時，躁うつ病は病気なので心理療法はまったく意味がないと彼女は述べた。セラピストがこの問題を検討していて，矛盾が明ら

> かになった。彼女はストレスと再発の可能性を避けようと，とても慣習的で制限された生活を送っていたが，それによって彼女のQOLは低下していたのである。レベッカはこのことを受け入れていたが，こうした早い時期でのこのコメントは，後述するように，その後の治療で繰り返されるテーマを暗示していた。

　初回もしくは2回目のセッションにおいて，セラピストは双極性障害についての知識やその対処法について紹介し，患者がその妥当性を理解し，自分たちの生活状況に適用することを学ぶ手助けをしなければならない。これは治療全体を通してのセラピストの役目であるが，アセスメントの過程で開始することが有益である（第5章参照）。これに役立つのが，問題リストとライフチャートの2つのツールである。患者を教育する際のこの2つのツールの役割については，次の2つのセッションで論じる。

問題リスト

　問題リストの作成は，標準的な認知療法の一つである。この過程のもつ役割の一つは，治療同盟の強化である。患者は，治療の目標が単にセラピストから与えられたものではなく，自分自身と関係のある目標に焦点があてられていることが分かるだろう。さらにそれは，認知療法の実践的で問題焦点型という性質を強化してくれる。問題リストはこの2つの役割だけでなく，モデルについて指導を開始する際にはいつも使用されるべきである。以下のような特定の問題は，特別な方法で扱われる。

自責的な思考

　双極性障害の患者がうつ病相もしくは寛解期から治療開始した場合，治療の中で持ち出す思考の多くは自責的なものであろう。この思考のうちのいくつかは，うつ病の認知療法において一般的にみられる否定的な自動思考を表しているかもしれない。これはそのうち標準的なCBTの技法（Beckら1979; J. S. Beck 1995）を用いて扱われるが，初めの数セッションの間は，セラピストはこの思考と不快な感情や特定の行動（それが回避か過剰補償のいずれであっても）の間に関連があるということを患者が理解できるように援助する。関連す

る自動思考として，病気に対する偏見や病気による損失といった慢性精神疾患の経過に関連した問題が挙げられるかもしれない。このような問題には複雑な介入を必要とするが（第11章参照），初めは，思考と行動，感情の関連を探るのに用いることができる。

> ウィルは27歳で，建設現場で働いている。彼は主な心配事の一つとして，社交場面での引っ込み思案を強調した。セラピストはこれが彼にとって意味することを検討した。
>
> セラピスト：重要な問題として社交場面を挙げられましたね。どういうふうに問題なのか，どのような助けが必要なのか，もう少し詳しく話してもらえますか。
> ウィル：ええと，私はいつも場違いなように感じるのです。その場になじんでないような感じが。
> セラピスト：例を挙げてもらえますか？
> ウィル：はい。先週，女友達とパブに行ったんです。私たちはそこで彼女の友達数人と一緒になって，皆，飲んで，笑っていました。中でもダグなんかは，おしゃべりで，いつもみんなを笑わせてます。でも，私はしゃべることはまったく落ち着かなくて，何か話しても誰も気に留めてくれない気がしてしまいます。
> セラピスト：それが多少なりとも病気と関係しているように思いますか？
> ウィル：ええ，思います。最初に病気になった時には急にすごくおしゃべりで社交的になりました。自分がパーティーの中心人物のように感じたんです。パブで何人かの人ととても楽しく過ごしたことを覚えてます。でも今になって，その時の嫌な状況を思い出すんです。周りの皆は私に調子を合わせて嫌な顔をしなかったけど，私はたぶんくだらない話ばかりしていたんです。
> セラピスト：その思いが今に影響してると？
> ウィル：まったくそうです。何か話そうと思うといつでも，いろいろ心配してしまいます。あの時のことを思い出してしまうし，周りに気を遣わせたくないし，まったくくだらないことを話していると思うのも嫌です。
> セラピスト：私がちゃんと理解しているかどうか教えてくださいね。あなたはパブにいて，そこではみんなが飲んで，冗談を言い合っていた。そ

> れで，あなたはこう思った。「私もそうしたいけど，またくだらない話をしちゃうんじゃないか」と。こんな感じですか？
> ウィル：そのとおりです。
> セラピスト：それでどんな気分になりますか？
> ウィル：落ち込みますね。何に参加するにも自分に自信がもてないんです。
> セラピスト：それは行動にも影響しますね？
> ウィル：間違いなく。何を話すにしてもためらってしまいます。ただ座って，にこにこして，うなずいているしかないんです。

　この例をさらに検討することによって，セラピストは思考と感情，行動の相互関係を明らかにできる。社会的な場と，患者とその友人双方が病気に対してもつ視点はともに重要であり，明らかにしておくべきである。さらに特定の状況やそこでの社交不安の問題について検討すべきである。うまく行けば，認知的アプローチと行動的アプローチの両方がウィルを手助けできるであろう。さらに，上記の例を検討することで，患者が認知モデルを理解する手助けにもなる。

誇大的な思考と行動

　患者は躁症状に関してしばしば両価的である。彼らはかたや，さまざまな危険な行動をしてしまったり，人間関係を損なってしまったりするといった病気の結果を恐れるかもしれない。しかし他方で，症状のいくつかは患者にとって非常に魅惑的であり，この事実について話し合う機会をほとんどもたなかった可能性がある。このように患者がポジティブに感じてしまう疾患の側面は，治療を困難にするかもしれない。そのため，このことを初期の面接の中で患者に認識してもらう必要がある。同時に，誇大的思考と破壊的行動の関連によって，認知モデルを例証することもできる。

> レイモンドは40代後半で，運転手として働いている。彼の給料は高くはなかったが，倹約してかなりのお金を貯蓄していた。彼は双極性障害に罹患していたが，長年リチウムで良好に維持されていた。しかし，腎障害のためにカルバマゼピンに切り換えられた。この後に彼は躁転し，2枚のクレジットカードを使って莫大な浪費をしてしまった。レイモンドは，こ

の経験を繰り返さないようにすることを目標の一つとして定めた。

セラピスト：物を買おうとしている時，実際に何が起こっているのでしょう？　心の中に何が浮かびますか？
レイモンド：「ただどうしてもほしい」という感覚です。
セラピスト：例えば？
レイモンド：じゃあ，このレインコートを見てください。ご覧のとおり，とてもよいコートでよい買い物でした。とても品質がよいから長持ちしています。そう考えて，これがクレジットカードで買えると分かったら，あとは買いに行くだけですよ。
セラピスト：それで，クレジットカードの残高についてはどう思います？
レイモンド：残高は十分あるので，数百ポンドくらいたいしたことないと思ってしまいます。おかしなことに，買った後で，それを買うべきじゃなかったかなと少し思います。でも，そのことは考えないようにして，次のものを買いに行ってしまうんです。時には，買い物をしたことについてあれこれ悩まないように，次の他の買い物をしてしまいます。
セラピスト：その時の考えは，その商品がいかによいもので，なんてよい買い物なのだろうと……？
レイモンド：そのとおりです。
セラピスト：そして行動は，ためらわずにそれを買う，ということですね。
レイモンド：そうです。
セラピスト：あなたは買い物をする目的でお店に行きますか？
レイモンド：いいえ。まさしくウィンドーショッピングです。いくつかの商品を見て，それらのあら探しをします。次に自分は見る目のある客なんだと自分に言い聞かせます。そして，本当によい商品を見つけると，それを買わなければと感じるんです。
セラピスト：本当によい買い物をした時には喜びを感じますか？
レイモンド：もちろん。これは素晴らしいコートです。ただ，3年後も代金を支払わないでよければとは思いますが。

　この対話は，特定の状況とそこで起こる思考や感情，行動の関連性について例証している。患者によっては，この関連性が確実に明らかになるまで，さらに深く尋ねることも可能である。また，患者が経験したことのポジティブな面

を認めてあげることも重要である。患者は，治療が進めば，このポジティブな経験を捨てる決心をしなければならないのである。

ライフチャート

　治療の早期に患者とセラピストは病歴を作り始めるが，これは第5章で記載したように「ライフチャート」のかたちでまとめられる。これは一般的なCBTの手法ではあるが，患者はライフチャートを作成することで，病気の利益と不利益に対するより明確な視点をもつことができる。もし患者が病気をコントロールするための協同作業であるこの治療を受けようとすれば，利点と考えていた面をあきらめる準備をしなければならず，そのためには治療の影響を理解することが重要である。例えば，我々のアプローチは規則的なライフスタイルや睡眠・覚醒リズムに注意を払うことの重要性を強調しているが，双極性障害患者だけでなく多くの人は，退屈で保守的に思えるようなライフスタイルを嫌がるということに注目すべきである。生活習慣の変化に関する研究報告によれば，大部分の人はより健康的なライフスタイルを築くことを難しいと感じている（Rollnickら 1992）。薬物療法の失敗で再発したことのある患者では，ライフチャートが薬物療法の失敗と再発との関連について理解する手助けになる。こうしたアプローチは，他の向精神薬治療のコンプライアンスを改善するのにも使用されてきた（Kemp, Davidら 1996）。しかしながら，一つ注意しておく必要があるのは，個々のあらゆる変化をセラピストが「セールスしている」ように思わせないということである。質問はオープンにすべきであり，それによって行動の変容が患者との合意の上でもたらされるのである。

　アリシアは31歳で，大きなデザイン会社でグラフィックデザイナーとして働いている。彼女は20代後半に最初の躁病エピソードがあった。ここで彼女は，退院後に起こった出来事や恋人のロジャーとの関係がどうなったのかについて語っている。

セラピスト：退院後の気分はどのくらいでしたか？
アリシア：（ライフチャートの中程を指して）このへんです。
セラピスト：どのくらいの期間続きましたか？

アリシア：1年くらいです。
セラピスト：（線を引いて）その時はどんなふうに感じていましたか？
アリシア：最初は病院から出られて嬉しかったです。仕事は問題ありませんでした。処方されていたリチウムを飲んでいましたけれど，しばらくすると，生活がどんよりして退屈に思えるようになったんです。
セラピスト：どんよりして退屈？
アリシア：そう。毎日仕事に行って，ほとんどの夜は自宅でただ座っているだけでした。ロジャーは入院期間中は素晴らしかった。毎日私を見舞ってくれて。でもそれから後はいつも私の家の周りにいて，神経に障るようになりました。
セラピスト：どんなふうに？
アリシア：ええと。彼は私を世話したがってました。いつも私が服薬を忘れないように知らせて，十分な睡眠をとるよう口うるさく言っていました。ある時彼は，「テレビを観よう。僕がおいしいハーブティーを淹れるよ」と言ったんですが，しばらくして，私はそんなによくしてくれて理解してくれる彼を殴りたくなったんです。私たちは週末に出かけて，クラブに行きましたが，前とは違う感じでした。
セラピスト：それはどういう意味ですか？
アリシア：たぶんリチウムのせいです。あるいは，私の問題だったかもしれませんが，本来の自分自身のように感じられませんでした。私は外に出かけて，自分を一番魅力的に見せて，男の子たちみんなとふざけ合って，その子たちは私のことを気に入っていて，というのがいつも好きでした。そしてユーモアがとても好きでした。私のことを気に入らない男が声をかけてきたら，気の利いたことを言い返すことができたし，友達を笑わせることもできました。でもそれらすべてを失ったような気がするんです。私は重苦しく感じて……説明するのが難しいんですが……体重が少し増えてしまって，食事に気をつけなければならなくなりました。しかも，私の心も重く，鈍く感じるんです。クラブに飲みに行っても，仕事に行っても以前のような活気が出ませんでした。そして，ロジャーはますます私を悩ませるようになりました。彼が私を年寄りに変えてしまっているかのようで……私は彼がショールや編み物を買ってくれるのを待ち続けているんです。
セラピスト：それでどうなりました？

アリシア：ええと。話し合ったけれど，最後は激しい口論になって，私は彼を放り出したんです。でも，私の気分はちっとも良くも軽くもなりませんでした。分かりますよね？　気分はもっと悪くなりました。朝起きられなくなって，仕事もできなくなりました。パソコンをただ眺めるだけで，考えは湧いてこないし，やった仕事は本当にクズみたいなものでした。

セラピスト：会社はあなたの仕事ぶりをどう思っていたのでしょう。

アリシア：私は期日までに仕事をこなしてましたが，だんだん難しくなりました。会社は徐々に私に批判的になりました。私が何日間もプレゼンの準備をした大きな取引があったんですが，会社は私の仕事を見て，その取引を他の人に渡してしまったんです。とてもショックでした。その時から外出するのもやめてしまいました。退屈でつまらなかったんです。しまいに私は薬が効いてるのかどうか確かめるために，すべての薬を止めてしまいました。

セラピスト：その時点でのあなたの気分は？

アリシア：この辺です。これは約6カ月間続きました。

セラピスト：（チャートに書き入れる）それから？

アリシア：再びハイになり始めました。

セラピスト：その頃に何が起こったのか教えてもらえますか？

アリシア：気分がよくなり始めたのを覚えています。春でした。長い間で初めて本当に調子がよいと感じました。たくさんの進行中の仕事があったことを覚えてます。仕事が遅れ始めましたが，まったく心配しませんでした。ちょっと一生懸命働けば，追いつけると感じていました。再びクラブ通いし始めて，本当に楽しく過ごしたのを覚えています。当時は気分がよいと思っていたけど……，振り返ってみると，すべてがよかったわけじゃないと思います。仕事はいい加減だったと思います。

セラピスト：同時にたくさんのことをしていたようですが。

アリシア：本当にそうでした。

セラピスト：どんなふうに頑張ったんですか？

アリシア：そうですね。ほとんど眠りませんでした。ずっと起きてたんです。気持ちが空回りしていたんだと思います。仕事のアイデアがたくさんあって，それを紙切れに走り書きしていました。後からたまに見ても中身は理解できませんでした。

ライフチャートのこの部分は，おそらくアリシアを悩ませ続けている問題のいくつかを示唆している。彼女は多くのポジティブな経験を「ハイ」な状態と関連づけ，彼女をよい状態に保つはずの薬物療法やライフスタイルと多くのネガティブな経験とを結びつけてしまっている。この問題を扱うには，かなり大きな労力を要するだろう。セラピストは彼女の再発の理由にいっそう注目し，仕事のプレッシャーと過活動の相互作用やストレス－脆弱性モデルの一例としてこれらがどのように再発を引き起こすかを例証できる。キーポイントは患者自身の経験の中からモデルの根拠を引き出すことである。

モデルを受け入れる際の問題点

　ここで，多くの患者が自身の問題にこのモデルをあてはめることを難しく感じるという重大な事実についてコメントしておくことは大切である。この問題は，事例によっては有効な治療的介入を妨げるかもしれない。自ら進んで治療に参加した患者は，自身が病気をもっていて，その病気の少なくとも一部は心理学的手法によって治療しうるということを受け入れる準備ができているということは，驚くべきことかもしれない。しかし，多くのセラピストは，助けがほしいと訴える一方で，疾患の認知行動モデルを受け入れることに抵抗を感じる患者を経験する。患者は治療に参加する時，病気が消えて再発もしないだろうというような，曖昧な願望や希望をもってやって来るかもしれないし，どんな変化であっても自分の状況をさらに悪くするだろうといった漠然とした恐怖心をもっているかもしれない。こうした考えは治療の障害になるだろう。この障害に打ち勝てる時もあるが，時にはこのアプローチが合っていないということを，理由はともかく認めなければならないこともある。モデルを受け入れる際の早期の問題点は，上述したように，情報提供用パンフレットやライフチャートに対する患者の反応で明らかになることがある。このような障害がみられたいくつかの例についてこれから議論し，考えられる対処方法を示したい。

疾患を否認する患者

　特定の診断名について非常に複雑な感情をもつ患者もいる。彼らは医学モデルに腹を立てたり，偏見をもったり（第11章参照），あるいは疾患の多くの面について問題と自覚しないかもしれない。患者によっては，自身の疾患に関連していると思っているさまざまな制約や問題を非常に苦痛に感じている。ここ

では我々のモデルがポジティブな変化をもたらす可能性があることを強調しつつ，治療的な共感が重要である。一方，患者によっては，双極性障害に罹患しているという可能性さえも受け入れようとしないかもしれない。このような場合の唯一のアプローチは，患者が扱ってもかまわないと思う問題を見つけることである。その問題が双極性障害と直接関連していなかったとしても，ある種の治療的アプローチの出発点を与えてくれるだろう。このような場合，セラピストは患者と共有された治療目標を構築するよう努力しなければならない。この目標は時々治療的な変化をもたらすための支点を与えてくれる可能性もあるが，難しい場合もある。

> 　ジョアンナは30代半ばの失業中の女性である。彼女は執筆などの創作的な仕事に興味があり，多くの文筆関連のクラスに入学したが，一つもやり遂げたことがなかった。また詩を書いて，パブでの詩の朗読会に参加するのが好きだった。彼女の病気に対する洞察は複雑である。彼女は自分が「考えを集中すること」について問題を抱えているということと，「時々抑うつ的になる」ということを認めている。しかし，過去2回の入院を「休息が必要だった時間」であるとして正当化している。彼女は「時には自分を落ち着かせるものが必要」と言って，入院中は薬を服用することはかまわないと考えている。しかし，長期間の維持治療のための服薬については非協力的で，リチウムは「創造性の切れ味」を鈍くすると述べる。さらに自分が「病気」を抱えていることを否定している。
>
> セラピスト：お話からすると，医師たちはあなたが病気だと言うけれど，あなたは受け入れられないということですね。
> ジョアンナ：そうよ。
> セラピスト：なぜ医師たちはあなたのことを「病気」と言うのだと思いますか？
> ジョアンナ：さあ，医者はあんまりクリエイティブじゃないんじゃないですか。彼らはとても月並みな世界に住んでいて，基本的に鈍い人たちなのよ。そしてみんな自分と同じように鈍くあってほしいと思ってるんだわ。彼らは私のような人間を理解するための手がかりをもってないのよ。
> セラピスト：聞いたところでは，あなたは時には治療を受け入れてきましたよね。それはあなたの医者に対する信念とどう一致するんですか。

> ジョアンナ：彼らも使いようなのよ。前回入院になった時，私はとってもクリエイティブな時期だったわ。何週間も執筆し，アイデアが絶え間なく沸き起こって，頻繁に出かけて，お酒を飲んで，不倫もしたわ。それで神経が高ぶって，怒りっぽくなったのよ。医者は私を落ち着かせるのに薬を出して，それはとっても嫌だったけど，しばらくの間は薬が必要だと分かっていたの。私はこれは病気じゃなくて，ありのままの自分だと思ってるわ。だから変わろうとは思わない。
> セラピスト：でも，変えたいと思うこともいくつかあるんですよね。
> ジョアンナ：まあね。時にはもっときちんとする余地はあるわね。何かをやり始めても，それをやり遂げることができないの。時々本当によいアイデアが浮かんでも，座ってそれを紙に書くことができないのよ。それと，掃除とか皿洗いとか何とか，つまんないことをするのが本当に辛いわ。

　ジョアンナにとって明らかに自律性の問題が非常に重要である。彼女が押しつけられていると感じないように，彼女とセラピストはさまざまなタイプの介入の利点と欠点を明らかにする必要があった。スケジュールの立案に焦点をあてた一連のセッションのために最初の契約を交わしたが，活動スケジュールを維持することは非常に困難であった。彼女が非常に不規則な生活を送り，眠らず，大酒を飲み，過度に社交的になっていたということが明らかになったのは，彼女がまさにスケジュールを完成させた時であった。セラピストは「眠りを助けるため」という理由で維持治療としての服薬を試すよう勧め，ジョアンナはやっと数カ月間低用量のリチウムを服用し，それがいくらか役立ったことを認めた。しかし，彼女はリチウムが創造性を弱めたと不満を述べた。これは多くのクリエイティブな人々で観察される反応である（Jamison 1993）。このことは彼女の将来のコンプライアンスを不安定にする可能性があり，医師と慎重に話し合う必要があるかもしれない。他の有用な介入として，リラクゼーション用のテープと瞑想実験を試してみるよう彼女に勧めた。これは彼女が「神経が高ぶっている」と感じた時にリラックスするのに役立った。しかし，自分の状態を病気であるとみなすことに強く抵抗するのは同様で，彼女の生活パターンはほんのわずかまとまっただけだった。

「医学モデル」に過度に依存する患者

逆に，疾患や薬物療法に関する過度の関心は，治療にマイナスに働くこともありうる。双極性障害は「病気」なのだから唯一考えられる治療は医学的治療であり，心理学的因子や「ライフスタイル」の因子はなんら影響がないと考えてしまうかもしれない。そのような患者は前節で記述したような事例とは正反対のパーソナリティをもっているだろう。彼らは依存的で自己をコントロールすることをためらっている。医学的治療と心理学的治療を二分することは明らかに間違っている。心理的な状態が身体疾患に影響を与えうることについては根拠があり，それは糖尿病（Sultan ら 2008）や気管支喘息（Kullowatz ら 2008）から癌（Watson と Greer 1998）にまで至る。この点を患者に説明することは有効かもしれない。

レベッカは40代半ばの主婦であり，結婚して15年になる。彼女はシャイで引っ込み思案であり，夫に対していつも依存的で非常に従順であった。彼女は10年前に初回の躁病エピソードを経験した。そのエピソードの際，彼女は夫に対して非常に易怒的で，独断的に振る舞い，夫婦関係は危険にさらされていた。このエピソードの後，彼女は夫が自分を捨てるのではないかと恐れ，そのため再発を非常に怖がった。初回エピソード以来，彼女は服薬をきちんと遵守し，主治医である精神科医に非常に依存的となり，余分なアポイントをとりたがり，さらなるサポートを求めた。彼女はその後，一度軽躁エピソードを経験したが，これは軽度で薬物の増量で対処できた。これらのエピソード以外は，彼女は慢性的に不快な状態であり，生活にほとんど楽しみはなかった。彼女は家事に集中し，「自分を忙しい状態に保つ」ようにしていた。友人はほとんどおらず，社会的な接触もほとんどなかった。

セラピスト：あなたの活動記録表を見てみると，「買い物」で気分が持ち上がり，その後また下がりましたね。この理由を教えてくれますか？
レベッカ：ああ，それですね。ええと，その時私はとても動揺していました。ハイになるかもしれないと思ったんです。
セラピスト：何が起こったか教えてもらえますか？
レベッカ：デイヴィッドと私はスーパーに行ったんですが，彼が私を怒ったんです。たぶん私がたくさんお金を使ったんだと思います。

セラピスト：なぜそう思うのでしょう？
レベッカ：デイヴィッドがそう言ったんです。彼は「どうしていつもそんなにたくさんの食材を買うんだ？」と私に怒鳴ったんです。それは彼においしい夕食を作りたいと思うからで，おいしい食事を作ることが私の楽しみの一つなんです。でも私はぜいたくすぎるんだと思います。彼がそう言った後，私は身体の中が熱くなる感じがしました。ハイになるんじゃないかと思ったんです。私は何も言いませんでしたが，家に帰ってからクロルプロマジンを1錠飲んで寝ました。次の2日間は気分が低く疲れていましたが，それ以外は比較的よい感じでした。
セラピスト：このようなパターンは以前にもありましたか？
レベッカ：はい，数回あります。もし私が間違ったことをして，デイヴィッドがそれを見つけたら，よく彼に怒鳴りたくなるんです。でもそれはできません。もしそんなことをしたら，彼は私がハイになっていると言うでしょうし，残念ながら彼はいつも正しいんです。私は彼を怒鳴ることはできません……とてもできません。
セラピスト：そうすると，あなたが間違ったことをしたとデイヴィッドが思うのは，かなりの回数なんですね。
レベッカ：そうです。
セラピスト：その時，あなたはいつも自分が間違ったことをしたと感じますか？
レベッカ：はい……ええと，そうでなければならないですよね。私はデイヴィッドなしではやっていけないんです。
セラピスト：どうしてそう言うんですか？
レベッカ：もし私がまたハイになったら，デイヴィットは私を捨ててしまうかもしれません。そんな危険なことできません。
セラピスト：もしあなたがデイヴィッドに腹を立てたら，ハイになってしまうと思っているようですね。
レベッカ：私はそう思います。
セラピスト：そういう時は，服薬が必要だとも感じるんですね。
レベッカ：そうです。薬は私がハイにならないようにしてくれるのだと思います。
セラピスト：その後には，時に気分がしばらく下がってしまうのですね。
レベッカ：はい。

> 　レベッカは夫や他の誰に対しても自己主張することにとても困難を感じていた。彼女は怒りの感情がハイになる徴候であると怯え，その感情を非常に恐れていた。彼女の夫は支持的ではあるが，一方では横暴でもあるということがさらなる検討で明らかになった。この事例では依存と自己イメージの問題が明らかに重要であったが，レベッカはそれについて議論することにとても慎重だった。彼女は夫の望みには応じなければならないと感じていたので，自己主張のスキルを学習することについても慎重だった。けれども，治療過程で彼女は，夫の望みに黙って従う前に自分の視点を述べるテクニックを学習した。そして沈んだ気分を幾分改善させる手助けになったことを報告してくれた。行動療法的な取り組みもまた，彼女自身がもっと多くの活動を行うための助けとなり，彼女の自己イメージを改善させてくれた。しかし，「ハイになってしまう」ことを彼女に思い起こさせるようなものに対して，非常に用心深いのは相変わらずであった。彼女の場合，夫婦へのアプローチが有効だった可能性があるが，彼女の夫はそのアプローチに乗り気ではなかったようである。おそらくレベッカの病気は夫婦関係における夫の優位な立場を維持してくれる助けになっていたからである。

おわりに

　セラピストが一度徹底的なアセスメントを行い，患者をモデルにあてはめることで，治療の初期段階は完遂される。この時点で，セラピストは患者の問題点や目標，患者の長所，脆弱性を明確に認識していなければならない。そして患者は治療がどのように進み，それによって何が達成されるのかについてある程度の考えをもっていなければならない。以下の章では，治療の次の段階で用いられる固有のテクニックをいくつか扱うことにする。

第6章付録A

双極性障害（躁うつ病）——患者教育用パンフレット

はじめに

双極性障害は，悲しみや疲労，幸福感，活力，焦燥感，怒り，創造性，官能性といった人間の一般的な感情体験を増幅します。

> ハイになるととてつもないのです。内気さは消え，急にぴったりくる言葉とジェスチャーを使い，他人を惹きつけ魅了する力をもちます。つまらない人たちにも興味をもちます。官能に満ちて，人を誘惑したいされたいという願望は抑えがたくなります。気楽さや強さ，パワー，幸福感，経済的な万能感，多幸感などの感覚は骨の髄までしみ込んでいます。しかし，どこかでこれは変化します。思考のスピードは速すぎ，アイデアは多すぎ，圧倒的な混乱が恐怖や心配に取って代わります。イライラし，怒り，怯え，制御不能で，心の暗闇の中へと陥っていきます。それは絶え間なく続き，最後には奇異でめちゃくちゃで無目的な振る舞いが，周囲の人々の記憶に残るだけです。
>
> GoodwinとJamison（1990）による患者さんについての記述

すべてのクレジットカードの解約方法，不払いとして戻ってきた小切手，職場での原因の説明，謝罪，はっきり覚えていない人たちの途切れ途切れの記憶，失われた友情，破綻した結婚，いずれも同じ一人の患者さんが話したことです。

双極性障害はよくみられる病気です。生涯のうちにこの疾患を発症する確率は，およそ100人に1人と言われています。この病気の正確な罹患率は，どの程度厳密にこの病気が定義されているかによって変わります。双極性障害には強い遺伝的要因が存在します。患者さんにはうつ病か双極性障害どちらかの家族歴がしばしば存在します。ただ，疾患の起源は生物学的なものとみなされていても，表に現れるのは行動学的で心理学的なものです。さらに，疾患の発症や再発にはしばしば環境的ストレスがきっかけとなります。急性のエピソードにおいて，特定のストレスが疾患の経過に影響を与えるという根拠もあります。したがって，双極性障害においては生物学的素因とストレスの両方が関与して

います（ストレス－脆弱性モデル）。もし双極性障害が治療されないままだと，その後より重症で頻回のエピソードが引き起こされるといういくつかの知見もあります。過去30年間，リチウムやオランザピンなどの気分安定薬や抗うつ薬の発見により，治療は向上してきました。

しかしながら，ある患者さんはリチウムのような気分安定薬を以下のように考えています。

> 気分安定薬は，魅惑的だけど悲惨な躁状態を予防し，うつ状態を軽減し，混乱した思考をクリアにし，私を落ち着かせ，なだめ，キャリアや人間関係が損なわれたり入院するのを回避し，心理治療を可能にしてくれます。心理治療は，言葉では言い表せないほど病気を癒してくれます。それは混乱をある程度理解し，恐ろしい考えや感覚を抑え，コントロールを幾分取り戻し，そこから学ぶ可能性を広げてくれます。けれども，薬は「薬を飲みたくない」という問題を解決する助けにはなりません。同様にどれだけたくさん精神分析だけをしても，私の躁やうつを防ぐことはできません。両方が必要なのです。
>
> （GoodwinとJamison 1990）

不運な患者さんでは，規則的な服薬をしていても，躁やうつを繰り返し続けます。そのような場合，認知行動療法によって別の方策を検討することができるようになり，病気への対処が可能になるかもしれません。それは早期警告サインをモニターし，気づき，対処することだったり，規則的な食事・運動・睡眠といった生活習慣を確立すること，過度の環境的ストレスを避けたり，ストレス対処の方法を学ぶこと，「生活上のルール」を検討することなどです。したがって，認知行動療法は脆弱性とストレスのうち，ストレス側の治療とみなすことができます。

認知療法

認知療法は心理療法の一つで，感情に対処するための方法を教え，将来の再発を防止することによって患者さんに力を与えることを目的としています。短期的な治療で，「今，ここで」を重視しています。患者さんの現在の問題点を理解して扱うため，過去にあった出来事を検討します。それは問題指向的なものです。患者さんとセラピストは，問題点に対処するためにチームで取り組みます。セッションとセッションの間には，双方の合意のもとで患者さんが一定の課題を実行します。それにより患者さんは治療で学んだことを実践できます

し，そのような課題が時にセッションのための情報収集の機能を果たすこともあります。治療が進むにつれてセラピストと患者さんは，より長期的な変化がもたらされるよう患者さんのもつ「こだわり」や「思い込み」のいくつかにさらに着目し，共同で作業していきます。以下に認知療法の基本的な考え方のいくつかを紹介します。

思考・気分・行動

　思考と行動，感情は互いに影響し合います。多くの人は，気分が少し沈んで，外出する気になれないような時がありますが，それでひどく悩まされることはありません。実際にいざ出かけてみると，楽しめて，元気になったと感じます（行動が感情に影響を与える）。他方，気分が沈んで外出しないことに決め，家でただ黙って座っていたということもあるでしょう。そのような時は，まったく元気にはならないし，実際は余計にみじめに感じます。臨床的に抑うつ状態にある患者さんでは，このような経験が持続してしまいます。セラピストは患者さんが抑うつ状態から少しでも抜け出せるよう，「楽しい活動に参加し，目標に向けての小さなステップを設け，活動性を保つ」といった行動的技法をしばしば用います。同様に，患者さんがやや高揚した状態の時は，外出してより多くの刺激を求めようとする欲求に逆らって行動するようにしばしば説得します。より刺激的な活動によって，気分がいっそう高揚したレベルへ上がっていくサイクルに陥るかもしれません。やや高揚した状態から脱するためには，むしろ多くのことをせず，穏やかな活動に従事することが促されます。

　人は落ち込んでいる時，よりネガティブな思考になることが知られています。有頂天になっている時は，その思考は非現実的になることがあります。極端な感情状態の時には，思考は非現実的なほどにうつ的だったり，楽観的だったりします。そのような思考は特に意識せずともぱっと心の中に浮かんできます（自動思考）。その上，それに反する客観的証拠があるにもかかわらず，非常に現実的なものに感じられます。これが，結果として感情状態をもっと極端なものにしてしまうこともあるのです。例えば，うつ的になった時には，うつ病は自分の弱さや無能さのせいであるという自責的な思考になるかもしれません。このような否定的な思考の結果として，よりいっそう落ち込みます。気分が高揚した時は，自分には並外れた能力があるように信じ，他人が理解しなかったり，異なる見方をしたりすると非常にイライラするかもしれません。並外れた能力をもっているという信念のためにもっと得意になり，自分よりも能力が低いと

感じた人や自分の考えに従うことを拒否する人に対して，いっそうイライラするようになります。我々の治療では，セラピストと患者さんで，引き延ばし戦術のような非現実的思考を処理する戦術について話し合います。「3週間待ってよく慎重に考えてもまだ魅力的な考えなら……」といったものです。

認知行動療法において，うつ病患者さんは初めに思考や行動をモニターすることを指導されます。頭に浮かぶ自動思考を捉え，それを書き留めるよう教えられます。そして，記録をとることで行動や活動をモニターすることを学びます。その後，思考や行動は気分に影響を与えるものとして利用されます。自動思考は横に置き，その考えの現実性を検証するという技法によって対処法を学びます。また，活動レベルを調節し，気分を変えるために行動を利用することを学びます。

早期警告サイン

服薬コンプライアンスや病識は，双極性障害の患者さんがどのように過ごしていくかを決定する重要な因子です。しかし，本当にうまくやっていく患者さんは，自身の気分をモニターし，早期警告サインに注意することを覚えた方です。とても洗練された方法で自身の気分をモニターすることを学んだ患者さんもいます。ある患者さんは気分の状態をモニターするだけでなく，数日間にわたる気分の傾向をモニターすることも習得します。「休日にスキーをした後に気分がよいのはまったく問題ありませんが，その後も数日間気分が上がり続けるようなら気をつけなければならないと分かっています」。早期警告サインは患者さんによってさまざまですが，一般的なものとしては，睡眠不足や早朝覚醒（「仕事に行く前に物事を整理するための特別な3時間ができるなんて素晴らしい」と考える），そして疲労です。Radio 4（BBC）で放送している "Thought for the Day（今日の思想）" について深読みしすぎるようになり始めることが早期警告サインである患者さんもいます。早期警告サインはとても固有なものであるため，自分の早期警告サインを見つけるためのよい方法は，セラピストと一緒に過去のエピソードを詳細に精査し，あらゆる早期警告サインを選定することです。患者さんによっては，仕事が過酷だった時期などストレスの強い出来事や状況を正確に示すことができ，これを早期警告サインの同定に結びつけることができます。以前どのように対処し，その結果がどうだったかということを治療的な目的で引き出すこともできます。

日常生活における日課

セラピストは臨床的にライフスタイルの乱れがより多くの病相につながっている可能性があることに気づきます。無秩序な日課が再発を予測するといういくつかの良質な実証的研究があります。したがって，双極性障害の患者さんにとって構造化された習慣を確立することは重要です。さらに，規則的な睡眠も重要です。睡眠不足と過労は，しばしば躁もしくはうつの初期の前駆症状に先行します。長距離の旅行や時差ボケによって躁状態を発症することもあります。このため，患者さんは睡眠や日課の重要性について学ぶことが必要です。計画的な日課や，規則的な食事，運動は睡眠パターンを規則的にする手助けとなります。よい自己管理の習慣を確立することも治療の一部なのです。

不適応的なこだわりや思い込みへの対処

私たちは降りかかってくる情報の嵐に対処するために，体験——特に幼少期からの目立った体験からこだわりや思い込みを身につけてきました。時に，こうしたこだわりや思い込みがとても頑なだと，助けになるよりむしろ妨げになることがあります。例えば，双極性障害の患者さんの中には，「トップクラス」でなければならないというこだわりをもつ方もいます。そのような患者さんにとって，成し遂げたことはより重大な意味をもちます。ある課題に失敗した時，彼らはそれを補うためにもっと多くの，そしてもっと大きなプロジェクトを引き受けます。この「上昇スパイラル」は，彼らが対処できなくなって，躁状態になるまでずっと続いていくかもしれません。患者さんごとに異なるこだわりや思い込みをもっています。これらのこだわりや思い込みを検討し，より適応的なものにするための方法を学ぶことは治療の一部です。

おわりに

このパンフレットは，双極性障害の患者さんに疾患や認知療法について簡潔に説明しようとするものです。上述した問題は，あなたにあてはまるかもしれないし，あてはまらないかもしれません。あなたは自身の経験についてセラピストと共有したいと思うかもしれません。その際にこのパンフレットのコピーにコメントを書いたり，セラピストと一緒に明らかにしたいあらゆる思考や問題を話し合うことが役に立つかもしれません。

自己啓発のための本

Jones, S., Hayward, P. & Lam, D. (2002). *Coping with Bipolar Disorder.* One World Book.

J. Scott (2001). *Overcoming mood swings — a self-help guide using cognitive behavioural techniques.* Robinsons, London.

＊訳注：本邦のものとしては以下を参照。
- 「双極性障害（躁うつ病）とつきあうために」日本うつ病学会　双極性障害委員会（http://www.secretariat.ne.jp/jsmd/sokyoku/）
- 「双極性障害——躁うつ病への対処と治療」加藤忠史著，筑摩書房，2009
- 「双極性障害（躁うつ病）のことがよくわかる本」野村総一郎監修，講談社，2009

第6章付録B

双極性障害と薬物療法

双極性障害の薬物療法においては，以下の4群の薬剤が使用されます。

1. **気分安定薬**：一般に状態のよい時に，将来の躁病エピソードもしくはうつ病エピソードの予防のために使用されます。また，状態のよくない時にも，単独もしくは他剤との併用で使用されます。
2. **抗うつ薬**：一般に，うつ病を治療するために使用されます。通常のうつ病での有効性は立証されていますが，双極性障害においてはそれほど十分には試されていません。双極性障害において，抗うつ薬の使用は患者さんによっては躁状態を引き起こすリスクとなることもあります。
3. **抗精神病薬**（メジャートランキライザー）：急性の躁状態もしくは軽躁状態を治療するためにしばしば使用されます。再発予防のために低用量で使用されることもあります。
4. **マイナートランキライザー，睡眠薬**：不眠や焦燥感に対してしばしば使用されますが，依存性のリスクがあり，効果的な治療として代表されるものではありません。

それぞれの薬物療法において考えられる利点と欠点について，簡単なサマリーを以下に示します。**精神科で使用されるすべての薬剤の有効性はかなりばらつきがあり**，ある患者さんで非常に有効だった薬剤が，他の患者さんではまったく効果がないかもしれません。同様に，**すべての有効な薬剤には副作用があります**。副作用のまったくない唯一の薬剤とは，効果もまったくない薬剤です。有効性と同様に，副作用も患者さんによってかなりさまざまです。ここで説明する薬物に関して，その副作用のリストを示します。これらの副作用のいくつかはよく出現するものですが，そのすべてを患者さんが経験することは非常に稀でしょう。記載していない，あまり一般的ではない副作用もあります。**もし疑問に感じたら，医師や薬剤師に相談しましょう**。

薬剤が個々の患者さんにおいてどの程度有効なのか，また特定の副作用がどの程度悪影響を及ぼすのかを予測する方法は存在しません。そのため，すべての精神科の治療薬は「経験的に」，つまりトライ・アンド・エラーを基本として処方されます。薬剤の用量を決める際の試行錯誤のために，「モルモットにされている」との言葉を使う患者さんもいます。後述する薬剤のすべては，試験を受け十分に安全で，少なくとも一定の患者さんに対して有効であることが示されています。もし患者さんに治験薬や試験を受けていない薬剤を投与する場合は，その事実を説明し，書面による同意を得なければなりません。患者さんが非常に幸運であるか，最良の薬剤が最良の用量で最初から投与されない限り，薬物療法のいくらかの調整は避けられません。

　薬剤に対する身体の反応は時間とともに異なる可能性があることに注意しなければなりません。ストレスや食事，運動などの要素が，薬剤の代謝に影響を与える可能性があります。このことは，薬剤の血中濃度を定期的に見直したり，薬剤によっては安全で有効な血中濃度にあることを確認するために血液検査を繰り返したりする必要があることを意味しています。健康的な食事や運動を心がけること，ストレスの程度を注意深くモニターすることといった健康的なライフスタイルを維持することは，薬物療法の効果を最大にするのに役立ちます。さらに，どの患者さんも処方されている薬剤を知り，そのリスクと利益を理解し，薬物療法を決めるのに医師と協同的な立場にあると感じられることが望まれます。

　すべてではありませんが，いくつかの薬剤の血中濃度を調べるためにさまざまな検査が行われます。すべての薬剤では**治療濃度**（その薬剤が効果を発揮する濃度）に達するために必要な用量が投与される必要があります。どんな薬剤も血中濃度が低すぎれば効果を発揮しないでしょう。また，血中濃度が高すぎれば，**中毒域**（薬剤が有害となるレベル）に達してしまうかもしれません。このため，薬剤を服用する時にはいつでも，医師のアドバイスに従うことが大切です。

　薬剤について時々患者さんが混乱するのは，ほとんどの薬剤が2つ以上の名称をもっているということです。すべての薬剤には一般名もしくは化学名（例：バルプロ酸ナトリウム）がありますが，製造している会社によってつけられた名称（例：Depakote［訳注：本邦では，デパケン，セレニカなど］）ももっています。**主治医や薬剤師，地域精神科専門看護師，もしくは他のキーワーカーが，患者さんのどんな質問にも答えられなくてはなりません。薬物療法につい**

て情報を提供されることは患者さんの権利です。

気分安定薬

リチウム：リチウムは天然に存在する元素で，金属の中で最も軽く，通常塩類のかたちで認められます。オーストラリア人の医師ケイドが，双極性障害患者さんに有効であることを1949年に初めて偶然発見しました。ケイドの研究結果は当時無視され，リチウムの有効性は60年代まで再発見されることはありませんでした。しかし，それ以来行われてきた研究によって，リチウムが躁病に罹患した患者さんで高率に起こる再発を防止することができ，うつ病の治療にも有効であることが示されています。その作用機序は知られていません。

　リチウムは炭酸リチウムとクエン酸リチウムという2つのかたちで発売されています。リチウムは非常に有効な薬剤ですが，危険な薬剤でもあります。なぜならその血中濃度の中毒域はその治療域から上にさほど遠く離れていないからです。そのため定期的な血液検査は必須です。毎日たくさんの水分を摂ることが重要ですが，アルコールやコーヒー，濃い紅茶は尿量を増やし，体から水分を失わせるので控えめにすべきです。尿量を増やす利尿剤も慎重に使用されるべきです。もし利尿剤が処方される場合は，主治医と必ず相談すべきです。

商品名：Priadel, Camcolit, Litrax［訳注：本邦ではリーマスなど］
一般的な副作用：のどの渇きや尿量の増加，口渇，手指振戦，軽度の嘔気，ざ瘡
重篤な副作用：体重増加，多尿
中毒症状：持続的な下痢，激しい口渇，持続的な嘔気と嘔吐，困惑状態，激しい振戦，視力障害。**これらの症状は血中のリチウム濃度が高すぎることを示すサインかもしれません。この状態が続けば，腎臓障害を引き起こす可能性があります。→主治医に相談を。**

バルプロ酸ナトリウム：この薬剤は一般にてんかんに対して処方されますが，気分安定化作用をもっており，リチウムの代替薬，もしくは付加薬として使用されます。

　処方の際，用量は徐々に増やされます。しばしば初期に副作用が出現しますが，数週間後には通常軽減します。バルプロ酸を服用する時は，血液検査が推

奨されます。

商品名：Depakote［訳注：本邦では，デパケン，セレニカなど］
一般的な副作用：口渇，嘔気，下痢

抗うつ薬

　うつ病は「心の風邪」と言われており，一生涯にうつ病に罹患する可能性は人口の10％までになります。このため抗うつ薬は現在とても広く処方されています。多くのさまざまなタイプの抗うつ薬がありますが，最も一般的な2つのタイプは，三環系抗うつ薬（TCA）とセロトニン再取り込み阻害薬（SSRI）です。前者は約40年間使用されてきており，後者はまだ20年未満です。両方ともほぼ同程度に有効ですが，うつ病を改善させるためには2週間から1カ月間を要します。患者さんによっては，抗うつ薬が効いてくる前に服用をやめてしまうかもしれません。**抗うつ薬が処方された場合は，必ず適切な用量を服用し，すぐに効果が出ると期待しないでください。**この2つのタイプの抗うつ薬の最大の違いは，副作用が異なるということです。新しいSSRIの一つであるProzac［訳注：本邦未発売］は，多くのメディアで関心をもたれましたが，他の抗うつ薬よりも効果が優れているというわけではありません。

　双極性障害では，これらの薬剤はうつ病相の際に使用されます。しかし，抗うつ薬は，患者さんによっては躁病相の引き金となる危険性があり，気分安定薬がこのようなリスクを低減してくれるかもしれません。患者さんと医師はこのことを意識して，患者さんの早期警告サインを観察するべきです。

三環系抗うつ薬：例）アミトリプチリン（Tryptizol［訳注：本邦ではトリプタノール］），ドスレピン（Prothiaden：プロチアデン），ロフェプラミン（Gamanil［訳注：本邦ではアンプリット］）
副作用：これらの薬剤にはさまざまな副作用があり，しばしばうつ病への効果が出始める前の最初の数週間により強くみられます。一般的な副作用としては，疲労感，過鎮静，口渇，便秘，排尿困難が挙げられます。最初の数週間の後に，これらの副作用は軽減するはずです。

SSRI：例）フルオキセチン（Prozac），パロキセチン（Seroxat［訳注：本邦

ではパキシル］），セルトラリン（Lustral［訳注：本邦ではジェイゾロフト］），シタロプラム（Cipramil［訳注：本邦未発売］）

副作用：先に述べたとおり，これらの薬剤は三環系抗うつ薬よりも副作用が少ないと言われています。しかし，胃のむかつき，頭痛，焦燥感，皮疹など多くのさまざまな副作用が出現することがあります。これらの副作用は，時には投与量を減らすことで軽減できます。

たまに処方される別のタイプの抗うつ薬として **MAO 阻害薬** があります。これは最初の抗うつ薬でしたが，MAO 阻害薬のほとんどはチーズやイースト製品などのような特定の食品と混ぜることができないためにほとんど処方されません。新しいタイプの MAO 阻害薬である Moclobemide［訳注：本邦未発売］は食事制限を必要としません。

神経遮断薬

神経遮断薬は，**抗精神病薬**または**メジャートランキライザー**とも呼ばれますが，統合失調症のような思考過程を障害するさまざまな精神疾患に対して処方されます。この薬剤は，躁病相をコントロールし，新たな病相の予防に役立つことが分かってきました。古い抗精神病薬は多くの副作用があり，現在では双極性障害の治療にほとんど使用されなくなりました。しかし，より新しい抗精神病薬は副作用が少なく，気分安定薬に代わる双極性障害治療で最初に使われる薬剤として使用が増えてきています。よく使われるものとして，オランザピン（Zyprexa：ジプレキサ），クエチアピン（Seroquel：セロクエル），リスペリドン（Risperdal：リスパダール），アリピプラゾール（Abilify：エビリファイ）が挙げられます。副作用は古い抗精神病薬ほど重篤ではありませんが，体重増加や傾眠，胃の障害が出現するかもしれません。

トランキライザーと睡眠薬

躁病エピソードでは焦燥感と不眠が認められるため，ジアゼパム（Valium［訳注：本邦ではホリゾン，セルシンなど］）のようないわゆる**マイナートランキライザー**が，焦燥感を和らげ，睡眠を助けるのに短期間使用されることがあります。この薬剤は短期間にはとても有効ですが，依存の危険性があります。長期間使用した場合，有効性が失われ，用量を増やさなければならないかもしれ

ません。ゾピクロン［訳注：本邦ではアモバンなど］やゾルピデム［訳注：本邦ではマイスリーなど］などの睡眠薬がしばしば使用されます。これらの薬剤は有効ですが，単独で使用されても有効な治療にはなりません。これらは慎重に使用されるべきで，依存の危険性は常に心に留めておくべきです。

第7章 目標設定

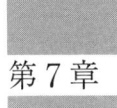

はじめに

　目標設定はCBTの大切な部分で，常に継続して行うものであることをクライアントに説明する。クライアントとセラピストは，初期のアセスメントに続いて治療目標を設定し，治療が進むにつれてこの目標を見直すことになる。治療過程を通して，追加の目標が浮かび上がってくるかもしれない。これはセッションの中で話し合われ，適切かどうかを評価する。目標は疾患に関連して決められるが，仕事や余暇，家族の問題など特定のターゲットに関しても決められる。目標はこれまでクライアントに見過ごされてきた領域に関連している可能性がある。例えば，「どんなことをしてでも」仕事を最優先にすることは，不快気分やうつ病の前駆期と関連しているかもしれない。そのような場合，娯楽活動に参加することが難しいことがあるが，いざ参加できる時には，できるだけ幅広い選択肢をもっておくことが有益かもしれない。

　CBTのアプローチにおいて，治療目標は外から課されるものではなく，必ずクライアント自身が設定するということが説明される。これは，クライアントの最初の考えが治療のターゲットとしていつも採用されるということではなく，クライアントとセラピストの建設的な対話によって目標を設定するということである。同様に，セラピストが適当と考える目標設定も，クライアントにとってすぐには受け入れがたいこともあるかもしれない。躁状態の前駆症状を魅惑的で人を惹きつけるものと思うクライアントもいる。この問題を処理するためには，臨機応変さと敏感さが必要である。セラピストとクライアントの協同作業と長期間の機能不全の結果についての話し合いが頼りであり，そこでは両者の妥協を必要とするかもしれない。目標設定において扱う領域のいくつかを以下で述べる。

目標設定に関するトピックス

症状の軽減

クライアントの大部分は，症状の軽減に関する目標をもつだろう。これにはうつも躁もどちらも関連することだろう。行動的技法と認知的技法を用いて，クライアントが軽躁症状と抑うつ症状をより上手にコントロールする力を獲得することなどが，治療のターゲットとなる。目標設定の段階では，それぞれの技法についての概要が説明され，詳細は各技法が導入される時に紹介される。本書では，固有の行動的技法と認知的技法は，第8章と第9章に記載されている。

最初に非現実的な目標を設定するクライアントもいるかもしれない。例えば，現在の医学では，再発を繰り返す病歴の長いクライアントの気分変動にまつわるすべての症状を取り除くのに，CBTプログラムの適用を期待することは妥当なことではない。しかし，症状をコントロールする力を増し，再発のリスクを減らすことをターゲットにするのは合理的である。その結果として，症状の軽減に関する目標は，クライアントが理想とするものと，セラピストとクライアントが現実的に作り上げたものとが歩み寄ったものとなるかもしれない。

症状の軽減に関する一般的な目標設定としては，以下のものが挙げられる。(a) 前駆症状をもっと認識する，(b) 気持ちの高ぶりを管理する，(c) 健康的な日課を築く。

サラは10年の病歴をもつ双極性障害の患者である。紹介時，彼女は40歳で，精神科医に指示された薬物療法を遵守していたにもかかわらず，軽躁病相を反復し続けていた。この軽躁病相は常に入院を必要とするわけではないが，何度か職を失い，直近の軽躁病相後に現在の仕事での地位は危うくなっていた。その病相の中で，彼女は上司に対して攻撃的となり，顧客に対して態度が悪くなった。

セラピスト：私たちは，軽躁病があなたの仕事や社会生活に引き起こした問題について話し合ってきました。この問題について治療の目標を設定しましょうか？
サラ：ええ。仕事上でこれまで起こった問題のパターンから考えると，度が過ぎるようになる前に自制できるようになりたいです。

セラピスト：そうすると，警告サインに気づくのが上手になりたいということでしょうかね？

サラ：悪い時期を経験した時はいつもそうなんですけど，後から振り返るとそれがどうやって起こったのか分かるのに，その時には気づかないんです。

セラピスト：警告サインは前駆症状と呼ばれていて，人によって違う可能性があります。ですので，私たちがしなければならないことは，まず，あなたの前駆期に起こる出来事のリストを作り上げることです。

サラ：分かりました。でも，リストを作るのがどう役立つんですか？

セラピスト：リストを作るだけでなくて，悪化を予防するために早い段階で前駆症状に対処する方法に取り組むんです。

サラ：そうしたら，私が仕事中に起こすトラブルをいくらか避けられるかもしれませんね？

セラピスト：そうです。普通は早くに前駆症状に対処できると，困難な状況を回避できる可能性が高くなります。

彼女の目標は，軽躁病相の前駆症状を早期に同定すること，そして，とりわけ前駆症状が特定された時に用いる戦略の行動リストを作成することに的を絞られた。この明確な焦点は，サラ自身が選んだものであり，これまでの症状の経過や現在の状態から示されたものでもある。現在の状態は，彼女が軽躁病の期間以外は自身の状態を悪化させるような過度のプレッシャーに自分をさらしたりせず，きちんと計画的な方法で仕事ができるということを示している。

医学的側面の目標

双極性障害に対する認知行動療法では，治療における薬物療法の重要性を支持している。このため，服薬コンプライアンスに関する目標も設定する必要があるかもしれない。この目標は，個々のクライアントによってさまざまである。第2章で記述したとおり，クライアントが副作用を辛いと感じている時，服薬コンプライアンスはかなり悪い可能性がある。クライアントによっては，治療的な効果がほとんど出ていなくても，過労状態なのに高用量の抗うつ薬を継続するといった「過剰コンプライアンス」を示すかもしれない。コンプライアンスの問題は，リチウムと抗うつ薬の役割について話し合う治療プログラムの教

育的段階で議論されることが多い。

　ここでの主たる目的は，個々人に応じた最適な治療法を開発することである。これが意味するところは，コンプライアンスとは最小限の副作用で最大限の治療効果を発揮するために，クライアントが処方医との話し合いを常に続けていくという能動的なプロセスだということである。治療の目標には，クライアントと処方医の活発な関係を促進するためのサポートや情報を提供することも含むことが多い。ある事例では，信頼関係を構築できる家庭医（GP）や精神科医をいかに見つけるかという問題が話し合われることもある。教育的な情報やこれまでの薬物療法の利益と不利益の評価に加えて，精神科医との診察に向けての準備も含まれるかもしれない。これによりクライアントは効果的な方法で適切に臨床の問題を伝えることができる。クライアントと処方医が建設的な関係であれば，前駆症状の改善に頓用薬が必要とされる時に，処方を適切に希望することができる。対照的に，クライアントが処方されたものなら何でも服用するという受動的なスタンスだった場合，後になって副作用や効果不足に憤ったり，その後コンプライアンス不良となるリスクがある（第13章も参照；Kemp, David ら 1996）。

　ブライアンは30歳の男性で，8年間の双極性障害の病歴をもつ患者である。彼は最初に病気になった時，精神保健法の下で入院した。彼はその後一度も入院していないが，最初の入院が不当なものであったと述べ，家族や医療チームが反論してもそのように強く感じ続けている。彼のこの気持ちによって生じた最大の問題点は，彼を担当している精神医療チームとほとんど会おうとしないということである。薬物療法については，規則的に処方され，服用はされていたが，ミーティングへの出席率が低かったために処方の詳細について見直されることは稀であった。彼自身，このようなやり方での治療に対して不満を感じていたが，再入院させられることへの恐怖から医療スタッフに会う回数を増やすことには，慎重な姿勢のままであった。

ブライアン：どうしてそんなに頻繁に私に会いたがるんですか？　私をチェックし続けるのは他の医師のためですか？　それでまた病院に入れようとしてるんじゃないんですか？

セラピスト：それは違います。ご自身をできるだけよい状態に維持できるお手伝いをするためには，少なくとも最初は頻繁に会うことが重要なんです。やるべきことの一つは，治療を進めていくためにあなたの目標を決めることかと。

ブライアン：最大の目標は，入院しないで過ごすことです。特に私の意思に反して入院させるということは，絶対にしてほしくない。警察が家に来て，子供たちは泣き叫び，近所の人たちは連れ去られる私をじっと見てました。それでどうやってよくなるって言うんですか？

セラピスト：そうすると，あなたは強制的な入院を避けたいんですね？

ブライアン：そう。でも，もっと元気でいたい。ほとんどの時間は，身動きできないくらい薬漬けなんだから。

セラピスト：それなら，担当の精神科医と薬物療法について話し合う方法を見つけることが役に立つと思います。

ブライアン：うーん。でも，主治医と会うのは避けたいなあ。

セラピスト：どうしてですか？

ブライアン：もし薬物療法に関する問題について徹底的に議論したら，主治医は入院させようとするんじゃないかと思って。

セラピスト：精神医療チームとより多く関わることの長所と短所について，私たちは検討する時間をもった方がよいと思います。もし入院しないための手助けをしてくれて，病状をよくしてくれるのであれば，もっと多く診察してもらうでしょう？

ブライアン：まあ，そうですね。でもどうやってやるんですか？

セラピスト：それをこれから検討してみましょう。

話し合いの後，ブライアンは法の下での再入院を回避することと精神状態を最良の状態にすることを重要な目標として確認した。いったんこれらの目標が同定されたことで，それを達成するために必要なステップを検討することが可能になった。医療チームに対する近づき方について詳細に分析し，その方法を修正することによる利益と不利益が検討された。目標を達成するためには評価会議（review meeting［訳注：患者と多職種チームによるケア会議のようなもの］）への出席を増やすことが有益で，治療がよりよくなることで，より元気な状態が維持でき，入院しなくて済むということに彼は最終的には合意した。治療を受けることを不本意に感じ，受

> け身であった以前の状態を繰り返さないために，薬物療法の有用性や副作用に関する議論にはかなり多くの時間が割かれた。ブライアンはその情報をもって評価会議にしっかり備えることができ，長い間問題であった彼の気分の落ち込みに対処するために薬物療法の変更について問題提起することができた。このような変化は，彼が積極的に自身の治療に関与した結果もたらされたものであり，彼自身の目標に対して建設的な結果を経験したことによって，医療チームとの今後のコンタクトにポジティブな感情をもつようになった。

機能的側面の目標

　この領域での目標は，次の基本的な質問に集約される。「今はできないけれど，できるようになりたいことは何ですか？」。この目標には，家族に関することや学問的興味，仕事でのパフォーマンス，その他の対人関係など多くの領域が関連するだろう。これまでの成功をもとにして目標を立てることもあるかもしれないが，以前の病期に被った損害を取り戻すための対策を講じる必要があるかもしれない。比較的問題となりやすいのは，人間関係や余暇活動を犠牲にして仕事に取り組みすぎることである。これはそれ自体，将来の病相のリスク因子となる可能性がある。目標が設定される際に，セラピストはクライアントが現実的な目的をもつよう手助けすることが重要である。一方で，抑うつ状態のクライアントには週に一つだけ活動を追加することを勧めたり，他方，寛解状態のクライアントにはフルタイムの就労に戻ることを目標にするといったようにその範囲は広く及ぶ。

　この領域においては，クライアントが希望する目標設定を上回る場合と下回る場合の利益と不利益が話し合われるだろう。これによって，教示的なアプローチではなく誘導的発見というかたちで適切な目標を設定できる。早い段階で機能面での目標を設定することは，クライアントの経験や活動の幅を増すという狙いがあり，治療契約を強化することになる。軽躁病の再発を予防するという目標は，クライアントによっては「損失」とみなすかもしれないので，機能的な目標を設定することはおそらくこれと対照的に思えるだろう。

ジムは双極性障害に罹患した40歳の男性で，現在は比較的良好にコントロールされている。気分変動にもかかわらず，彼は地方自治体での事務職を継続できており，現在，さらに給料はよいのだが，一方で業務時間が長く，より責任が重くなるポジションへの昇進の話を検討しているところである。ところが，彼の第一の目標は家族に関するものであった。彼は20代後半の最初の躁病相の後に離婚していた。この時の彼は，仕事中に不適切な性的ほのめかしをしたり，買春するなど性的に乱れた振る舞いをし，入院が必要な状態であった。この状態は本来の彼の振る舞いからはかけ離れたものであった。その後同様のエピソードはなかったが，妻と和解することはできず，最終的には30歳の時に離婚した。その時，彼にはとても可愛がっている2歳の娘がいて，最初の1年は定期的に会っていた。30代初めに彼が2回目の入院をしてから，娘との面会は途絶え，数年間娘と会うことはなかった。彼の目標は，娘との関係を再構築することであった。それは現在彼が自身のメンタルヘルスの問題を比較的うまく対処できていると感じていたからである。

セラピスト：それではジム，現在の第一の目標として何を挙げますか？
ジム：もう一度ジェシカに会うことです。チャンスがあれば，彼女に会って，彼女のためにそばにいることができるということを示したいんです。
セラピスト：彼女のために「そばにいる」というのはどういうことを意味するんですか？
ジム：どんな父親だってそう思うでしょう。定期的に会って，あちこちに連れていき，他愛もないことを話すんです。
セラピスト：娘さんとそのように会うことについて，前の奥さんはどのように考えると思いますか？
ジム：分かりません。たぶん最初は愉快には思わないでしょうね。私はまだ彼女と話す勇気を奮い立たすことはできないんです。
セラピスト：最後に娘さんと会うか話したのはいつですか？
ジム：病気になった時にはすべてがめちゃくちゃな状態だったので，離婚後3年間は会うことはありませんでした。その後前妻とは数回会いましたが，ジェシカとは会ってません。
セラピスト：そうすると，ジェシカに最後に会ってから約7年ということですね。それは子供にとって長い時間ですね。彼女がどんなふうになっ

ていると思いますか？

ジム：うーむ。いろんなふうに思いますね。彼女は中学生になっているはずです。友達を作って，ずいぶんお姉さんになっていることでしょう。本当に会いたいです。

セラピスト：あなたはこの目標にどうやって近づくつもりですか？

ジム：ええと，彼女が通っている学校の場所は知っています。いつか放課後に彼女と会って，公園でアイスクリームを食べ，いろいろなことを話そうと思います。

セラピスト：彼女の母親がそれにどう反応すると思いますか？

ジム：彼女はたぶん激怒するでしょう。以前そうしたように，私を狂人扱いして，本当に警察に届けるかもしれません。

セラピスト：私には，まず前の奥さんに，あなたが父親の役割を果たせるほど十分に健康だということを納得させる必要があるように思います。どうでしょう？

ジム：そう思います。私はただジェシカに会いたいだけですけど，私が安定していて，信用できる状態であるということをまず彼女の母親に示さなければならないでしょうね。

セラピスト：どうやってそれを示しますか？

ジム：彼女に連絡をとって，しっかり話さなくてはいけませんね。ジェシカと会うにあたって彼女が許せる方法がどんなものか考えます。

セラピスト：なるほど。それではまず最初のステップは，あなた方2人が計画を立てられるかどうか確かめるために前の奥さんと会う手配をするということですね。それでいいですか？

ジム：はい。そうすれば，ジェシカと会う前に物事を整理することができます。2人で大ゲンカしたことをまだ覚えてます。もうそういうことは彼女の前でしたくありません。

　ここで提起された問題は明らかに，彼自身と彼の娘にとって最もよい方法は何なのか，娘が彼と会うことを望むのかどうか，もし会えたとしてどうやったら続けられるのかということである。彼が数年来前妻と話しておらず，彼の現在の状況を彼女が知らないということもこの時明らかになった。娘とどのようなかたちで会うことが適切か彼女に意見を聞くため，そして彼の現在の状態を彼女に知ってもらうために，彼女と連絡をとること

を最初のステップとすることで合意した。彼女は最初の会話の際に警戒した態度であったが，娘との関係について議論するために彼と会うことに同意した。最初彼は，前妻との面会を設定するために要した時間についてのフラストレーションやその結果結論が出なかったことを報告した。しかし，この問題を処理し，それで彼の現在の対処能力が示されたことによって，これを書くまでの間に状況は好転し，彼は月に一晩だけ娘の家を訪問し彼女と会うことになった。完全な父娘の関係を取り戻すという彼の目標からすると，この達成はまだ限定的なものだが，過去の親子関係の歴史を考えた場合，現状ではこれが現実的な結果であるということ，そしてこれを継続していくことができれば今後より多く娘と会える可能性があるという点で彼は同意してくれた。

認知的側面の目標

この領域における目標は，特定の臨床症状の軽減に加えて，クライアントが感情的・認知的過程をコントロールする力を獲得することに焦点があてられている。これらの技法を適切に活用することで目指すのは，軽躁病の際の「ハイ」な状態だけでなく，その後に続くうつ病の「ロー」の状態も軽減することである。治療の焦点は，「ハイ」な状態を改善させるだけでなく，「ハイ」と「ロー」の両方に置かれるということをクライアントに理解してもらうことが重要である。クライアントは，メンタルヘルスの専門家たちが強迫的と思えるほどに彼らの気分をトーンダウンさせようとするのに，抑うつ気分への対応には興味がないように見えることにしばしば困惑する。

この技法は第8章と第9章で詳細に説明される。クライアント自身が気分をコントロールしたり，役に立たない思考パターンを変化させたりするスキルを向上させることに主な焦点が置かれる。これには，躁状態に関連する過度のポジティブ思考とうつ病に特徴的なネガティブな自動思考の両方が含まれている。

エミリーは20代初めに双極性障害と診断された35歳の女性である。彼女は数回の躁病相を経験していたが，彼女の病気は主に不快気分の期間が特徴であった。これは入院を要するほど重篤なものではなく，実際，彼女を担当する臨床スタッフが特に心配することもなかったが，エミリー自身

は主な問題と感じていたため最優先とすることにした。

エミリー：私が一番改善させたいと思うのは，本当に憂うつに感じる期間のことです。
セラピスト：どのようになってしまうのか，少し教えてもらえますか？
エミリー：あらゆることが大変になるんです。楽しめなくなります。仕事を続けるためには2倍一生懸命にやらなければなりませんが，誰も心配してくれているようには思えません。
セラピスト：どうして誰も心配してくれているように思えないんですか？
エミリー：ええと，私がハイになる時は，みんな気にしています。家族も，主治医も，みんなです。皆，私が治療を受けて，助けを求め，入院することを望んでいるんです。でも私が憂うつに感じている時は，誰も困っているようには思えません。
セラピスト：そのように感じた時にはどんな助けがほしいですか？
エミリー：私はただ自分自身の気分をよくできるようになりたいんです。誰かと話をして，困難を切り抜けられるようになりたいです。入院とか薬を増やすとかではなく，まともな助けがほしいんです。
セラピスト：気分が下がっている時期に対処する方法を学んで，その期間を短縮することは役に立つと思いますが，それはどうですか？
エミリー：ええ，いいと思います。どんなものですか？
セラピスト：私たちは，あなたの憂うつな気分と関係しているかもしれない考えや行動のパターンをたどる取り組みを一緒にします。それが分かったら，あなたがそのパターンを変えていく助けになるような計画を立てていくんです。
エミリー：分かりました。とにかくやってみます。

　こうして得られた目標は，気分を正常範囲内まで持ち上げることを目指して適切な認知行動的な戦略を実行してみるためにある。しっかりした活動計画を立てることと，誘導的発見を通して否定的な思考を変容させることが，組み合わせて用いられた。一連の治療を通して，気分をかなり改善させることができた。彼女はその後も，時々自身の状態をやや元気がないと評していたが，さほど頻繁ではなく，そのような状態になっても，学んだ技法によってその気分の影響を最小限にできていると感じている。

支援サービス

　この領域における目標は，メンタルヘルスのチームや社会的サービス，セラピストといった支援サービスを必要な時に適切に利用することである。友人や親類，電話相談窓口，地域支援事業なども含まれる。この領域で有効な目標設定を行うために明らかに必要なことは，セラピストが一般的に利用できる支援サービスの知識をもっていること，そして，過去にどんな非公式のサポートが有効もしくは無効であったかについてクライアント自身から詳細に聞くことである。気分障害患者における感情表出（expressed emotion; EE）の研究は，精神病の患者グループに対する過去の研究と同様に，感情的な口調や批判的な意見にさらされることが再発のリスクと関連するということを示唆している。したがって，単に友人や家族が近くにいるということだけでは十分ではないのかもしれない。クライアントと取り巻く人たちとの交流のあり方についてより詳細に話し合うことは，クライアントにとって有益な目標に合意するために重要である。これはクライアントがかつて利用したサポートやその結果について評価することも含まれる。クライアントのニーズに合ったサービスを適切かつ計画的に利用することは，自主性を取り去るのではなく，むしろ自主性を最大限活用するための手段として話し合われるべきである。この領域における目標は，地域サービスを早期に適切に利用することで入院を減らすことであろう。サービスの利用に対する障害は，この段階で確認しておくべきである。特に，クライアントが過去にサービスを利用した際のネガティブな経験を確認し，これを繰り返さないようにするための計画を早い段階で立てておくべきである。

　シドは50歳の男性で，5年前までは非常に成功した実業家であった。彼はいくつかの大きな企業を経営し，周りの人々を管理することに慣れていた。彼はうつ病と軽躁の期間を経験していたが，入院を1回しただけであり，適切な薬物療法を受けている間は仕事を継続していた。けれども，5年前に彼の妻が亡くなった時に，彼は初めてうつ状態となり，それに続いて長引く躁病相を経験した。その病相の間，彼はますます長時間働き，投機的な事業計画を進めたが，これがやがては破産へとつながってしまった。彼は次の職を見つけることができず，ついにはうつ病で入院が必要になった。近年の彼の精神状態は変動しており，数回の入院を必要とした。しかし，

彼は退院する時はいつも，以前の状態を取り戻すことに没頭していたために，服薬をやめてしまい，精神科サービスとの接触も拒否してしまった。

セラピスト：あなたは今退院しているわけですが，何か計画していますか？
シド：仕事に戻る必要がある。昔の仕事の関連で，まだいくつかの付き合いがあるから，また物を売るのに十分な元手が手に入ると思う。
セラピスト：昔の仕事とは？
シド：私は重工業会社のグループを経営していた。会社は今は多国籍企業の管理下だが，また会社を作れると思う。その方法は忘れちゃいないよ，君。
セラピスト：以前あなたが，最近はいくつかの投機的事業に取り組んでいると話してくれたことを思い出します。
シド：ああ，いくつかやったんだが，どれも行き詰ってしまった。
セラピスト：どうしてですか？
シド：最初は順調だったんだ。計画するのも楽しかった。けど，いったん立ち上がって進み始めたら，気分が悪くなる感じがしたんだ。
セラピスト：その事業にたくさん時間と努力を注がなければならなかったのではと想像しますが。
シド：ああ。週に少なくとも6日間は毎日12時間費やしてた。何度もやり直しているような感じだったな。
セラピスト：ハードな仕事に伴うストレスがあなたの病気の再発と関連していたかもしれないと思います。あなたはどう思います？
シド：分からん。そうかもしれん。でも，前にはいつもできてたんだ。どうして今はできないのかな？
セラピスト：ストレスや疲労の影響に対する閾値が今はそれほど高くないということなのかもしれません。それと，薬物療法についてチェックしてもらうために診察を受けることが仕事で難しくなりましたよね。
シド：ああ。忙しかったし，物事にどんどん取り組んでる時に雑談で時間を浪費したくないから。薬物の助けもほしかったけど，リチウムが切れちゃって，処方箋をもらうための診察予約がとれなくて，薬を飲めなかったこともあったな。
セラピスト：我々で，あなたの精神力の範囲内で働く方法を探し出す試みをするのがよいと思います。そうすれば，健康を損なわずに，メンタル

> ヘルスチームと絶えず連絡をとれるように働けるようになるかもしれません。
> シド：どうしたものかな？
> セラピスト：まず，もっと少ない時間で済み，経済的なリスクの少ない仕事があるかどうか少し時間を割いて話し合いましょう。
> シド：そうだな，それなら，従兄弟が彼の会社での事務仕事を申し出てくれてるよ。でも，俺は自分で好きなようにするのが好きだから，その仕事はあんまり気に入らなかったんだよ。
> セラピスト：でしたら，その仕事をどう感じるかを確かめるために，期間限定でトライしてみるというのはどうでしょう。最近，投機的事業も数カ月間は続くことが多かったわけですから，同じくらいの期間，あなたがどのように感じるか調べるためにその仕事をやってみませんか？
> シド：OK。数カ月間は徹底的に試してみるよ。
>
> 妥当な目標設定への合意に至るため，詳細な取り組みが治療セッションの中で行われた。彼は当初，以前経営していた会社を再び自分の管理下に取り戻すことだけが妥当な目標だと感じていた。しかし，治療が進むにつれて，最初は控えめな雇用形態にしておき，仕事している間も治療のためのコンタクトを継続するという現実的な目標に合意した。このやり方は，以前のアプローチだと彼自身が掲げているキャリア面での目標という点でうまく行くのかどうかを試すことができなかったことに基づき，最初は「実験的な」課題として始められた。

上述のとおり，目標設定のプロセスは動的なものである。上述の5つの一般的な領域に加え，検討に値する目標設定に関連して，他にも多くの問題が存在する。

現時点での目標とより長期的な目標

ほとんどのクライアントでは，現時点での短期的な目標とより長期的な目標を区別することは可能である。最初に現在の目標を扱おうとするのは，たいてい適切であろう。通常これはクライアントの最優先事項になるだろう。そのため，ここで設定された目標を達成することのモチベーションは高いことが多い。

短期的な目標の設定や到達のプロセスは，後の治療の中でより長期的な目標を計画する際のモデルとして用いることができる。短期的な目標は，クライアントの内的もしくは外的な領域のどちらかが中心となるだろう。内的な問題には，症状のコントロールや気分を上げ下げすること，固有の問題の解決，身体的な健康問題などが含まれる。外的な問題は，病状が悪い時の行動によって引き起こされる法的な問題や住宅事情，経済的問題，余暇活動の促進などかもしれない。長期的な目標もまた，内的な要素と外的な要素をもちうる。内的な問題には，治療にどの程度参加するかといった問題や自尊心の変動，ソーシャルスキルの問題，パーソナリティの問題が含まれるだろう。外的な問題には，長期間の失業や人間関係の問題，家族の問題，病状が悪い時の破壊的な行動の結果，スティグマの問題が含まれるだろう。

段階的なアプローチ

すべての目標設定において，目標を達成するプロセスを処理しやすいステップに分解することは重要である。これらのステップの対処について明確に説明することは，クライアントのモチベーションを維持し，前進している感覚をもたせるために重要となろう。もしこれがなされなければ，クライアントは早く目標に到達しようとしすぎてしまって失敗を経験したり，目の前に置かれた課題に圧倒されてしまって脱落してしまうといったリスクにつながってしまうだろう。

達成可能な目標を設定することの重要性

クライアントによって提示される目標は，非現実的であったり，達成不能なものかもしれない。完璧主義は双極性障害の一要素であり，クライアントの目標や願望に影響を与えることがある。これは目標設定のプロセスの間に同定しておくべきで，そうしないとプロセス自体が自滅してしまうリスクがある。もしクライアントが現在の能力を超えた目標を設定すれば，それは軽躁状態での過剰代償につながるか，もしくは無力感やうつ病を引き起こすリスクを伴うだろう。

グラハムは第一の目標について非常に明確な考えをもっていた。彼は3年前までコンピュータ販売に携わっていたが，4カ月以内に自分自身のコンピュータ販売会社を立ち上げることを望んでいた。しかし，アセスメント上では，これがすぐには実現しそうもないことは明らかであった。彼は躁病相の後で最近退院したばかりで，まだかなりの気分変動を認めていた。病歴からは，自分の会社を立ち上げようと試みる時は，これまで精神状態の急速な悪化に結びついているようだった。

セラピスト：すると，あなたは自分自身の販売会社を設立したいんですね？
グラハム：ああ。以前セールスマンとして雇われていた時に，すべてのコツを学んだんだ。自分自身で大金を稼ぐ時が来たんだと思う。
セラピスト：以前にこうして会社を立ち上げようとしたことはあるんですか？
グラハム：数回ね。でも，ハイになってしまった。
セラピスト：今回は何らかのリスクがあると思いませんか？
グラハム：分からないな。調子はいい。準備は整っているよ。何か問題がある？
セラピスト：そうですねえ。以前これをしようとして，躁状態になったと言いましたね。また同じことが起こらないかと心配です。
グラハム：何か代案あるの？　一日中何もしないで座っているのは避けたいんだよ。
セラピスト：あなたの記録シートを見ると，まだかなり変動していますよね。分かりますか？
グラハム：ああ，そうね。浮き沈みはあるかな。今日なんかかなり上がってる。
セラピスト：気分がもっと安定するまで，もう少し待ってみてはどうですか。そうすれば仕事を始めた時に問題が起こるリスクがはるかに減りますよ。
グラハム：ちょっと待ってみるか。でも，それでどうするんだ？
セラピスト：よい状態を保ちながら仕事を再開する方法を検討するんです。一番難しいところに真っ先に飛び込むのではなく，パートタイムから始めるというのが，一つの方法かもしれません。

> 治療において目標の利益と不利益を分析するために時間が費やされ，今回も誘導的発見によって達成可能な中間目標を導き出すことができた。この方法で特定された目標は，2カ月間比較的気分が安定していることという目途を含んでおり，これが達成されれば，彼が選んだ領域でパートタイムの仕事を検討するという次のステップへのきっかけとなるだろう。このアプローチは，当初の目標に挑戦するための後の試みを除外するものではなく，当初の目標が彼を再発の危険にさらしたりしない適切な目標なのかどうかを示すような，多くの現実的なステップに基づいていた。

目標達成の障害を同定する

目標が設定されると，クライアントがその目標を達成するために障害を抱えていることが明らかになるかもしれない。再検討とモニタリングを継続していくことで，早い段階でこの障害を拾い上げて処理するべきである。もし目標が達成されていなければ，まずその目標が現実的なものであったかどうかをチェックする必要があるだろう。クライアントが選択した目標にチャレンジしたかどうか，そしてその努力の結果がどうであったかを分析することがここでは重要である。もし目標設定が高すぎたのであれば，初期の試みから得られた情報に基づいて，より的を射た目標を再設定すべきである。さらに，セラピストはクライアントが選択して目指すべき目標が何であるか教示したくなる誘惑に耐えることが重要である。ある目標が明らかに重要だとセラピストには思えても，クライアントがその視点を共有し，自身の最優先事項と結びついていると感じなければ，そのような目標は達成されないことが多い。そうした抵抗は，セラピストの提案に直接異議を唱えることよりも頻繁に認められ，目標がクライアント自身の最優先事項に沿っているかということを再検討するきっかけとすべきである。

おわりに

本章では治療における目標設定の重要性について明らかにした。目標設定には協同作業が必要であり，扱う目標は以下の5つの領域に含まれるだろう。すなわち，(1) 症状の軽減，(2) 医学的側面，(3) 機能的側面，(4) 認知的側面，

(5) 支援サービス。これらの領域には，短期的な目標と長期的な目標の両方がある。処理しやすい目標へ向けて適切なステップを確認することは，治療において最も重要な局面の一つかもしれない。達成可能な目標を目指すことによって成功体験を得るというプロセスは，治療の他の局面において契約を結ぶ際のモチベーションを高めてくれるであろう。

第8章

認知的技法

はじめに

双極性障害クライアントのうつ病相に対して用いられる認知的技法の多くは，単極性うつ病のクライアントに用いられる技法と同じである。しかし，双極性障害のクライアントが，比較的安定している時（再発予防技法）や中等度のうつ状態，あるいは軽躁状態で用いられる時には特殊な認知的技法が用いられる。ここでは，これらの技法について述べる。

第2章で述べたとおり，急性期の躁状態における心理療法の効果についてはエビデンスがない。経験上，躁状態のクライアントには認知的技法を適用するのは困難と言われている。気分を落ち着かせるような活動をしたり，それ以上の刺激を避けたり，日課の乱れによる悪循環でさらなる躁症状の悪化を招かないよう不必要な活動を控えるといった，行動的技法を用いる。

双極性障害のクライアントの中でも，特に再燃を頻繁に繰り返すクライアントは，それが通常範囲内の変動であっても，気分の変動を怖れていることがある。そのため，正常な気分の幅と異常な気分の幅の違いを教えるのは重要である。気分モニタリングの技法を概説する。うつ状態と中等度の軽躁状態双方で出現する非機能的思考を挙げ，対処することは非常に重要である。この技法は，双極性障害の文脈で詳述する。もっと根底にある役に立たない推測に気づき，対処する技法についても後述する。本章の最後の節では，躁状態の前兆としての幸福感や自信に満ちた気分が，正常のものではなく，病相の初期であるということを，クライアントが受け入れることの難しさについて述べる。軽躁状態は，特に長期間うつ状態に苦しんできたクライアントにとって喜ばしいことが多い。そのような体験の結果を振り返って損得分析することはしばしば有用である。さらに認知的，行動的引き延ばし戦術についても述べる。

認知療法的介入の成否が，治療関係の質により決定されるということは言うまでもない。MansellとLam（2006）は，単極性うつ病や健常者のグループと

比べ双極性障害のグループでは，ハイな気分を誘導した後，課題にアドバイスした際，有意に反論しやすい傾向があることを発見した。この傾向は双極性障害にしかみられなかった。高揚した気分による易刺激性を特徴としたクライアントを扱う場合，信頼と共感のもとにラポールを形成することが重要である。ラポールが形成されていれば，いくらか高揚しているクライアントが批判的になるのを抑えることが可能であり，クライアントの気分の状態や，もっと極端な行動を自制するのに焦点をあてることに役立つ。この後に述べる，「遅延思考」や「引き延ばし戦術」に訴える技法は，クライアント自身がセラピストを信頼できると感じていれば，受け入れられる可能性が高い。

気分モニタリング

　気分モニタリングは認知療法の重要な要素とされている。双極性障害のクライアントでは，気分の変動は病相とよく関連しているため，普通の気分状態がどの程度のものかということについて過度に不安でびくびくし，用心深くなりすぎる。これは，特に頻繁に再燃を繰り返しているクライアントにありがちである。普通の日常生活による疲れや悲しみ，「うんざり」した気分をうつ病エピソードの前駆症状と解釈し，警告症状と捉えがちである。同様に日常の喜びや楽しみを，不必要に躁病エピソードの始まりとして捉えてしまうこともある。こうした解釈の結果，一部の双極性障害のクライアントでは，正常な気分状態を病的とみなし，活動を厳密にコントロールしがちである。逆に病初期のクライアントは，たいてい明らかな軽躁症状を普通の楽観的な気分とみなしがちであり，再燃の前駆症状かもしれないと認めることはまったくできないわけではないが，認めたがらない。その結果，前駆症状から完全な躁病エピソードに発展してしまうことがある。

　GoodwinとJamison (1990, p. 732) による「気分の弁別とは，感情の動揺性，衝動性，予測性の欠如，抑うつといった事柄のどこが正常なパーソナリティで，何が病気によって付け足されているかを解きほぐすのをクライアントが学ぶ，ゆっくりとした着実な過程である」という指摘は重要である。したがって，正確な気分と活動の評価は治療の重要な要素であり，最終的な目的は，クライアントが過度の恐怖や病に陥ることなく，自信をもって活動や気分の状態を操れる範囲を見つけられるようになることである。

　気分は気分と活動の記録表を用いて評価できる。気分と活動の記録表 (図8.1)

第 8 章　認知的技法　155

日　付	月曜日	火曜日	水曜日	木曜日	金曜日	土曜日	日曜日
6:00〜7:00 a.m.							
7:00〜8:00 a.m.							
8:00〜9:00 a.m.							
9:00〜10:00 a.m.							
10:00〜11:00 a.m.							
11:00〜12:00 a.m.							
12:00〜1:00 p.m.							
1:00〜2:00 p.m.							
2:00〜3:00 p.m.							
3:00〜4:00 p.m.							
4:00〜5:00 p.m.							
5:00〜6:00 p.m.							
6:00〜7:00 p.m.							
7:00〜8:00 p.m.							
8:00〜9:00 p.m.							
9:00〜10:00 p.m.							
10:00〜11:00 p.m.							
11:00〜12:00 p.m.							
12:00〜1:00 a.m.							
1:00〜2:00 a.m.							
2:00〜3:00 a.m.							
3:00〜4:00 a.m.							
4:00〜5:00 a.m.							
5:00〜6:00 a.m.							
気分の評定（−10〜+10）							

図 8.1．気分と活動の記録表

は24時間の記録シートになっており，簡便な時間ごとの活動記録と気分の状態の評定をつけられる。気分の評定では，単極性うつ病とは評定する範囲が異なっている。正常な気分変動の範囲と異常な気分変動の範囲を区別することが重要である。双極性障害のクライアントでは躁状態からうつ状態の両方に対応した範囲が必要である。我々は，気分の範囲を−10から＋10までとし，正常な気分の幅を−5から＋5に指定している（図8.1参照）。

気分を評価する24時間の活動記録表を使用する利点は，プラスマイナスどちらの方向でも特定の活動に結びついたわずかな気分変動を弁別できるだけではなく，気分の極端な変動も記録できることにある。次章の図9.1では，気分と活動の記録表の例を示している。

記録表を患者に渡す際には，すべてのホームワークと同様，コンプライアンスを高めるために，患者がそれを記入することの意味を示す必要がある。セッション中につけ方を示すのも有用である。そうすれば，クライアントが何をすればいいのかはっきり分かるし，「うまくできないかもしれない」というありがちな不安を解消することもできる。クライアントには，身の回りの出来事で起こる普通の気分変動について伝えておく。例えば，休暇が近づいてくれば，正常な楽しい気分になる。しかし，気分が出来事と明らかな関係なく上昇し続ける場合，クライアントは前駆期に突入していないか警戒し注意すべきである。そうすれば，クライアントは早期警告サインに気をつけられるようになる。

　サラは数週間前からセラピーに通い始めた。サラは規則的に活動記録表をつけるようになり，気分は比較的安定している。サラとその夫はともに熱心なクリスチャンで近くの教会に深く関わりをもっている。

サラ：今週はとってもよい週だったわ。記録表を見て分かるでしょう。
セラピスト：教会のことで遅くまで起きていたようですね。
サラ：あなたの言っていることはよく分かるわ。先週の礼拝は私にとってとても大事なものだったの。牧師様は教会で私が神に祈る特別な役割をもっていると感じさせるようなことを言ってくださったの。とても興奮したわ。夜のお祈りをもっと長くして恩返しをすることが大事だと思っているの。
セラピスト：あなたの気分は日曜日に＋6まで上がっていますね。いつも

のあなたより高すぎませんか？ 今は＋7ですよね。
サラ：確かにそうだけど、心配ないわ。教会に対する特別な役割を実感したというだけだから。ただ嬉しくて興奮しているだけなのよ。覚えていますよね。先週の娘の礼拝に行った時は＋6で、楽しかったけど、それでよかったですよね。
セラピスト：その時は、夜にはおさまって、御主人と口論になって次の日には－1まで落ちましたね。御主人はあなたの教会での役割についてどうおっしゃったのでしたっけ？
サラ：夫はちょっとあきれているだけよ。彼は、夜遅くまでお祈りをすることがいいことだと思っていないのよ。
セラピスト：どうしてでしょう？
サラ：どうしてって、睡眠時間を削りすぎて病気になるのじゃないかって。
セラピスト：それであなたのことを心配しているのですね。
サラ：たぶんそうね。私だって、充分に睡眠をとらないことで問題が生じることはよく分かっているわ。ハイになる時の初期段階にあるのかしら。
セラピスト：そうですね。あなたの気分は普段より高いですし、下がってこない。睡眠時間も減少していて、御主人は心配しています。でも、あなたは、特別な役割があると考えて、最高の気分で、普段の夜のお祈りよりも長い時間をお祈りに捧げています。
サラ：確かにそうだわ。

　サラの気分評定は異常に高いレベルであり、警告期であることを示している。このような極端な気分状態は、認知の性質を変えてしまうことが多い。セラピストはこのような徴候を警戒していなければならない。

気分状態による認知の変化

　思考の歪みは極端な気分状態の特徴であり、自己、世界および他者に対しネガティブに偏った特有の見方が生じる。Beckはこの現象を認知の三徴と呼んでいる。うつ状態では、自己は欠点だらけで価値がなく、世界は途方もないことを自分に要求し、将来は失敗に彩られている（Beckら 1979）。この歪みによって、ポジティブな情報や、うつ病の人の物事の捉え方と相反する情報を取り入れる能力が、低下するか完全に失われ、物事の否定的な面にばかり集中す

ることになる。うつ病での認知の変化は潜在性か深在性だが，多くは両方認められる（GoodwinとJamison 1990）。うつはどろ沼を這いずっているように感じられるほど思考過程そのものを抑制する。クライアントは不確かさと優柔不断に悩まされると言い，ある患者では，ひどい時には運転の時にギアを変えるかどうかさえ決められなかったというほどである。また，普通の心配事を過大評価してしまう。クライアントは，自分の普通の日常生活が破綻する恐怖と表現するかもしれない。この恐怖は，クライアントが病気のために多くの喪失を被った実体験に根ざしているかもしれない。双極性障害のうつ状態での否定的思考は，「もう不可能だ」とか「できない」といった類のものに集約されることがほとんどである。例えば，「前はできたが，もはやどうすることもできない」とか「やりとげる能力がない」とか「二度とできるようにはならないだろう」といった思考がよくみられる。クライアントはまた，他者と好ましくない比較をすることがよくある。こうした思考は，低い自尊感情によって引き起こされており，自尊感情は病気そのものによって例外なく傷つけられている。

　躁病エピソードの初期にあるクライアントは，一連の変化を報告する。認知の三徴から言えば，自身が有能で理性的であり，世界は輝き，人々は愚鈍で自分の考えについてこられず，未来は有望で可能性に満ちていると感じる。これらの変化は，上述した「認知の三徴」とは正反対である。創造力や自信の向上とともに，たいてい活動性も増加する。クライアントは，思考形式や物事の解釈が変化するだけではなく，「観念奔逸」と呼ばれる思考の数や頻度の増加を経験する。病初期のクライアントは，創造的思考のような，特定の思考の増加に気づくかもしれない。創造性の高まりに夢中となり，仕事の速度や費やす時間が増えていく。「考えや感覚が流れ星のように素早く頻繁で，もっと素晴らしいものが見つかるまでそれを追い続ける。しかし，この変化のある時点で，アイデアが速すぎ，多すぎることになり，錯乱が明晰さにとって代わる」（Jamison 1995, p. 67）。クライアントは，過度に楽観的になり，自身の能力を過大評価し，未来の計画はすべて実現し，世界を真に善意に満ちた場所と考えがちである。否定的側面はすべて認識されないか，軽視される。自分の行動のまずい結果には目が行かなくなり，問題を矮小化し無視してしまう。しかしながら，躁はうつの完全な対極ではない。Dilsaverら（1999）による因子分析では，躁の3つの成分が抽出された。すなわち，単純性躁病（pure mania），不機嫌躁病（dysphoric mania；怒りと焦燥感が特徴），うつ病性躁病（depressed mania；うつ症状が特徴）である。精神運動興奮はすべてのグループで出現する。

したがって，易刺激性，焦燥感，激越，妄想的観念に関連した猜疑心を訴えるクライアントも存在する。この一群は高揚した状態を嫌うことが多く，単純性躁病よりもセルフモニタリングに乗りやすく早期介入しやすい。彼らは，愚鈍で自分の考えについてこられず，不当に批判してくると感じる人々に対して，いらいらしがちである。時には，自分を邪魔していると感じる人々に対し，怒りを伴った妄想様の状態に躁状態が発展することもある。

躁病相の早期に，いつもになく友好的になり，セラピストに対して妥当でない意見を述べたり，不適当な賞賛さえ述べたりする人がいる。そのようなタイプの患者は，そうした思考によって，もはや病気ではなく，投薬を受ける必要がないと考えるようになる。セラピストを含む他者への過剰な批判は，躁状態の早期徴候だが，治療がどのようになされるべきかセラピストより患者の方がよく知っているかのような印象を与える。躁病相の後期では，判断は著しく障害される。クライアントは，非機能的思考と機能的思考を区別できず，建設的で協調的な計画を立てることができなくなる。躁病相の後期ではまた，妄想的かつ精神病症状を呈する可能性がある。神のような力をもち，自分が神の使者か超自然的な存在であると信じることもある。この段階になると，認知的介入が効果を発揮する可能性は極めて低い。

軽躁状態でよく現れる信念は，自分の素質や能力を過大評価し，他者の行動を自分に向けられたものとして過剰評価することにまつわるものである。このような信念は，自分の「特別な才能」を人々が羨んでいるという薄い根拠か幾分妄想的考えによる非現実的な思考によって出現する。このような時期にありがちな認知の歪みは，選択的抽出である。非論理的な意見を形作るために，過度の注意が細部に払われる。例えば，上司からの批判的なフィードバックをなおざりにして，わずかな肯定的なフィードバックに注目し，先輩よりも仕事ができると思い込んだりする。もしくは，状況を無視して特定の意見を選択したり，友人や知人に愛され，賞賛されているなどと結論づけたりする。一度の病相しか経験しておらず，微細な警報サインを認識していないクライアントは，こうした思考スタイルの変化を疾患エピソードの初期の徴候とみなせないことが多い。罹病期間が長く，多くの高揚気分のエピソードを経験しているクライアントは，これらの徴候に気づきやすくなっていく。

しかし，再燃を繰り返している双極性障害のクライアントは，傷つき，汚名をきせられたという感覚が強くなっていることもある。真の恐怖心に敏感であると同様に，病的な恐怖心に気づけることは，双極性障害のような重症精神疾

患のクライアントの治療の要である。

非機能的自動思考の収集

極端な気分状態における認知的要素の一つは，自動思考の出現である。自動思考は意識され，自然に浮かび上がり，たいていは短く，簡略化された様式で，極端な気分と結びついている。自動思考は言語的か視覚的イメージか，あるいはその両方である。それはよく考えられたものではなく，たいていいくらか歪んでいるが，患者にとっては非常にもっともらしく思える。治療の鍵は，そうした自動思考を収集し，それにチャレンジするように教えることである。

たとえ上下どちらの方向への小さな気分の変化であっても，自動思考を伴うことがあり，それを同定するために引き金としての気分の変化に気づくことが重要となる。治療の初期段階では，非機能的思考を収集するよりも気分の変化を見つける方が，クライアントにとって容易である。気分変動は特定の状況やきっかけとなる出来事に対する反応として生じるという証拠がある。Johnsonら（2008）は，双極Ⅰ型障害の患者125名に対して，ネガティブあるいは目標達成的なライフイベントが気分に与える影響を調査した。目標達成的なライフイベントは，躁症状の増加を予測した。ネガティブなライフイベントは，単回帰モデルではうつ症状の増加を予測したが，多変量モデルでは，うつ症状の変化を予測しなかった。したがって，双極性障害のクライアントを治療する上で，ライフイベントの形式に留意することは重要である。

最初の評価では些細なかろうじて識別できるような出来事が，患者にとって非常に重要となることがある。注意深く問診し，気分変動にまつわる状況を調べることは，単に出来事の詳細を明らかにするだけではなく，その重要性を認識することを意図している。このことは，うつ状態にも躁状態にもあてはまる。

　治療に訪れたジェーンは，金曜日にちょっとハイで興奮した気分を感じ，週末まで続いたと述べた。彼女は，どうしてそうなったのか最初は説明できないでいた。

　セラピスト：気分が安定していた時まで戻って考えましょう。金曜の朝起きた時にはハイでしたか？

> ジェーン：その時には，大丈夫だったわ。
> セラピスト：じゃあ，金曜日のいつから興奮を感じたのですか？
> ジェーン：えーと，お昼までは大丈夫でした。そして，姉から電話がかかってきたわ。
> セラピスト：どういう用件でお姉さんから電話が来たのですか？ そのこととハイに感じたことには関連がありそう？
> ジェーン：とても嬉しかったの。彼女は半年のうちに結婚予定なんだけど，花嫁の付き添い役をやってほしいって言うんだもの。姉が私に頼んでくれなかったとしたら，ショックだったわ。
> セラピスト：お姉さんの申し出がとても嬉しかったのですね。
> ジェーン：嬉しかったわ。姉とはいつも少しぎくしゃくしていて。結局，姉は私のことを好きなんだと思えたし。姉とはほんとによい友達になれたと思って，何を着て行こうかと考えだしたの。姉が皆からなんて素晴らしい妹をもっているんだと思ってもらえるように見せなくてはいけないと。
> セラピスト：それで，頭の中で計画を立て始めたのですね。
> ジェーン：初めは違ったわ。最初は単に嬉しかっただけだったけど，時間が経つにつれ本当に取り乱してしまって。姉が私のことを気遣ってくれないといつも感じていたし，姉は姉の道を行き，姉だけの友達をもっていると思っていたわ。でも，物事が変わりだしたの。今や私たちは最高の姉妹で，どこへでも一緒に行ける。姉は私がいかに大事なのか気づいたに違いないわ。私の人生は変わったの。一人ぼっちだってことに悩まなくていいし，姉はいつも私のそばにいてくれるはずよ。

　この例では，ジェーンの高揚気分の源を明らかにするために，注意深く問診している。彼女は日頃から自分は姉にとって重要ではないと信じていたが，姉が花嫁の付き添い役を頼んだことに彼女は喜び，結果として自分の人生が変わっていくと信じるようになった。留意すべきなのは，姉が自分を「大事に思って」いないという信念をジェーンが述べていることである。このような混乱は，治療初期に起こりがちであり，セラピストによって指摘されよう。

　治療の初期には，クライアントが自動思考を同定するのを援助することが大切である。セッションで，自動思考をチェックするのは第一段階である。自動思考が表出されたら，セラピストはそれをピックアップしフィードバックする。まとめの時間では，患者の注意は自動思考に向けられるが，セラピストはそれ

らを書き出し，患者も書き出せるように導く。患者に自分のノートを用意させ，自動思考や治療の重要点を書き留めるよう促す。ジェーンの場合には，自分の人生が変化しつつあり，いつも姉がそばにいてくれるという考えは，現実の誇張であろう。もしそうだとすれば，ハイに感じている時の思考の例としてジェーンにフィードバックしなければならないことである。

　自動思考を収集する能力は，最初は患者によってまちまちである。あるクライアントは，自分の思考プロセスを非常によく自覚し，自動思考を見つけ出すのに長けているが，自動思考に気づけずにかなりの技術指導を要するクライアントもいる。クライアントは高揚状態にある時よりも低いか比較的安定した気分の時の方が，自動思考を収集することの根拠を理解しやすく，そのような気分の時にできる限り自動思考を収集することが重要である。一度習得してしまえば，高揚した気分状態にある時にも，このやり方が通用する可能性がある。

　次の段階では，自動思考が気分に与える影響についてクライアントに注意を喚起する。「そう考えていた時，どんな感じでしたか？」とか「自分自身にそう伝えたら，どう感じますか？」といった質問で始めるのがよい。思考と気分の関係についてクライアントに教えることを，治療中一貫して継続する。認知的手法で取り組む上での根本的原理として，思考と気分の関係を患者が理解することは不可欠である。

　このプロセスは，高揚した状態でははっきりしなくても，うつ病相で治療に従順な時にはたいてい適応できる。大事なのは，軽躁病相で生じる思考にもそのプロセスを適応できるように，思考を同定し，チャレンジする方法を教えることである。「もうダメだ」といった抑うつ的な思考は，行動および機能のレベルに明らかに関連する。こうした信念をもつクライアントは，物事に挑もうとさえしないが，この信念と物事への挑戦の失敗との関連について充分に示すことが重要である。言い換えれば，次の段階は，患者に気分と否定的予測が自分の行動や機能にどのような影響を与えているのかを示すことである。このプロセスは治療を通して続けられる。

　患者が自動思考を収集し，それを特定の体験に結びつけ，関連する気分状態を認識できるようになったら，思考記録表を導入すべきである。GreenbergerとPadesky（1995）は，ある思考に対する反証を収集するだけでなく，「ホット」な思考に警鐘を鳴らせるような思考記録表を考案した。これはセラピストが関連する思考を扱うのに非常に有益なツールである。クライアントは初めに3つのカラムのうち1つだけを埋めるよう指示される。最初からうまくできるクラ

イアントもいるが，多くは「正しくできないのではないか」とためらってやりたがらない。強調すべきなのは，有効活用するには練習が必要であり，それを用いて次のセッションで問題が解決すれば，クライアントはもっとやる気になるということである。次のセッションで，思考記録表を検討してチャレンジし，例として他のカラムにも情報を追加する。

躁状態の認知的要素を扱う方略も，うつに対するものと同じ方法論に則っている。まず，クライアントは躁の初期徴候に関連する思考を見つけることを覚えなければならない。クライアントには24時間の活動記録表を用いて高揚気分を認識するよう指導する。気分変動に関連した思考が収集され，過度に憂うつな気分に関連した思考を扱ったのと同じ方法で，注意深く検討する。

軽躁や躁によく関連する思考として，能力に対する非現実的なほどポジティブな評価といった類のものがある。自尊心が亢進したクライアントは，どのような状況でも自分より上位にいる人物と自分とを比較しがちで，特に自分が努力している分野についてはなおさらである。これは，仕事のような公式の状況だけではなく，他の社会的状況にもあてはまる。クライアントは，「私は他人よりできる」とか，「私の考えは優れている」「私なら半分の時間でできる」「私はなくてはならない」「私なしでは破綻する」などといった信念を述べる。

クライアントがハイな時には，こうした信念は絶対的で，矛盾するどんな証拠も状況も考慮に入れられない。セラピストにとって問題となるのは，軽躁状態にあるクライアントはしばしば創造性や生産性が実質的に向上することを本当に経験するということである。クライアントは休息の必要性をあまり感じなくなり，活動レベルの亢進を体験する。これによってクライアントは，自分の思いどおりにやり続ける必要があるという根拠を与えられる。しかし，エネルギーを補充することなく消耗し続けているということや，自分のやっていることが躁を助長し，本格的な躁病相へ発展させてしまう可能性があるということにクライアントは気づくことができない。

さらに駆りたてられ，現実的に達成できないたくさんの仕事や課題を引き受けるようになるクライアントもいる。結果として，長時間働くだけでなく，これが達成するための方法だという信念の下に仕事の速度も上げようとする。このやり方が初めは成果を上げるので，それが病気の徴候で，極度に疲労して完全な失敗に至ったり，躁病相への発展に至ったりするという可能性に気づくのが困難となる。以下に記すように，時間の損失を補うために，実際に仕事に没頭するクライアントもいる。

> 　ジェイミーは34歳のアーティストである。彼は一人暮らしだが，恋人がいて，友達もいた。彼には去年計4回の躁病相とうつ病相があった。予防的な薬物療法は奏効していないようだった。
>
> セラピスト：去年はリラックスできず，不安だったと言っていましたね。
> ジェイミー：ああ。リラックスできないし，友達とも付き合えなかったよ。
> セラピスト：最後にそうなったのはいつですか？
> ジェイミー：この1週間ずっと。昨日は友達といたけど，リラックスできなかった。
> セラピスト：ゆっくり振り返ってみましょうか？　いつ？　どこで？
> ジェイミー：午後だった。友達の家で，みんなとお茶をしていたんだ。
> セラピスト：いつ，不安でリラックスできませんでした？　何が心に浮かんできました？
> ジェイミー：「時間の無駄だ」と思ったよ。「仕事すべきだ」とか「追いつくのにやることがたくさんある」とかね。
> セラピスト：そう考えたら，どう感じました？
> ジェイミー：不安になった。口実を作ってスタジオに戻り，そして朝の3時までスタジオにいたんだ。
> セラピスト：今日はどんな感じですか？
> ジェイミー：不安で，まだひどく動揺してる。
> セラピスト：以前，病院から退院した時にも同じようなことになりましたか？
> ジェイミー：ああ，失った時間を埋め合わせるために時間のすべてを仕事に費やしたよ。

自動思考へのチャレンジ

　このチャレンジにおいては，患者と論争したり「力比べ」に陥ったりせずに，患者が考えを修正するのを援助するセラピストの力が試される。双極性障害の患者と取り組む時には，抑うつ的な現実主義と結びついている動揺した思考と，低い気分によってもたらされた歪んだ知覚の結果としての否定的自動思考との違いを認識することが重要である。患者に対する共感は，セラピストが患者の予測不能で縮小した世界を認め受容できるかにかかっている。患者の人生の不

運な側面を認識することと，ネガティブな世界観や予測に対して客観的な見方をすることとの間のバランスをとることは技術を要することである。

　自動思考へのチャレンジは，非常に系統的な方法で行われる。これをテーマとしたセッションでは，同定された自動思考に付随または関連するすべての思考を引き出して書き出す。そして，協同作業によって取り扱う思考を選び出す。それは患者の根本的な問題や目標に関連したはっきりとした自動思考で，比較的直接チャレンジしやすいものでなければならない（J. S. Beck 1995 の考察を参照）。最も問題と関連している思考は，情動と強く結びついている。患者はその思考に対する確信度を評定する。鍵となる思考を分離できれば，チャレンジを開始できる。ソクラテス的質問法を用いて，患者がどうしてこの思考を信じているのかということを議論して書き出し，すべての根拠が集まるまで検証を続ける。ここで，セラピストは少しずつ別な視点に近づいていく。いきなり近づくと患者の抵抗にあうだろう。現在うつ状態の双極性障害のクライアントは，長期にわたって失敗体験や悲惨な経験を経ており，現実に自分の視点を支持するたくさんの根拠をもっている。このような患者の治療においては，患者の現実の経験を軽視したり，障害の程度を見くびったりしないことが重要である。患者の多くは，病気そのものと，それが自己評価や人生に与えた影響の双方にひどく苦しめられているものである。

　同様に，過度にポジティブな考えの修正にチャレンジする時にも，批判されたり，傷つけられたりするといった感情に気を配らなければならない。これは治療外の日常で患者がよく経験していることである。これらの思考を取り扱うことは，必然的に，患者にとって批判を受けていると感じたり，不公平に扱われていると感じたり，自分を有能な人物としてではなく単に患者として扱われていると感じたりさせがちである。クライアントは，過度にポジティブな思考の弊害について充分すぎるほどに気づいている家族から，けなされたり，束縛されたりしているように感じるものである。Mansell と Lam（2006）は，コンピュータ実験を用いて，双極性障害の患者と健常者のアドバイスの受け入れ度をポジティブな気分を誘導した前後で比較した。ハイな気分が誘導された後，双極性障害群は有意にアドバイスを拒否した。重要なのは，患者に挑むような意見を提示するのではなく，妥当かどうかを検証するように考えを提示することである。

　次の段階では，患者が別な視点を得られるように，できるだけたくさんの証拠を収集する。反論する具体的な証拠があるはずであるので，証拠集めはさほ

ど難しくはない。そのような思考の例として,「私にはもう助けは要らない」という考えがある。このような思考に対する反論は,過去の経験から導くことができる。ここでは,患者がそのような予測をもつことによってもたらされる結果について検証することが重要である。このような思考は患者にとって幾ばくかの真実を含んでおり,そのことについては認める必要がある。目的はその考えを完全に論破することではなく,患者が異なった視点から考えをみられるようにすることである。チャレンジするのになじみやすい思考というものがある。例えば,「店にいる人が,私を変だと思って見ていた」といった考えは,「精神的な病気をもっていると,幸せになる見込みがないということだ」という考えよりも,直接的に検証しやすいものである。

　　メアリーはとりわけ躁状態で自分が軽率な決定をしないようマネージャーを雇っていたが,現在,事業を拡大するために莫大な借金をすることに反対するマネージャーを抜きにして仕事を進めようと考え始めている。セラピストのところにやってきて,自分の計画に反対するマネージャーや家族の文句を言い,自分の正しさを彼らに認めさせる手助けをしてほしいと求めている。

セラピスト：それで,よい気分で事業を拡大しようと思っているのですね。
メアリー：ええ。だけど,マネージャーを言いくるめなきゃいけないわ。彼とは本当に腹を割って話していないし,彼はいつも慎重すぎるのよ。私の計画を進められれば事業を始めることができるわ。大手の銀行から借金して事業拡大に投資しようと思うの。でも,マネージャーや家族を説得できないの。皆私の能力を疑っているから,私が正しいってことをどうやって納得させるかアドバイスしてほしいの。
セラピスト：どうしてあなたの家族はそんなに慎重なのでしょう？
メアリー：私がちょっとハイだと。家族は私がハイだと,私の決断に取り合ってくれないの。たとえちょっとハイだとしても,躁状態ではないわ。ハイな時に最高の考えが浮かんできたのよ。そのことを家族は理解できないの。
セラピスト：ちょっとハイなことは認めるのですね？
メアリー：ええ,でもそのことは問題ないと思うの。
セラピスト：ハイな時に浮かんだ最高の考えの例を教えてくれますか？

メアリー：最後にハイだった時には，2つの大きな契約をとって，大きな利益を得たわ。
セラピスト：私が理解した点は，あなたはちょっとハイなことにあなたも気づいていて，ここのところ長時間働いていて，事業はうまくいっていて，大きな借金をして事業を拡大しようとしているってことです。以前にもハイな時に決断をして，それはうまくいき，自分は正しいと自信をもっているということですね。
メアリー：ええ，そうよ。
セラピスト：分かりました。でも，もしあなたのマネージャーと家族が反対する理由が分かれば，あなたが決断をするための理由を吟味できるかもしれない。事業拡大以外の意見を検討しましたか？
メアリー：いいえ，でも事業のために銀行に借金を組んできたの。銀行は，事業がうまくいっていると思わなかったら，資金を提供してくれないわ。
セラピスト：銀行はどのくらい慎重にあなたの計画を審査しましたか？
メアリー：ええ，口座担当者とそのことについては議論したわ。
セラピスト：その担当者はどれくらい詳しくあなたの計画を検討しましたか？ 例えば，すべての計算を検算するとか，かなり注意深くそれをやったかとか？
メアリー：いいえ，担当者は計算を実際には見なかったわ。でも，今はうまくいっているので私を信頼してくれているわ。
セラピスト：過去に銀行があなたへの融資を断ったことは？
メアリー：ありません。
セラピスト：これまでのあなたの経験で，うまくいかなかった計画に銀行が融資したことはありますか？
メアリー：ええ，数年前，あまりうまくいかなかったある取引に融資してくれたわ。でも，ビジネスでは，リスクはつきものよ。
セラピスト：そう。うまくいかないリスクがあっても，銀行はいくらか融資してくれるのかもしれませんね。
メアリー：たぶん，そうでしょうね。
セラピスト：あなたがハイな時に，とてもよい決定をされたことは分かりました。では，あまりうまくいかない決定をされたことはありますか？
メアリー：ええ，ボーナスをはずんだ後に，資金繰りが問題になったことがあったわ。でも，それはもう片づいているわ。

> セラピスト：ハイな時に，仕事を引き受けたとおっしゃっていましたよね。すべての仕事で利益が上がりましたか？
> メアリー：いくらかはうまくいかなかったと思うわ。でも，それがビジネスってものだわ。
> セラピスト：引き受けた仕事のいくつかは，うまくいかず，いくらかはうまくいった。銀行は，あなたの事業がうまくいくとの保証をあてにはしているわけではないようですね。
> メアリー：たぶんそうね。
> セラピスト：振り返ってみると，ちょっとハイな時に浮かんだ素晴らしい計画はそれほどよくなかったかもしれないと思えませんか？
> メアリー：確かに。
> セラピスト：もしそうだとしたら，そこから何が学べるでしょう？
> メアリー：そのように急ぐ必要はないと。
> セラピスト：他の考えをもつことには価値があるのではないかと思います。
> メアリー：いくらよい事業だとしても，1週間くらいではまだよいかどうかは分からないってことね。
> セラピスト：それを心配していたんです。
> メアリー：分かったわ。
> セラピスト：この計画がうまくいかなくなった時のことを想像してみてください。あなたにとって大きな問題になりませんか？
> メアリー：ええ，1週間保留して，もう一度検討してみるわ。1週間で相談した方がよいと思ったことは人に相談するわ。
>
> セラピストはさらにその計画のリスクと利点を吟味した。最終的に，メアリーは借金を延期するよう説得され，他者の意見を求めるようになった。

　自動思考を扱うもう一つの方法は，患者の説明に代わるものを探すことである。ここでもソクラテス的質問法が適している。例えば，「店で私のことを皆が笑っていた」という思考を検討する時，皆が笑う前に理由となる他の何かがなかったか確かめるといったように状況の他の側面を検討する。最後に，日常の気分変動に対応する最も有効な方法の一つは，自動思考にチャレンジし続けることであることを患者に強調することが重要である。

ジェーンの場合は，姉が花嫁の付き添い役を彼女にやってほしいと希望し，それで人生が変わりつつあると考えているので，その思考の修正には，相当な慎重さが必要である。セラピストが予測しているように，彼女の高揚気分はまったく本人には自覚されないだろう。セラピストは執拗に思考を修正しないよう注意しつつ，過去の姉との関係や姉の彼女に対する振る舞いについて質問し，思いやりながらもアンビバレントな2人の関係を明らかにしていく。

セラピスト：さて，間違いでなければ，あなたのお姉さんがあなたのことを思いやってくれなかったと感じていたと言っていましたね。あなたにとっては辛いことだったでしょう。
ジェーン：ええ，そうだわ。
セラピスト：どうして，お姉さんがあなたのことを思いやってくれないと感じるようになったのですか？
ジェーン：ええと，姉は私には電話してこなかったし，ほとんど訪ねてくることもなかったし。
セラピスト：では，この前の電話の前は，いつお姉さんと話したのですか？
ジェーン：えーっと……，確か3週間前ね。ある晩，仕事の後の電話をかけてきました。
セラピスト：なるほど。どのくらいの時間話をしました？
ジェーン：そんなに長くは。たぶん，30分ぐらいね。
セラピスト：2回の電話は3週間間隔が空いていて，前のは30分でした。何を話したか覚えていますか？
ジェーン：ええ，もちろん姉は私が今何をしているか聞いてきたわ。でも私はあんまり話さなかったわ。姉はいつも，自分の友達のことや，自分が何をしているか，仕事がどんなにうまくいっているかばかり話すの。姉は実際，私には興味がまったくないんだと思ってたわ。

　この段階で，セラピストはこの思考を修正したくなりがちであるが，それは時期尚早で危険である。姉がジェーンをあまり思いやらず，電話はたまにしかせず，義務感からジェーンを花嫁の付き添い役にしたということはありうることである。修正する代わりに，セラピストはさらに情報を集めることにした。

> セラピスト：これはよくあることですか？　私が言っているのは，あなたのお姉さんが数週間おきに電話をかけてきて，30分ぐらい話すってことです。
> ジェーン：それが普通ね。
> セラピスト：どれくらいの頻度で会いますか？
> ジェーン：えーと，最後に会ったのは復活祭［訳注：春分の日以降の満月の後の，最初の日曜日］の時ね。姉が招待してくれて。でも，なんだか落ち着かなかったわ。姉の友達とパーティーに行ったんだけど。みんな立派で，裕福に見えて。なんだか場違いな感じだったわ。
> セラピスト：その前にお姉さんに会ったのは？
> ジェーン：1月初めに訪ねてきたけど，一晩泊まっただけだったわ。あまりいたくなかったんだと思ったわ。でも，今はすべてが変わったの。
>
> セラピストは，姉妹の関係を探ることを続け，ジェーンの疎外感の多くは姉に対する劣等感からくるという仮説を立てた。セラピストは現時点では危険すぎると判断し，直接聞き出すことはしなかった。代わりに，ジェーンの注意を姉のジェーンへの接触の頻度に向けさせた。姉妹関係の親密度にはそれぞれ違いがあるものだが，ジェーンの姉はかなりの頻度でコンタクトを続けていた。ジェーンはこの頻度が望んでいたほど十分でなかったと述べたが，セラピストと一緒に時間的要因や互いの家の距離など，姉妹の一緒にいられる時間を短くしている実際の障害を検証した。セラピストは，姉がジェーンを尊重し，他の人たちとの関係も維持し，そして，ジェーンが自信をもち，姉がジェーンを自分の友人と同様に扱えるような可能性を追求した。実際に結婚式はジェーンにとって大変な時間だったが，セラピストの協力によってうまく切り抜けることができた。

思考を症状として再構成（リフレーミング）する

この技法は，軽躁や軽うつの時期に扱う認知的方略の中で最も重要な技法の一つである。自動思考が導き出された時，自分自身の考えとしてではなく，軽躁の早期徴候として捉え直せるかもしれない。クライアントは，疾患に関連した気分状態の変化として認識できるような特定の思考をもっていることがある。例えば，ある患者は家を出る時に，通りを挟んだアパートの住民が，自分がど

こに行こうとしているか，妄想的になり始めているか，病気であるか知っているという考えが浮かんだ時，自分がにわかに不安になり始めるということを知っていた。また，別の患者では，躁病相の初期に，夫の居場所を気にして疑り深くなり始めることが分かっていた。自分の考えが妄想であると自覚しているクライアントは，自分が魅力的で，力強く，創造的になったと確信しているクライアントより，思考を症状として再評価しやすい可能性がある。一方，頻回のうつ病相を経験しているクライアントも，ネガティブな思考を気分の下がる徴候として認識できるかもしれない。ある患者は，うつ病相の初期に，自分の飼い犬が満足な生活を送れなくなるのではないかと心配になると言い，またある患者はうつになりつつある時，自分が癌などの致死的な病気なのではないかと心配になると言ったりする。

誇大思考に挑む

誇大思考についても同じ方法で扱うことができる。しかし，患者にとって誇大思考を役立たないものと認識するのは難しく，事前によく話し合っておく必要がある。躁病相を経験したことのあるクライアントは，これを防ぐことに非常に熱心になることが多いが，皆がそうであるわけではない。一部のクライアントでは躁状態に耽り，たとえ自分が有害であると気づいていても躁状態を助長しようとする。このようなクライアントは，高揚した気分と，自分の経験や楽観的な思考を症状として再構成するために努力が必要となることの間で葛藤を抱くことになる。誇大思考を扱う際の要点は，患者が誇大思考を症状として再構成できるようにすることである。この課題で最も行われるのが，振り返り練習（retrospective exercise）である。一部の人は躁病相を自分のパーソナリティの一部と感じ，自分を何となくそんな人物とみなしている。そのようなクライアントは，当然のことながら，躁を防止することに気が進まない。しかし，クライアントはある部分で，もっと生産的な生活を送るのに自分の行きすぎた感情を抑制しなければならないことを感じており，ほとんどのクライアントでは躁を防止する治療に取り組める。この願望は，軽躁に隠されているかもしれないが，セラピストの最も強力な味方となる。

この課題は，患者が躁状態や重度のうつ状態にはなく，より安定した気分状態で行うのがベストである。最近の病相に関連した思考を思い出すよう促すことによって，クライアントは再燃の早期徴候と関連する思考を認識する。極端

な誇大思考だけでなく，躁病相のごく初期に生じた思考の変化を引き出すことが重要である。クライアントは，いつもよりできる気がして，自分の能力の範囲を超えていると思っていたことを達成できる自信が出てきたと述べるのが一般的である。気分が高揚するに従い，他人との比較で過剰にポジティブに捉えたり，優越感や創造的考えが増加したり，達成について過剰に楽観的予測をしたりすることで誇大思考が練り上げられ始める。そして，自身の行動の否定的な結果は過小評価されがちとなる。

> ジョーはスーパーのレジで働いており，うつ病相の間も何とか働き続けた。しかし，気分が好転するにしたがい，やや高揚し自分の上司と自分を比較し始めた。少し安定した段階で，出来事の詳細を検討した。
>
> ジョー：新しい人間になったような気がし始めたんだ。仕事中，店の立て直し計画について支配人が話しているのを聞いたんだ。正直言って，ボスのアイデアはつまらないと思ったね。後になって考えて，店の立て直しのもっと大胆な方法を思いついたんだ。実際，おせっかいにも，あやうく口出ししそうになってしまったよ。
> セラピスト：何があったかもう少し詳しく教えてください。
> ジョー：朝5時に起きて，エネルギーに溢れているように感じて，店を変えるアイデアに取り組み始めたんだ。素晴らしい考えだと思って。レジの仕事はつまらないと感じていたし，自分は昇進すべきと思っていたから，仕事にとりかかりさえしなかったよ。ボスがその計画を知って，俺の考えがボスの考えよりいかにいいか気づくだろうなって，考えていたことを思い出したよ。人生で初めて本当の自分だって感じたし，何か成し遂げられると思ったんだ。

セラピストの仕事は，気分の上昇によって患者の信念にどの程度の変化があるかを認識し，それをある程度客観的に考えられるよう援助することである。まず，患者にフィードバックすることで，思考に焦点をあてる。

> セラピスト：あなたは気分が上向いて，自信が湧いて，自分の考えがボスより優れていて，ボスがそれを悟るだろうと思い始めたと。

> ジョー：確かにそう思ったんだけど，今はばかげていたと思う。でも，ちょっとはいいアイデアなんじゃないかと思っているんだ。
> セラピスト：そういう考えはよくもっているのですか？ ちょっと，気分が落ちている時は，考えますか？
> ジョー：いや，いつもではないね。気分が落ちている時はまったく考えないね。
> セラピスト：それでは，仕事にうんざりして，あなたのアイデアがボスより優れていると考えるのは，自信に満ちた時だけですか？
> ジョー：そうだね。
> セラピスト：そして，気分が落ちている時にはボスより優れているとは決して考えないけれど，気分が少し上向いた時には，何か提案しようと思う。
> ジョー：どうも自分の気分状態によって自分に対してどう考えるのかが，変わってくるみたいだね。時々，本当の自分がどっちなのかって思うよ。
> セラピスト：大事なのは，どのような思考が高揚気分と結びついていて，あなたにとって危険か気づくことです。
> ジョー：上司よりも仕事ができるっていう考えは，うつでない時にも考えないことだから，気をつけなきゃいけないね。

　ひとたび誇大思考が同定されたら，病相を繰り返している／または，洞察力のあるクライアント——特に，気分や行動の症状が現に存在し，そのために誇大思考を扱っているクライアント——では，自動的に症状として評価されるだろう。

　ごく初期の軽躁状態における些細な認知の変化は，患者にもセラピストにも気分の正常な好転として解釈されやすいため，扱いはより難しい。実際，クライアントが述べる問題点の一つは，「よい気分」が正常なものである時も，躁や軽躁の前駆症状である時にも，見分けがつかないということである。うつ病相の患者しか診たことのない経験が浅いセラピストは，患者の改善に熱心なあまり躁の早期徴候を見逃しがちである。双極性障害のCBTの課題は，例えばよい知らせに対する反応のような正常の幸福な状態と，躁の早期徴候とを区別する手助けをすることである。一つの方法として，きっかけとなる出来事に対する認知的解釈と気分変動の程度を確かめるやり方がある。また，クライアントは躁病相でいつも現れるテーマをもっていることが多い。一般的なテーマの

例としては，宗教的意義であったり，「スピリチュアルな旅への欲求」であったり，誰かに関する根拠のない空想が生じやすかったりする。ここで前回の病相の前駆症状の詳細な聴取が役に立つ（第9章参照）。

軽躁状態の利益と不利益

　これまで述べてきた技法の多くは，軽躁とうつの双方に適用可能である。軽躁に重点を置いたのは，これまでにほとんど記載されていない領域だからである。しかし，損得分析の考えは一般にうつを扱うのには向いていない。患者のほとんどはうつ状態に利点はないと感じているからである。一方，軽躁状態には利点がある。軽躁は，アルコールや薬物乱用，喫煙，不快な薬物療法に対するコンプライアンス不良などのように，患者にとって非適応的で誘惑的なものと似ているとみることができる。上記の領域における介入には損得分析を含むことが多い（Rollnickら 1992; Kemp, Davidら 1996）。

　この治療過程の導入として，まず周到に備えることが病相エピソードをコントロールする最良の方法であることを伝える。最後のエピソードに先駆けて起こった思考の変化の詳細を検討するのと同時に，躁病エピソードの結果として患者が被った不利益を検討する必要がある。特に最近までうつ病相で苦しんでいた人にとっては，高揚した気分には利益がある。このような場合には，患者もセラピストも，躁病相を示唆する徴候として患者の精神状態の何が大きく改善したようにみえるのか検討するのは難しいことが多い。それゆえに，「正常の行動と気分」の幅をはっきりさせられるように，患者の気分と行動の変化の徴候を注意深く検討することが特に重要である。

　軽躁状態での利点の一つとして，さまざまな点でうつに対する防衛であることが指摘されてきた（Lyonら 1997）。軽躁は自己効力感を不自然に増大させ，クライアントをある一定期間は効率的に機能させるように見える。軽躁病相では，睡眠欲求の減少によってクライアントの活動的な行動や努力に費やす時間が増加することが多い。クライアントは，より有能で，魅力的で，活動的なようにも感じている。こうした感情は，しばらくはなかったものなので，非常に快いかもしれない。時には，躁症状はうつを覆い隠してしまう。仕事の失敗に立ち向かう方法は，もっとたくさんの大変な仕事に自分が耐えられずに深いうつ状態に落ち込むまで挑戦することだ，と述べる患者に出くわすことがある。そのような患者の認知の検討は，彼の明らかに野心的すぎる目的志向的活動の

理解に役立つ。

　かなりの期間うつ状態が続いている患者を治療する際，患者の気分が着実に改善するのをみるのはほっとすることであり，それを躁状態の早期徴候とみなすことを患者ともども見逃しがちである。けれども，親しい家族や友人はだまされにくい。彼らにとっては，躁病相はうつ病相と比べて扱いにくく，患者との関係や彼らの生活にとって有害なものだからである。近親者は，患者の突然の楽観性を伴った気分の好転には非常に用心深くなりがちである。実際，クライアントは親しい家族が「よい気分を台無しにする」ことに躍起になっていると不平を言うことが多い。さらには，軽躁病相にあっても，莫大な額を浪費したり，ありえない人物に対する空想的な信念や幻想をもったり，過剰な量の仕事に取り組んだりするような有害な活動を続けて消耗し，いらいらしたり家族や親友と衝突したりするようになることがある。

　軽躁状態にあることが自分にもたらす利益と，すべての病相や過去の経験で被った不利益について検討するよう，患者にホームワークを設定するのがテクニックである。得られた情報はセッションで検討し，例えば，数枚のカードのような患者が簡単にみられる形式に整理する。患者が軽躁病相の初期の安定している時に使用するのが最適だが，治療同盟が良好であれば躁状態のクライアントでも使うことができる。

　メアリーは建築業で成功している。メアリーは技術者としてトレーニングを積んでおり，仕事に精力的に取り組み，彼女自身の魅力もあいまって長年うまく働いてきた。しかし，軽躁状態となると，従業員に気前がよくなりすぎ，賃金を払いすぎて，会社の財務の厳しいチェックができなくなり始めた。メアリーは快活で活き活きとしており，治療セッションへの参加が不規則になっていた。たいていぎりぎりの時間に，やらなければならない何か「大事な」ことがあるという理由で，キャンセルの電話を入れてきた。メアリーは自分の従業員の出来をいくぶん過信するようになり，契約を失い始めた。会計士から好ましくない明細書を受け取って，メアリーはうつ状態に陥った。メアリーはすべてが台無しで，自分は落伍者だと述べた。彼女の状態が安定した時，楽しいと思っていた軽躁が仕事と資産に与えた損害について議論された。カードには，今後の高揚気分のエピソードに備え，メアリーの仕事を守る具体的手段として，会計士との定期的な

> 面談や他の従業員と連携できる信頼のおける従業員の雇用といった進行中の行動計画が書き込まれていた。メアリーは，セラピストの援助で，今後の軽躁病相においても事業をしっかりと維持するために遅延思考に沿った方略をとれるようになった。

引き延ばし戦術

　クライアントが過度に楽観的な計画の実行を引き延ばすことを学ぶ手助けをすることが重要である。この技法の基本は，クライアントの気分が高揚している時，距離を置いて時間を引き延ばす作戦を使うことである。この方略により，患者は状況をもっと詳しく探るために一歩身を引き，距離を置くことが可能となる。これには，自分の信念が時間経過で変化するかどうかを観察し，自分の考えの客観的な現実性を確認する時間を稼ぐための遅延思考や引き延ばし戦術の技法がほとんど例外なく用いられる。軽躁状態のクライアントでは，自分の考えの「現実検討」がたいてい困難なので，セラピストはクライアントが比較的安定している時期に，前もって遅延思考と引き延ばし戦術をとる同意をとっておく必要がある。つまり，治療の土台作りのほとんどはクライアントが比較的安定している時や，さまざまな方法で不合理な思考を検討する時に行われ，引き延ばしの行動的または認知的戦略が合意される。

　患者があらかじめ自分自身に対して考えた一連の問いかけによって，過度の活動は抑制される。例えば，ある患者は「なぜ今これをする必要があるのか？」とか「明日まで放っておいたらどうなるというのか？」とか「疲れ切ってしまったらどうなるのか？」といった質問を考えていた。彼女は，何かする際にこの問いをすることによって「よく考える」ことができるようになったという。クライアントが高揚気分にある時，「2週間後もよいアイデアなら，本当によいアイデアだ」とか「彼が2週間後も魅力的であれば，真に魅力的な人だ」とかいった幅広い認知的な引き延ばし作戦は，患者に納得して受け入れられやすい。

　いくつか有用な質問の例として，「正式にコースをやめてしまう前に少し待つことによって何か得られるものはありませんか？」「一番信頼する友達はこの決定に何と言うでしょう？」「友達が同じ状況にあるとしたら，どうアドバイスしますか？」「この見解を撤回する前に，どのくらいの時間を割けそうですか？」「正しい決断かどうかを確認するには何をするとよいでしょう？」「こ

れを実行したらどうなるのか，数日後に会ってまた話し合いませんか？」などが挙げられる。

　引き延ばし戦略とそれをする理由については，セッション中に取りまとめておかなければならない。カードに記載し，すぐにみられるところに保管し，患者が活動したいという衝動に駆られた時に，なぜ自分がこのような行動をとるべきかという覚え書きとしてカードを使用できるようにする。

　ジョーはその年，気分が高揚し，再びまずい方法で上司と渡り合おうと計画し始めた。

ジョー：ボスに，他にもっと大事なことがあるから当面は仕事に来られないって言ったんだ。
セラピスト：ボスは何と？
ジョー：ボスは不満そうだったけど，ボスが夢にさえ思わないはるかに素晴らしい新しい計画を実行しなきゃいけないからね。
セラピスト：あなたのアイデアは面白いと思いますが，創造的な思考があまりに強い時にどうすべきか，一緒にやってきたことについてまず考えるべきだと思います。あなたのアイデアは，組織に非常に利益をもたらすようですが，あなたのボスに敵対しないことも一方で大事なのではないかと思います。そのことは数週間前あなた自身が挙げていましたよね。カードに書いていました。

　カードを見る。

ジョー：病気でなければ仕事を休まないようにする。自分の考えがボスを怒らせないことを検討するために，10日間はボスと議論しないって書いてある。仕事は1日6時間以下，自分の感情に従って行動したらどうなるか自分に問うことって書いてある。
セラピスト：今こそ実行すべき作戦のようですが？　カードには，仕事を手放さないことが何より優先されると書いていますね。
ジョー：確かに。でも，それは簡単じゃない。

　セラピストとジョーは，仕事に戻りボスに対して物言いをしない方法を

> 話し合った。ジョーには，誰か関係者に自分の計画を話したらどんな反応があるか，あるいは同じような計画や考えを以前にももっていたことはないか，その結果はどうだったか訊いてみた。そしてその考えと計画の不利な点についても尋ねた。最後に，計画の妥当性について説明してもらった。

　行動を起こすのを遅らせることが賢明であるという考えに対して，クライアントがどの程度受容するかはさまざまである。すぐに行動しなければ成功しないと確信しているクライアントでは，行動開始を遅らせることを非常に嫌がるだろう。このような場合の介入では，信頼とラポールの形成が鍵となる。セラピストが自分の利益のために関わっていてくれると信頼していれば，患者はこうした方略を実行することを考えやすいだろう。セッションでは，待機して観察するという保守的な計画を実行するのに抗して即座に行動することの利益と不利益を検討し，特に衝動的な行動をして困ったことになった過去の出来事に触れて話し合う。待つという計画は，詳細かつ具体的で，患者と相互に同意されたものでなければならない。計画には，患者ができるだけ刺激を減らし静観する一定の期間がなければならない。この期間の後は，可能であれば次のセッションで，その計画の結果について患者の考えを再評価する。

　同時に，患者の「ホームワーク」として，ゆっくり入浴したり，ぐっすり眠るために薬を増量するなど，夜間の休息を確保するための「沈静化（calming down）」の方略を設定することが重要である。

非機能的前提

　近年，TeasdaleやEpsteinなどの理論家によって，2つの並列した情報処理システム（論理（rational）システムと情動駆動（emotionally driven experiential）システム）の概念について議論が続いている（Teasdale 1993; Epstein 1994）。認知療法においては，患者が感じている事実と，分かっている事実の間の葛藤として描写されている。つまり，知識と経験上駆動される知識の2つのシステムがあり，抽象的な知識よりも，真実と感じる事柄がより抗しがたく，頻繁に行動に影響を及ぼしているのである（Brewin 1989）。真実と「感じる」ことの方が，真実として「知っている」ことよりもより強く知識と関連するということが仮定されている。例えば，人は客観的な証拠がなくても，自分がバ

カだとか，非があると感じてしまう。

　Lamら（2004）は，高い達成目標に関する非機能的信念の得点が，双極性障害の患者で高いことを見出した。高い達成目標の例としては，「人はすべてにおいてうまくやるべきだ」とか「問題は素早く解決できるべきだ」「一生懸命頑張れば，どんなことでも人に勝ることができるはずだ」などである。我々の臨床経験では，一連の研究の結果と一致して，双極性障害のクライアントは自己価値を，いかに魅力的にみられるかということより，自身の成果に置くという感覚に染まっていることが多い。その結果，彼らはこの信念に駆り立てられ，完全主義の人間であることが多い。「最高の基準にあてはまらなければ，自分は二流だ」といった信念は，必ず失敗するような完璧主義的な努力につながり，うつ病相を招く可能性がある。双極性障害のクライアントの多くは，人生をうまくこなしてきたが，病気になって少しでもうまくいかなくなると，先のジェイミーの例のように，「追いつこう」とか「失った時間を埋め合わそう」などということに躍起になる。こういったクライアントは，過剰労働となり，息抜きや人付き合いに時間を割くことに，不安になったり罪悪感をもったりするようになる。たいていの場合，自分をすり減らし，睡眠時間を削るような不規則な日常生活に陥り，資産を使い果たすような危険を冒し，そして再燃に至る。背景には，自分はまだできるということを証明するには以前したように物事を達成しなければならず，一生懸命働けば病気になる前の状態に戻るという考えがある。

　アランは弁護士で，事務所では早くして幹部に昇進した。アランは優秀でとても勤勉であり，その結果給料もよかった。アランの両親も成功者で，アランを励まし，彼は人間の価値は仕事での成功によるのだと信じて成長した。彼は恋愛が破綻した後，さらに仕事に身を捧げ，喪失から気を紛らわそうとした。初めのうちは，彼の並々ならぬ努力に対し多くの賞賛があり，それがさらなる功績への励みとなった。アランは，成功のためには前の恋人など必要ではないことを，彼女や世間に示せたと感じていた。アランは，さらにたくさんの事案を担当し，夜遅くまで働き，朝早くから出勤し，過重労働に耐えた。しかしそのうち眠れなくなり，軽躁エピソードが出現し，きちんと働けなくなった。アランはこのエピソードの後，うつに陥り，自分の仕事に手がつけられなくなったことを認め，自分の人としての価値

> を問い始めた。アランは回復して復職したあと,自分のプライドを維持するために過剰労働にこだわってしまうことを何とかしようと治療に訪れた。

　双極性障害のクライアントにおける前提的信念の同定とチャレンジは,単極性うつ病に対するそれと似ている。前提は,行動(もし,……するなら)や感情(もし,……と感じるなら),思考(もし,……と言うなら)の領域から生じてくる。前提は自動思考の根底にある信念として存在している。前提は,生活上のルールかまたは「もし~なら(if-then)」形式の条件文のかたちをとる。前提はふつう意識にはのぼらず,繰り返す行動パターンの観察から見つかることが多い。前提的信念は,「もし~なら」形式ではっきりと表現されることは稀で,クライアントの「~べき」発言(例:いつも働いているべきだ,失敗すべきでない,いつも一番でなければいけない)や,過度に繰り返す行動か融通の利かない適応スタイルから見つかることが多い。これらの行動はしばしば,これらのパターンから外れると受け入れがたい結果となるという信念を土台にしている。具体的なものから抽象的なものまでの情報を含んだソクラテス的質問法を用いることは,根本にある主要な前提的信念を明らかにするのに役立つ。下向き矢印法もまた有用である。セラピストは,独特の言い回しに注意し,ルールに対する情動的な重みに気をつける必要がある。「うまくやらなければいけない」という言葉は「常に完璧で,最善を尽くさなければいけない」ということを意味しているかもしれない。多くのクライアントは,ある自分の行動や気分,考えに対する他者の反応についての予測や期待に関する対人的スキーマをもっている。例えば,「ベストを尽くさなければ,人は私を見下すだろう」とか,「ミスしたら,自分は二流であり人は私を忘れ去るだろう」などである。前提的信念が同定されれば,それを書き出し,次のステップで検証可能なもっと適応的な新しい信念を作っていく。再びソクラテス的質問法を用いて議論しながら,新しいルールを定式化する。ここで,セラピストはいかにそれらのルールが役立たないかという実用主義に訴えがちである。ここでふさわしい質問の例としては,「これを信じることは理に叶っていますか?」とか「この信念をもつことの利益と不利益は?」などである。不利益としては,真に創造的でいたり,経験から学ぶことを人に先延ばしさせたり止めさせてしまうことかもしれない。「この固定観念が人生の目標達成を妨げていないでしょうか?」とか「この決まりを現実世界にさらに適合させるにはどうしたらいいでしょうか?」「誰にでもミス

を犯さないことを期待するのは現実的ですか？」などと問う。例えば，「満足するには非常に高いレベルを常に達成しなければならない」というようなルールは，病気や利害の衝突などのような妥協が最もよい解決法となるような状況で，能力を発揮するのを妨げてしまう。さらに，こうした時にベストを尽くして失敗すれば，患者に挫折感や不全感をもたせてしまうだけである。「ルールを活かすには何を変えたらよいでしょうか？」といった質問は，患者が新しいルールの妥当性を検証するという次の段階につながる。新しい機能的なルールを考え出したら，患者にはその新しいルールが「あたかも本物であるかのように」行動するよう勧める。このことは必然的に，強い不安を生む頑固に信じている古いルールに対抗して振る舞うことを意味する。クライアントは自分のルールを破ることにネガティブな結果を予測しがちなので，患者のそうした予測についてのデータを集めてもらい，行動実験を開始する前に確認しておく必要がある。行動実験は，セッション中に新しいルールについて経験的に学べるよう，患者と協同して計画する。例えば完璧主義の患者が，「うまくやれるのはよいことだけれど，いつもできるとは限らない。あまりうまくいかなくても，失敗としない」という新しいルールを作ったとすると，ある課題の達成基準を妥当なものか「不完全」なものにまで下げ，不安のレベルと自分で予測したことの転帰をモニターすることが必要である。このような行動実験を設定することは，深く根づいた行動を変えることに不安が強い患者にとって困難なことが多い。行動実験の設定には患者の最大限の協力が必要であり，実験が成功するように，どの段階でも患者の不快感や抵抗感を可能な限り解決していく必要がある。最終的には，すべてのホームワークと同様，次のセッションの初めに行動実験のフィードバックを行うことが重要である。失敗はそこで検討し，修正していける。新しいルールに関する行動実験を繰り返すことにより，患者は徐々にもっと多くの適応的行動パターンを覚えていくようになる。

第9章

行動的技法

はじめに

　行動的アプローチは，双極性障害のマネジメントにおいて中心的なものである。具体的に言うと，双極性障害患者はたいてい，極端な無気力から有害な過活動まで変化する混沌としたライフスタイルを多く経験している。この極度の「ハイな状態」は主観的には快いことだが，その結果は最終的には悪いものとなることが多い。Healy と Williams（1989）が提唱したように，ライフイベントは睡眠や日課，概日リズムの乱れを介して双極性エピソードを引き起こす傾向がある。また，英国の NICE（National Institute for Clinical Excellence）とアメリカの APA（American Psychiatric Association）の双極性障害治療ガイドライン（APA 2002; NICE 2006）は，双方とも健康的なライフスタイルの推進の一環として，一定の社会的日課と睡眠習慣を推奨している。うつ病相の無気力な状態とともに，躁病相の「ハイな状態」では，エピソード中対処に失敗することが多くなる。日課を管理・計画する技術を上達させることは，上述の極端さを防ぐとともに，課題を計画して遂行し，目標にたどり着いたという成功体験を積み上げることで，自尊心の向上にもつながるであろう。日課や行動様式を変容させるための取り組みはすべて，協同作業的なかたちで行われることが重要である。彼らはまた，個人的趣向には合うが，精神的健康の観点からは不利益になるような特有の日課を作り上げてきたかもしれない。このことは，誘導による発見を通じた個々の経験から証明されるはずである。より指示的でコントロールしようとするようなアプローチをセラピスト側が行うと，心理療法の失敗につながるようなクライアントの強い抵抗にあうだろう。いったん現行の日課の利益と不利益を説明する根拠が十分に話し合われたら，行動や日課を変えるという目標の観点から協同作業を行う必要性を認識することがこのアプローチのさらなる局面となる。たとえ個々が変化の必要性を認識していたとしても，設定した目標はいずれも達成可能であることが重要である。最初

の変化は比較的小さいかもしれないが，治療の後の段階でいっそうの変化をもたらす基礎となるかもしれない。ここでも，あまりに大きく，または早くに変化させようとすれば，抵抗感や制圧感を感じて，治療から脱落してしまう危険がある。

> ジェーンは強い宗教的信念をもっており，8年間続く安定した恋愛関係がある。彼女は病院に入院する前，どんどん高揚し性的欲求が高まったと述べた。自身の魅力と性的欲求の高まりに考えが集中し，そのため他の男性と行きずりの関係に走ってしまった。普段の性格に反して，地元のクラブに頻繁に通って飲み明かし，短期間の関係を数多くもった。この行動の変化には，それが自分の権利であるという確信があり，そのためパートナーの反対にまったく耳を貸さなかった。パートナーは最終的に彼女のもとを去り，彼女は家庭内の日課がどんどん無秩序となり，その後入院を必要とするような重症のうつ病相に陥った。

気分と活動の記録表

治療期間中，すべての人に気分と活動の記録表をつけてもらう。この評価は，まずその人が従事している現在の活動の範囲とパターンを査定するのに用いられる。とりわけセラピストは，クライアントがどのくらい上手に1週間をスケジュール化できるかと，活動パターンが時間をかけてどの程度変化するかに気を配る。まったく無秩序な日課を示すクライアントもいれば，逆に以前の病相や入院期間で「失われた時間を取り戻す」ために非常にきつい日課を設定しようとするクライアントもいる。

> セリアは40代前半のアーティストで何度も入院歴があった。彼女は病気が人生に干渉していると強く感じていた。彼女はこのことを，自分が進歩していると感じるたびごとに，病気が「自分を1マス戻す」という言葉で表現した。彼女は最近の入院の後，退院した初日を，病院にいる間に失われた時間を取り戻すために10時間もスタジオでの仕事に費やした。彼女が友人と時を過ごしたり，くつろいでいる時に創造的なことを何もして

いないと，次第に緊張してくると気づいた際の概略をここで再現する。

セラピスト：あなたの記録やおっしゃることからは，現在のところあたかも仕事が最優先事項であるかのように思えますが。
セリア：そう。私は他のことで時間を無駄にしたくないのよ。あまりにも貴重なのだもの。
セラピスト：時間がそれほど貴重なことについて，おっしゃりたいことはありますか？
セリア：ええと，私は病気になってたくさんの時間を無駄にしたわ。それで，今は調子がよいから取り戻したいの。入院前はとても生産的だったからとてもいらだたしいわ。
セラピスト：あの時あなたは1日に16時間くらいプロジェクトに費やしてましたよね？
セリア：ええ，今もそうできるエネルギーがあったらなと思うわ。
セラピスト：あのようなエネルギーにマイナス面は何かありませんでしたか？
セリア：ええ，なかったわ。最初はね。私はただ，もっともっとよくなるように描いていたのよ。
セラピスト：後ではどうでした？ そんなふうに続きましたか？
セリア：いいえ，そうは思わない。後では，止めたいと思っても止められなかったし，働いていても同じように仕事に集中できなかったの。あることから別のことへと焦ってるのが分かったわ。
セラピスト：その時点でたくさんのことができてました？
セリア：その時はできていると思っていたけど，今思えば最後の数週の仕事で見せられるものはわずかよ。
セラピスト：現時点で，あなたの仕事面で一番重要な目標は何でしょう？
セリア：元気なうちは働き続けて，できるだけたくさんの成果を出すこと。
セラピスト：それでまた長時間働いているのですか？
セリア：ええ，もちろん。
セラピスト：私が働く時間を減らすよう提案したら，あなたは何と言うでしょうか？
セリア：ありえない。
セラピスト：なるほど。では，活動記録表を見てみましょう。時間数は増

えていて，あなたの気分の評価も上がっています。これはあなたが入院前に完成させた表ですけど，何か似たところはありませんか？
セリア：うーん，少しは。今は少し気分が上がっているかも。
セラピスト：仕事をもっと短くして，友達と会うような仕事以外の活動を増やしてみたら，気分がどうなるか実験して，観察してみるのはどうでしょう。現時点であなたはたいそうハードに働いていますが，そのせいで病気になったり，長い時間仕事から離れることになるリスクもあるわけです。もし仕事を減らすことで，健康でいられて長い間創造的でいられるとしたらどうでしょうか？
セリア：ええ，そういうことなら続ける価値はあるかも。分かったわ。試してみましょう。

治療では，失った時間を埋め合わせることと結びついて「創造的でなければならない」ことによって，どんどん長時間働くようになり，それが結局破綻して頻回に再発や入院を引き起こすことにつながるという悪循環を確認できる。クライアントとともにこうしたパターンを確認することは，別の日課について話し合う基礎となる。そこでは，当然毎日の働く時間を減らすことを含むことになるのだが，実際は再発や入院によって途切れることが減るため，長期間より生産的でいられるであろう。

使われる気分と活動の記録表は，伝統的にうつ病のCBTで使用されてきたものである（Beckら1979）。オリジナルの評価表は午前9時～午後8時までの時間ごとの記入スペースであるが，この評価表は毎日24時間にわたって1時間ごとに記入できるようになっている。これによって，躁状態の前駆期の人々が活動する可能性のある，「普段」からは外れた覚醒時間を評定できる。評価が複雑になりすぎることを避けるため，最初は満足度や達成感を加えるような特別な準備をしない。第8章で述べたように，ここでは，1日の最後に－10（極度に落ち込んでいる）から＋10（極度に高揚）の範囲で気分の評定をすることを考慮している。この気分の変動の情報は，とりわけ気分の変化と関連する活動や活動の変化の情報と併せて，臨床的に有用である。図9.1に例を示した。多くの患者はこの範囲で問題ないが，彼らの気分体験に関する個々の認識を反映するようにアンカーポイントを調整することを提案する人もいることは注目

1週間の気分と活動の記録表

名　前＿＿＿＿

	-5	+4	+1	-5	-5	-5	-1
気分の評定 (-10から+10)							
日付	月	火	水	木	金	土	日
AM 6:00 ～7:00	就寝中	6:30 起床	就寝中	就寝中	就寝中	6:30 起床 犬に朝食を与える	就寝中
AM 7:00 ～8:00	7:50 起床	犬に朝食を与える 7:30に仕事へ	犬に朝食を与える 7:30に仕事へ	犬に朝食を与える 7:30に仕事へ	犬に朝食を与える 7:30に仕事へ	話し合い	7:30 起床 犬
AM 8:00 ～9:00	犬に朝食を与える	8:30 仕事	8:30 仕事	8:30 仕事	8:30 仕事	8:00 仕事	朝　食
AM 9:00 ～10:00	洗濯と片づけ	仕　事	仕　事	仕　事	仕　事	仕　事	新聞を読んだ
AM 10:00 ～11:00	読　書 テレビ観賞	仕　事	仕　事	仕　事	仕　事	仕　事	園芸用品店に行った
AM 11:00 ～12:00	犬の散歩	仕　事	仕　事	仕　事	仕　事	仕　事	街で昼食
PM 12:00 ～1:00	読　書 地元のパブに行った	仕　事	仕　事	仕　事	仕　事	12:45 職場を出る	家　事
PM 1:00 ～2:00	パブで昼食	1:45 昼食	2:00 昼食	2:00 昼食	2:00 昼食	買い物	家　事
PM 2:00 ～3:00	テレビ観賞	仕　事	仕　事	仕　事	仕　事	地元のパブ	地元のパブ
PM 3:00 ～4:00	テレビ観賞	仕　事	仕　事	仕　事	仕　事	家　事	読　書
PM 4:00 ～5:00	テレビ観賞	仕　事	仕　事	仕　事	仕　事	夕　食	紅　茶
PM 5:00 ～6:00	テレビ観賞	5:50 職場を出る	5:50 職場を出る	5:50 職場を出る	5:50 職場を出る	犬の散歩	居眠り

1週間の気分と活動の記録表

名　前＿＿＿＿＿

PM 6:00 〜7:00	テレビ観賞	母を訪ねた お茶を飲んだ	母を訪ねた お茶を飲んだ	病院の予約	荷造り	疲れ切って居眠り	読　書
PM 7:00 〜8:00	テレビ観賞	車で学校会議へ	車で家へ	車で家へ	帰宅　テレビ	テレビ観賞	テレビ観賞
PM 8:00 〜9:00	洗　髪 犬の散歩	帰　宅	犬と遊ぶ テレビ観賞	犬に食事と 散歩をさせる	読　書	アイロン	アイロン
PM 9:00 〜10:00	テレビ観賞	ベッド	ベッド	読　書	ベッド	バ　ブ	バ　ブ
PM 10:00 〜11:00	バブ　夕食	就寝中	就寝中	ベッド	就寝中	夕　食	バブ　夕食
PM 11:00 〜12:00	話し合い 11:30 ベッド	就寝中	ビルがパブから 帰　宅	就寝中	ビルがパブから 帰　宅	就寝中	話し合い 11:30 ベッド
AM 12:00 〜1:00	就寝中	ビルがパブから 帰宅　話したがる	断続的な睡眠	就寝中	断続的な睡眠	ビルがパブから 帰宅　話したがる	就寝中
AM 1:00 〜2:00	就寝中	話し合い	話し合い	就寝中	話し合い	話し合い	就寝中
AM 2:00 〜3:00	就寝中	断続的な睡眠	断続的な睡眠	就寝中	断続的な睡眠	断続的な睡眠	就寝中
AM 3:00 〜4:00	就寝中	就寝中	就寝中	就寝中	就寝中	就寝中	就寝中
AM 4:00 〜5:00	就寝中	就寝中	就寝中	就寝中	就寝中	就寝中	就寝中
AM 5:00 〜6:00	就寝中	就寝中	就寝中	就寝中	就寝中	就寝中	就寝中

図 9.1. 気分と行動の記録表の例 APA (2002). American Psychiatric Association Practice Guideline for the Treatment of Patiens with Bipolar Disorder. Washington DC, APA. Newman, C. F. R. L. Leahy, et al. (2002). Bipolar Disorder: A Cognitive Therapy Approach. Washington, DC, American Psychological Association. NICE (2006). Bipolar disorder: The management of bipolar disorder in adults, children and adolescents in primary and secondary care. London, National Institute for Clinical Excellence.

に値する．本書で提唱している協同作業的アプローチに沿うなら，この問題については柔軟にすべきだというのが私たちのアドバイスである．

気分と活動の記録表を治療中に導入する

気分と活動の記録表の重要性については，初期のセッションで示されるストレス–脆弱性モデルを参照して話し合う．ライフイベントによりストレス要因が働き，社会的日課の破綻や睡眠不足が起こることを，前駆期に通じる引き金として確認する．したがって，核となる日常活動を確立しモニタリングすることは，前駆期への進行を防ぐことになるかもしれない．活動モニタリングの中核的な要素は以下である．

睡　眠

双極性障害の人の睡眠習慣の多くは，たとえ状態がよくてもかなり自然に変化しやすい傾向がある．睡眠はそれ自体，主として内的なきっかけより外からの環境的な必要性によって決められる活動である．双極性障害の人の中には，仕事と「普通の」余暇時間が重なっているという，普通の仕事／生活パターンが少ない人がいる．したがって，上述したセリアのようなアーティストは夜中まで働くし，交代勤務の労働者として従事している人々は，シフトの変化や日中に眠ることができないことで規則的な睡眠パターンの構築が妨げられるかもしれない．多くの人は折々何かの要因で睡眠を遅くしなければならなくなるが，これは習慣というよりたいてい例外であろう．しかし，この外的な要因がより侵入的か頻繁になってくると，睡眠パターンの変化はより極端になる．また，焦点が外的なきっかけに置かれると，人は疲労の合図に鈍感となり，疲労／睡眠の崩れと双極性障害の関連性についても自覚しづらくなる可能性がある．

モニタリングしたシートをもとにしたセッションで睡眠のパターンが確認されたら，セッションの時間は現実的な日課の目標確認に費やされる．ここでは最低限の睡眠時間と変動の少ない睡眠時間の両方を確保することを目指す．実際には，多くの人で8時間程度の睡眠と午後11時から12時の間の就寝を目指すことを意味するであろう．これは，段階的に就寝する時間を早くしていくことでたいてい達成される．患者がうつ病相の時には，抑うつ気分の「スイッチを切る」方法として睡眠が徐々に増えていく可能性があるので，目標が必要となることも留意すべきである．これは落ち込んだ気分の悪化につながるため，

より規則的な睡眠パターンの導入が回復を加速させるという観点で利益がある。

　図9.1にだんだん「危うい」気持ちになってきたと述べ始めた患者の，睡眠の乱れを示した気分と活動の記録表の例を示す。表にみられるように，気分評定は睡眠の崩れと連動して持続した低い気分を示している。この例のさらなる詳細は後述する本章の「睡眠習慣」の項で提示する。

　このような一見単純な変化を起こすことは人によっては難しいかもしれない。セラピストはそのような変化に抵抗する理由に気を配り，クライアントの視点に耳を傾けることが必要である。ここでは，個人的特性をしっかり認識することと，睡眠時間と規則性が彼らのニーズと目標に沿って増すように合わせていく特段の取り組みをすべきである。したがって，実際のパターンは各クライアントによって多様であるかもしれないし，彼らに対する他の外的な必要性の観点からは妥協しなければならないかもしれない。しかしながら，個々人ができる限り許される範囲内で，規則的かつ合理的な睡眠パターンを維持することは，精神的健康を維持するのに大いに寄与するであろう。睡眠時間を大幅に変更することは，クライアントによっては達成可能な目標でないということもある。そうした例ではトータルの睡眠量が重要になるかもしれない。また，差し迫った必要で葛藤した時には，モニタリングシートの使用がその人にとっての睡眠の重要性を強調するのに役立つ。つまり，例えば仕事上の必要や休日などで日課が乱れることが予想される時，治療では困難が生じた際の対処戦略を立てるなどしてその影響を和らげる方法を計画する。

食　　事

　多くの双極性障害の人々にとって，規則的でバランスのとれた食事摂取の習慣を身につけるのは難しいかもしれない。躁病相では，食事は彼らが没頭している刺激的な計画やアイデアから気を散らしてしまう無用のものとみなされる。対照的にうつ病相の時には，この目標を達成するのに必要な努力と計画は，よくて厄介か最悪どうしようもないものに感じられる。目標は，1日3回規則的な間隔で食事できるようになるのを援助することである。他の優先事項と関連して，これがどうしたらできるようになるのか最初から話し合っておくべきかもしれない。この領域に労力を注ぐ論理的根拠として，ストレス－脆弱性モデルを再び強調する。とりわけ双極性障害の文脈から，全般的な健康における栄養の役割とともに，それが病気の予防に果たす役割について話し合う。これはまた，双極性障害の躁病相の予防としての規則正しさや日課の重要性と特に関

連している。

計　画

　特定の日の特別な活動というだけでなく，気分と活動の記録表は長期間の活動のパターンをみるための基礎として使われる。この情報は，おのおのの活動が時間経過の中でどの程度のバランスなのかという実態を示してくれる。それによって，彼らが過度に仕事指向的であったり，逆に建設的な活動に回避的であるかどうかが分かるだろう。非常に仕事指向の人の場合，楽しみや趣味の活動がまったくないかもしれない。そのような人にとっては，すでにある活動を高めることに焦点を置くよりは，自己促進的な活動を見出していく必要があるだろう。そのために抑うつの前駆症状への対処が困難になる可能性がある。そのような前駆症状に先だってこの問題を確認しておくことで，予防的手段としての仕事以外の活動を段階的に導入していける可能性が生まれる。これをあらためて協同作業的なプロセスの一部として行う。それによって，特定のストレスの源がその人のどこにあるのか，またはストレスフルな出来事とそれを強化する出来事の両方の点で彼らの日常習慣がどのくらい不規則なのかを査定することができる。「計画」のセッションでクライアントは，白紙の気分と行動の記録表に向かって，次の１，２週間の活動範囲を確認する作業にセラピストとともに取り組む。ここでは普通，週のすべてにわたって詳細に計画するのではなく，計画をしなかった以前の期間の活動表において，やっていなかったりバランスが悪いとみなされたある期間の特定の活動に的を絞って行う。

　計画では多くの領域を達成目標としている。

仕事以外の楽しめる活動の時間を作る

　仕事以外の楽しめる活動を十分行っていないことが明らかであれば，そのことは「計画」のセッションで確認されるだろう。目標はこの問題を改善することに向けられ，そうした活動を次の期間の気分と活動の記録表に記入していく。その活動を見つけ出し，盛り込むために問題解決アプローチを適用する。気分が下がっている期間には，そうした活動を含めることが特に重要で，気分に対する効果は日々の気分の記入を加えていくことで行動的に証明されるだろう。気分評定は記録表にたいてい毎日記入され，クライアントは１日全体として－10（非常に落ち込んだ気分）から＋10（非常に上がった気分）の間で評定する。数回のセッションで集積した気分の記録は，気分が特定の活動にどの程度反応

するのか，そして時間経過でどの程度自然に変動するかを確認する助けとなる。躁やうつのエピソードを数多く経験した人は，自分は気分に対して何も影響を及ぼせないと信じるようになる。──「ただそうなっただけです。私は 7 カ月間うつで，それから 3 〜 4 週間ハイでした。そのことについて私にできることは何もありませんでした」。気分と行動の記録の情報によって，落ち込んだ気分の時であっても，自分が気分の落ち込みの程度を変化させられることが実証される。また，気分が下がっている期間には，気分を高める活動のレパートリーを増やすことで，低い気分の影響を緩和でき，そのことが来るべき躁病相の可能性と重症度を減らせる。慢性の抑うつが長期間持続している人にとってもまた，この方法で気分の変化を確認することを学ぶのは重要である。彼らは抑うつに直面して無力感を抱き続けていたり，気分は決して変わらないと信じているかもしれない。この気分評定の変化を確認することは，このことにチャレンジすることを助けるとともに，気分が変わりうることで，その後に仕事以外のポジティブな活動を計画する理由を裏づける助けにもなる。

　もう一つの問題として，上がった気分の時には，そのような仕事以外の活動が毎週の日課より優先され始める可能性が挙げられる。このような状況では，仕事や家庭での困難がエスカレートするのを避けるために，仕事の標準的目標を設定することに焦点をあて，こうした行動を適正化する計画を立てることが目標となる。

　ジムはうつ病相にあった。彼は普段は熱心なロードランナーであり，一般にいう「フィットネス狂」であったが，今は興味がもてずにいた。彼は仕事の課題をこなすのが大変で，徐々に「遅れを取り戻す」ために長時間働いていた。活動と気分の記録表は，1 日の中に休息がほとんどなく，仕事時間が余暇時間にまで及んでおり，同時に寝て過ごす時間が徐々に多くなっていることを示していた。面談で彼は，「スピードが遅い」と感じ，そのために自分のいつもの基準を果たせないなら走ることに「意味がない」と語った。ジムは極めて競争心の強い人間で，スポーツが彼にとって唯一許容できる息抜きのかたちだった。

セラピスト：気分と活動の記録表からは，あなたが普段よりもっと長い時間働いているように見えますが。

ジム：ええ，でもそうしなければならないのです。何をするにもとても時間がかかるように感じちゃって，余分に時間がないと全然ついていけないんです。
セラピスト：どうやら最近ランニングクラブで過ごす時間もあまりないのではありませんか？
ジム：はい。時間がとれないんです。働いているか，ただ疲れ果てているかどちらかです。
セラピスト：それが妨げになっているのは分かりますが，この数週間走りに行ってなかった他の理由はないですか？
ジム：どうでしょう。たぶん……，ほら，レベルに達していないと感じるからですかね。以前はあそこのロードワークで他のトップランナーと一緒にいたものですが，今はそれができないので意味がないと思うのです。
セラピスト：そうすると，あなたは現在遅いと感じていて，それでもっと懸命に長く働いて，そのせいでさらに疲れているとおっしゃっているのですね？
ジム：そこまではそう思います。
セラピスト：では，そのせいで余暇活動が思うようにならず，しなくなってきているのですか？
ジム：ええと，得もないのに繰り返し強調するのはどうしてなんですか？
セラピスト：よい質問です。あなたは落ち込んで疲れを感じていることで，さらにハードに働き，それで，普段ならリラックスしてストレスとうまく付き合っていくために行っていたスポーツをやめてしまうという悪循環のことを言っているように思えるのですが。
ジム：なるほど。ただ，そうだとして私に何ができるでしょう？
セラピスト：ええと，ランニングに加えて仕事以外の他の活動を調べることから始められます。これまでに他のスポーツをしたり，他の興味を追求したりということはなかったですか？
ジム：以前は水泳をしていましたが，数カ月前に止めてしまいました。以前は映画に行くのも楽しみでしたけど，どういうわけか今は観なくなりました。
セラピスト：もし競技的なランニングに疲れ果てているのなら，来週は2,3回水泳か映画へ行く計画を立てることを考えてみてはいかがでしょう？

> ジム：でも，さっき言っていた悪循環についてはどうでしょう？ 悪い方向に進まないでしょうか？
> セラピスト：悪循環を断ち切る最初のステップは，ストレスをうまく処理するためにあなたができるくつろげる活動の幅をもつことです。そうすることで，徐々に仕事で毎日疲れとストレスを感じずに済むようになるはずです。これを次の2週間やってみて，確かめてみましょう。
>
> 目標は再びランニングに戻れるようにすることと，彼が「遅い」と感じた時にはより競争的でない他のスポーツをすることに設定された。これらの活動の具体的な目的は，ストレスのレベルを減少させること，および活動のパフォーマンスそのものに焦点を置くのではなく，働くのに費やす時間の限界を「余儀なくさせる」ことと言える。この介入で，ジムの気分と不安は満足できるレベルに改善し，仕事をより管理できるようになり，このような問題が生じた際に家庭医と話し合う中で，病気休暇をとることに従えるようになった。

不必要な危機を避けるための計画

　気分と活動の記録表は，上述したように課業に関連した活動量について有用な情報を与えてくれるとともに，その活動様式についても情報を与えてくれる。仕事に費やす時間は長いかもしれないが，多くの時間は非生産的であるかもしれない。例えば，早い時間に出勤し遅くに帰ったとしても，そこにいる間は重要な仕事をぐずぐず先延ばしにしているかもしれない。こうした原因についての問題解決は有用であろう。これによって，仕事での問題や気分に及ぼすネガティブな結果が大きくなるのを回避することができる。このような環境下で，仕事以外の楽しめる活動の機会を提供するという視点をもち，仕事時間の妥当な限界を設定することと前後し，日常の仕事の範囲内で特定の活動目標をさらに詳細に計画していくのである。

> 　エールは賑やかな都心の普通科学校の年配教師であった。彼女は生徒に対しとても熱心であり，彼らの学問的な可能性を発揮させる手助けができるか心配していた。彼女は試験前の期間にかなり高揚していたと言い，生

徒にさまざまな補習をして残業していた。けれども，試験が終わると彼女は徐々に不安が強くなり，採点や事務的作業をできずにいた。それは，遅れを取り戻すのに長時間働かなければならなくなるほどに徐々になっていった。この過活動／低活動のサイクルははっきりと記録表に示されていたが，どちらの時期にも仕事以外の活動はみられていなかった。

セラピスト：気分と活動の記録表を見ると，働き方のパターンがこの２～３週で大きく変化しているようですね。あなた自身気づいていましたか？

エール：確かに気づいてはいました。その時はただどうしようもなかったんです。何にも悩まないでいるか，仕事以外のことに時間を少しでも費やして，罪悪感を覚えてパニックになっているかどちらかしかありませんでした。

セラピスト：それはとても辛かったですね。その時なぜ物事がいつもと違っていたのか分かりますか？

エール：分かりません。期限に間に合わせなければならないものがたくさんありましたが，それはそんなに珍しいことではありません。ただまったくエネルギーがないように感じました。あらゆることをすぐにしようとしてパニックになっている時を除けば，何を始めるのも大変でした。

セラピスト：仕事以外には何をしていましたか？

エール：たいして何も。他のことをする時間はありませんでした。

セラピスト：仕事ではやることが山ほどあったようですね。あなたのすべき仕事のすべてが皆同じく重要で，緊急のものだったと思いますか？

エール：ええと，いいえ，そうは思いません。でも，とても焦っていてどれがどれだか整理する時間がなかったのです。

セラピスト：今，そのことについて，少し話し合えますか？

エール：分かりました。それで，どこから始めましょう？

セラピスト：仕事をＡとＢにリストアップして振り分けることから始めるとよいことがあります。Ａの仕事リストは「今しなければならない」仕事，Ｂの仕事リストは少し待てる仕事です。

エール：分かりました。でも，それがどう役に立つのでしょう？

セラピスト：エネルギーをＡの仕事リストに集中させられるので，大事なことをミスしないように思いますし，すぐにやろうとしているたくさんのことに圧倒されずに済むように思います。また，そうすることで１週

> 間のうち仕事から離れて他のことをするための空きスペースを残せるはずです。
>
> 治療セッションの話し合いでは，気分を上げるための仕事以外の建設的活動を取り入れ，仕事における対処可能な目標を設定することが中心に置かれた。仕事の優先順位の分析を，「すべての仕事の回避」あるいは「すべての仕事をしなければならない」というパターンになっていないかを確かめながら行った。優先順位の確認によって，1週間ごとの仕事の目標が減り，仕事外の建設的な活動機会がもたらされた。エールによると，3回のセッションを通したこの変化によって，責任に押し潰される感覚がやわらぎ，仕事と余暇活動の日課がおおむね安定したという。

優先順位をつけた時間配分を学ぶ

これはさらに進んだ領域であり，気分と活動の記録表を再検討する際に最も有用なものである。これを行うことで活動のバランスが示され，ある活動に配分されている時間の妥当性も分かる。例えば，ある人は仕事と家での活動のバランスはとれているかもしれないが，家にいる時にはほとんどの時間家族から孤立しているかもしれないし，リラクゼーションや他の家族とのコミュニケーションの時間をほとんどとらず，「新しい計画」に取り組んでいるかもしれない。あらためて以前のシートを再検討し，こうした問題を確認することで，今後のシートの計画はもっとバランスがよくなる。これには，週ごとに組み込む優先領域の数の制限についてや，さらにオプションの補助的な活動リストについて，患者と一緒に決めていくことが含まれている。

役に立つ行動的戦略

リラクゼーショントレーニング

リラクゼーショントレーニングは，過覚醒や，気分の問題によく関連してくる不安症状への対処としても有用な行動的技法である。これにはいろいろな形式があるが，臨床的にはたいてい漸進的筋弛緩法のトレーニングとして施行される。これがクライアントに適した方法であることが分かれば，1セッションの大部分の時間を割いて，このテクニックを実際に使ってみる練習をするのが

よいだろう。通常，BernsteinとBorkovec（1973）の手法の短縮版が用いられ，そこでクライアントは以下の筋群（左そして右の腕と手，前額を含む顔面領域，上半身，胃それから下肢）について「緊張と弛緩」のサイクルを習得する。それぞれの部位をうまく弛緩させるのに普通はおよそ20分を要し，その後リラックスした場面を視覚化するのに数分間を費やして終了する。その時のセッションを録画してクライアントにコピーを渡すか，もしくは同じ題目についてあらかじめ録画したテープを最初のセッションの後に渡す。このスキルの習得は，しばしば気分と活動の記録表で扱った毎日の日課に基づいて行う。

睡眠習慣

上述したように，とりわけこの患者群では睡眠の乱れと気分のコントロールの悪化の間に関連性があることから，睡眠は行動的介入の重要な標的領域である。具体的な目標はその時の気分の状態によって変化する。

現在気分が下がっている人には過眠のリスクがあり，逃避のように眠り，それが「正常」な1日に入り込んで長くなるにつれ，疲労と落ち込みのレベルが増していく。そのような状況での目標には，最大限の睡眠時間と起床時間に関する設定をする必要がある。過眠が1日の中で遅くにシフトしていくのを避けるため，日中の睡眠を禁止する規則を加える。この計画を確実にするために，起床後，クライアントに1時間かそこら特定の活動を行うよう促すことが役に立つことがある。そのような変化に対する気分の「反応性」を客観的な証拠として示すため，気分のモニタリングと並行してこうした目標を実行に移すことが有用なのである。

気分が上がってきているか，興奮や易刺激性の要素が出現してきている人においては，逆のところに焦点があてられる。その状況で睡眠は，「無駄な時間」か「無用な気晴らし」もしくは単に「無理なこと」とみなされる。そのため，まず最初の取り組みでは，その人の現在の睡眠習慣を確認することに目標を定める。彼らはよく，疲れ切るまで寝ない，仕事が完了するまで寝ない，眠るためにアルコールに頼る，などと述べるだろう。こうした問題には，長時間働きすぎていたり，休息をとらないか「くつろぐ」時間を許容しないこと，夜のカフェイン摂取に代表される高レベルの刺激物の摂取などが関連している。それゆえ，睡眠の衛生慣習を高めるのには，夕方から始まるものをターゲットにすることが重要である。例えば，カフェインを午後7時以降は避けるか制限すること，仕事は午後7時半から8時以降は続けないこと，くつろぎ方の一部とし

てリラクゼーション技法を習慣的に用いることなどは，すべてこの領域の要素となる。睡眠時間もまた重要であるが，活動記録からはたいてい睡眠時間が大きく変化しているのが分かる。これは気分の安定性と強く関連している社会的リズムの安定性を障害するのである。

また，個人によって入眠時間や必要とされる睡眠の総量に違いがあることを知っておくことも重要である。睡眠習慣に焦点をあてる時にはいつでも，セラピストは協同作業的でなければならない。行動実験のつもりで，セラピストとクライアントは睡眠のパターンを変化させてみて，その変化が個々の職業や家庭内での能力に及ぼす効果について，気分の変化（易刺激性を含めた）と併せてモニタリングするのが望ましい。クライアントによっては，ただ毎晩の適度な睡眠と差し支えのない入床時間を確保することだけが目標となる場合もある。

行動的技法が容易に効果を示さないほど気分が上がってきている場合には，睡眠パターンを戻すことや気分の安定化を助けるために薬剤の変更（例えば短時間型の睡眠薬の処方）が必要かどうか検討することも有用かもしれない。この場合，臨床的に実行可能となったら，すぐにこの領域に対する非薬物的なアプローチに戻ることが目標となる。

カレンはフルタイムの職についており，現在は無職だが以前は上級管理職だったパートナーと暮らしていた。最近彼女は，徐々に気分が「不安定」になってきていると感じ，集中が困難で，いつもよりイライラしやすくなってきたと述べた。話し合いでは，特に明らかな原因は見当たらなかった。しかし，彼女の気分と活動の記録表を再検討すると，彼女のパートナーが仕事を辞めてから彼女の日課がだんだん乱れてきていることが分かった。退職後彼の日課は変化し，地元のパブに遅くまでいて，深夜に帰宅するようになった。そのため，カレンは彼と一緒に行かない時でも，午前1時前に入床することが稀になっていった。それで彼女は，ほとんどの夜4, 5時間しか睡眠をとれなくなった。たまに「不足を取り戻す」ために早めに就寝してみたが，パートナーの帰宅で眠りが中断されることがしばしばだった。

セラピスト：最近気分が不安定だと言っていましたよね。最後に会ってから，気分の変化に関係しているかもしれない何か重要なことはありまし

たか？

カレン：いいえ，まったく。ただいつもの日課をこなしてました。

セラピスト：気分と活動の記録表を見ると，日中の記録はいつもどおりですが，睡眠時間がいつものあなたより変化が大きいようですが？

カレン：ええ，そうです。そう思います。ビルは仕事を辞めてから，好きなことだけしています。いつも閉店までパブでおしゃべりして，それから帰宅して私を起こすのです。本当に腹が立ちますよ，特に彼が翌朝遅くまで眠っているのを見るとね。

セラピスト：最初の方のセッションで，双極性障害の人では睡眠の乱れが症状の悪化に関係することがあるという根拠について話し合いました。睡眠パターンの変化が気分に影響しているとは思いませんか？

カレン：そうね，今細かく見ると，そう思います。たくさんのことをやっていたから，そこに注目するまで気づかなかったわ。

セラピスト：気分の助けになるのなら，睡眠習慣にいくつかの目標を設けてはどうでしょう？

カレン：どんな目標ですか？

セラピスト：そうですねえ。規則的な時間帯で睡眠をとること，その時間帯の設定をあなたにとっての「第一優先順位」とすることでしょうか。これらの目標をビルと話し合っておいて，それで彼にあなたの健康にとって睡眠がいかに重要であるか理解してもらうことも役立つかもしれませんよ。やってみてはどうですか？

カレン：やってみる価値がありそうです。今夜，彼に話してみようと思います。

　このパターンを確認してから，パートナーの日課の変化から彼女自身を守る方法を見つけることに目標が置かれた。積極的にこれについてパートナーと話し合い，この変化が彼女の健康に対して及ぼす役割を明確にすることで，パートナーとの合意に至り，彼女が「満足」と感じる7時間という睡眠の目標に向かって睡眠習慣を規則化することができた。この目標の達成は気分の安定性の向上にも関連していたため，自己強化的に目標が維持された。

活動に優先順位をつける

　活動に優先順位をつけることは，気分が下がっているクライアントが困難を抱えている時にとりわけ有用である。ここで再び，気分と活動の記録表の情報が，重要だけれども今は避けるべき活動を検討する基礎となる。たいていは，この行動の回避が罪悪感につながり，後になって回避した活動がもっと大変に思えて絶望的になることを自覚するだろう。これは家事や仕事の課題，あるいは締め切りに関連するかもしれない。どちらの場合においても，セッション当初は問題領域を確認することに割り当てられる。最初は大まかに，「私にはもう家のことができない」「仕事は手に負えない」「私の請求書と債務はもうどうしようもない」などのように表現されやすい。この大まかな表現に続いて，個々人が困難を感じる特定の領域に分解していく必要がある。

　例えば，その困難が「私にはもう家のことができない」ということであれば，その後の質問は何の活動が困難かということになる。これによって，「家を管理する」という目標を達成するために必要な活動のリストが作られていく。これらの活動が決まれば，そのうち今やっているのはどれかということを考えていく。さらに，活動を優先順位と必要性の観点から順位づけしていく。手始めに，重要だけれども処理しやすい課題の簡潔なリストを作ることを目標にする。適切なレベルの目標を設定することによって，クライアントは「私にはもう家のことはできない」といった大まかな表現で失敗を繰り返してきたのと違い，成功体験を得ることができる。抑うつが生活を困難にしていたとしても，自分にもやれる活動があると気づけるようになるため，この成功体験はうつ病のクライアントの動機づけを高めてくれる。このアプローチを進めていくのに，セッション当初にはかなりの時間を要するが，ひとたびクライアントがその過程になじんでくれば，それは自律的となり，最初に治療中に展開したものよりもっと広い範囲のものへ目標が拡がっていく可能性がある。

　シーラはこのところうつ状態にあったが，まだ気分が上がっていた時のようなレベルで活動を維持しようとしていた。そのため，家事を滞りなくこなしていくために必要な労力に圧倒され，長時間の活動を避けるようになっていた。家事の詳細から，彼女の求める基準は週に何度も大掃除しないとダメだと感じるほど極めて高いということが明らかになった。

シーラ：とにかく家事をうまくこなせなくなっているの。あまりに多すぎて。本当に落ち込んでしまうわ。
セラピスト：毎日たくさんのことを処理しようとしすぎているように思えますが。
シーラ：いつもやっているだけのことよ。先月まではちゃんとできていたもの。家の中を飛び回ってね。いつでもとてもきれいにしてたの。
セラピスト：先月，気分が変化したのですか？
シーラ：先月は調子よかったわ。もしかしたら，少しハイだったかも。
セラピスト：今の気分はどんな感じですか？
シーラ：かなり下がっていると思う。
セラピスト：下がっていると感じると，エネルギーのレベルはどうなりますか？
シーラ：落ちちゃうわね。時にはベッドから出るのも辛いわ。
セラピスト：とても大変そうですね。落ちている時にたくさんの活動リストのことを考えたらどう感じますか？
シーラ：ただ参っちゃうわね。絶対全部終わらせられないと思うから，取りかかれないわ。要するにどういうこと？
セラピスト：じゃあ，そのように感じながら毎日すべての活動をやろうと考えるのは現実的だと思いますか？
シーラ：うーん，やれないけど全部やらなくちゃいけないし……，私には分からないわ。
セラピスト：なるほど。おっしゃることは分かります。言い方を変えましょう。毎日すべての仕事をしなければいけないと思いますか？
シーラ：分からない。
セラピスト：あなたの仕事を，毎日やる必要があるものとそれほど頻繁にやらなくてもよいものとに，順位づけできるかどうか調べてみたいのですが。
シーラ：それでどうなるの？　役に立つのかしら？
セラピスト：あなたはさっき，その時には参ってしまうとおっしゃってましたよね。仕事を順位づけすることで，毎日の活動リストが現実的になります。それで，たとえ気分が落ちている時でも，やれるという見込みをもてるようになるでしょう。毎日やらなくてよい仕事は，気分が持ち上がった時に計画するか，週の中で段階的にすることができますよ。

> 彼女に求められる仕事のうち重要な要素を確認し,あまり必要のない家事仕事の目標を減らすのに,活動に優先順位をつけるアプローチが用いられた。この簡潔な主な活動リストを,さらに細かいステップに分析していった。そして,1週間で達成可能な現実的なステップの数をセラピストとすり合わせること,気分の変化が許せばこれをセラピストと相談して増やしていくことが,次のシーラの目標となった。介入の目的は,圧倒される感覚を和らげ,「完璧主義者」の基準に依らずに課題を実行できるようになることであった。

問題解決

　問題解決アプローチは活動の優先順位づけの一部として,もしくはそれとは別に用いられる。問題の解決は,日々の生活において間違いなく重要な活動であり,これによって双極性障害の多くの人々がうまく日常生活を送れるようになるだろう。しかし,特に双極性障害のうつ病相において圧倒的で解決不能と思われる問題に対処するのには,より構造化されたアプローチを要するかもしれない。治療セッションにおける最初の課題は,解決すべき問題の本質とともに,どこで,いつ,どのように,どういう背景で問題が生じるのかについての詳細をはっきりさせることである。問題の本質に関する情報を得てから,可能な限りの解決策をブレインストーミングするのに時間が割かれる。この際重要なのは,実現できそうな解決策がセラピストから提供されるよりむしろ,クライアントから出てくるように促すようにすることである。クライアントの思考を「解放する」ために,たいてい最初は,多すぎたり,わざと不適切な解決策を含む解決リストを作るのが有用である。次に,解決策のリストからうまくいきそうな候補を選択するのに,ソクラテス的質問法を用いてより詳しく検討していく。クライアントが一つの解決法を選んだら,その解決策を実行する上での予想される困難を確認し,うまく実行するための方法が話し合われる。もちろん,もし解決に複数の人が関わるなら,ホームワークの課題として問題解決を設定する前に,すべての参加者の同意を得ておくことが重要である。

時間引き延ばしのルール

　本セッションと次のセッション(座る/聴くの目標)は Newman ら (2002) の研究に基づいている。衝動的で有害となりかねない決断は躁病相の特徴だが,

前駆期にもしばしば認められる。クライアントは，間違いなく彼らにダメージを与えるような投機的事業や，人間関係を変化させるような突飛な計画で頭がいっぱいになってきているかもしれない。予想される落とし穴をろくに検討せずにそのような考えが増えていくのは，たいてい誇大性の高まりが関連している。したがって，セッション中に別の視点をセラピストが喚起するのはあまりに簡単で，さらに意見を対立させるような対決的状況に引き入れてしまいかねない。そのため，時間引き延ばしのルール（Time Delay Rules）は，特に治療初期に提案しておくと，非常に有用かもしれない。クライアントには，用心することなしにアイデアを実行することが時には有害であることを，通常躁病相にない時に話し合っておく。これはたいてい過去の不調だった時の行動に言及しながら行われる。クライアントが少なくとも24から48時間は（どちらか適切な方），そのような考えを実行するのを遅らせることに同意するという約束を，口頭もしくは書面で行う。実行に至るのに時間を遅らせる必要があるという合図は，セラピストかクライアントの信頼する他の人から出されることに合意してもらう。これが実行されれば，セラピストはその考えに対して積極的に議論する必要はない。しかし，時間を引き延ばしてみた後でもクライアントの主張と同じくそれがよい考えであればよいが，もしそうでなければ，そのアイデアのあらゆる欠点を問題にすることを提案する。クライアントがこのルールに従うことで「失うものは何もなく」，そのように物事を延期することで有害な行動を防ぐのに十分効果的なことが多い。引き延ばしの期間に，認知的技法の章で紹介した「考えの強さをテストする」といった認知的テクニックを用いることも重要であろう。

座る／聴くの目標

このアプローチもやはり，気分が低くなりかけている時より，軽躁／躁の初期の前駆期に適している。躁病相の前駆期では，行動的にも認知的にも活動的になっていく傾向がある。アイデアがたくさんかつ頻繁に出てくるように感じ，しばしば冗長で，人の話を聴いたり，順番に会話に加わることができなくなる。したがって，早期には過活動への衝動をこらえることに目標が置かれる。自分が過活動になってきていると気づいた時には，座ることと，聴くということに集中してエネルギーを使うことが目標である。前駆期の早期に行われるこうした行動的対応は，過活動がエスカレートし，社会的リズムが崩壊するのを防ぐのに有用なようである。しかしながら，このような行動的なセルフコントロー

ルの方法は，躁病相が前駆期を通り越してエスカレートした際にはそれほど使えるものではない。したがって，やはり早期の探知が重要である。

刺激の統制

この技法は，再発のリスクに関連する刺激をクライアントが認識する手助けに用いられる。ここでも誘導による発見の方法が最も有効であり，特定の刺激と再発の関係についてクライアント自身の過去の経験を引き出し，最新のリストを作るのに使われる。もちろん，そのようなリストにはかなりの個別性があるが，多くの人に共通するものはいくつかあり，検討するのに役立つであろう。

アルコールの増加／過剰摂取

アルコール摂取の増加または過剰摂取は，躁病相やうつ病相と関連している可能性がある。アルコールはうつ病相では麻酔薬であり，躁病相ではエネルギー源であると述べたクライアントもいる。

カフェインの過剰摂取

特に躁または軽躁の際には，しばしば不眠の悪循環の一因となる。

危険な行動

脱法ドラッグ　興奮を求めようとする衝動は，違法薬物の使用につながる可能性があり，通常の気分の時でも，人が変わったようになってしまうであろう。脱法ドラッグを使用する習慣のある友人と接触することは，当然薬物の再使用の誘惑に関連するリスクファクターになる。アンフェタミンなどの覚醒剤は脆弱性をもった人に躁病相の前駆状態を起こす引き金となる可能性がある。

性的無分別　刺激統制の観点からは，このような行動がより起こりやすい状況（アルコール，ストレス，昔の恋人に会いに行くなど）を同定し，それを避けるための目標を設定することがあらためて重要である。

金銭管理

双極性障害の人の多くは，普段は自分の個人的な金銭を管理することができるが，前駆期では仕事や家庭で多額のお金を監視なしに使ってしまうリスクがあるかもしれない。その時にはギャンブル／投資／浪費の衝動は高いであろう

し，そのように自由に使えることは誇大性の感覚を煽るリスクがあるだろう。この期間における金銭管理についての取り決めは重要であり，理想的には健康な状態の時に取り決めがなされ，前駆期の始まりにそれに基づいて実行されるべきである。

> ティムは大都市の法律事務所で働く成功を収めた弁護士である。彼は躁病相のために二度入院したことがあったが，「通常レベルを超えて」高揚する前駆期はもっと頻繁であることも認識していた。こうした時期，以前は衝動に任せて多額のお金を使っていた。そうした時には，買うのを我慢するのがばからしく，「うまくいかないわけがない」と思えたので，気分が安定している時にはほとんど興味がないような商品に，何枚ものクレジットカードやローンで限度額かそれを超えて使ってしまったと述べた。浪費が増えることで彼の高揚した気分に火がつき，それがもっとやみくもに物を買いまくることにつながるというパターンが確認された。この過程を防ぐため，彼は自分の意思で，クレジットカードを使った時にはすべて妻に報告し，銀行口座を連名にして妻の照会なしに高額のお金を使えなくする手筈を整えた。このことは，お金を使いたいという初期衝動を行動に移すのを遅らせ，重大な金銭的決定の際に妻と決定権を共有することが保証される点でうまくいったように考えられた。

仕事のストレス

長時間労働や極度の多忙，おびただしい出張などはすべて前駆症状の始まりに関連する可能性がある。したがって，こうしたことで度が過ぎないように行動することが重要である。クライアントが躁病相の前駆期にある時には，昼休みを確保したり，相応な時間に出社し退社するよう留意することが重要である。さらに，このような多忙さの「スリル」のために，積極的にそれを求めるようになることもよくみられる。そのため，「それをやめてしまう」ことはたいてい喪失感をもたらす。どの程度のコントロールをすることが実際の仕事の成果や能率を高めるのかについて，クライアントとともに分析することが重要である。クライアントがこの問題をうまく確認することで，成功の指標としての「多忙さ」よりも仕事の出来という点から強化子を引き出せるようになる。

物理的な状況

　躁状態に伴うアイデアや計画がひっきりなしに続くことは，疾患の前駆期のさらに前の時期でもある程度は存在する。それゆえ，クライアントはこの過程に合わせて物理的環境を変えてきた可能性がある。それで，彼らの寝室は睡眠／仕事／大きな音の音楽を聴く場所になっており，そのために普段の睡眠時間に他の「刺激」が存在した可能性がある。睡眠について前述したように，規則正しい日課を強化するように物理的環境を変化させることが重要である。したがって，「寝室を睡眠のためだけのもの」にすれば，仕事や趣味などから離れられるため，睡眠衛生の習慣の重要な要素となるであろう。

（対人関係または環境的な）刺激の減少

　躁病相の前駆期では，完全な再発を防ぐのに外的な刺激の統制が重要である。これには，屋内に留まって，人と話さず，癒しの音楽を聴いたり，ヨガやリラクゼーションもしくはその人特有の落ち着く活動に集中することなどが含まれるであろう。

安全なスリル

　行動的技法は，過去に前駆期と関係していた活動（時には楽しかった）を減らすだけでなく，ポジティブな活動を習得することに結びつけて実行するのが重要である。例えば，クライアントが自身の病歴から先に論じたようなリスクのパターンを見出しても，人によってはチャレンジすることや，いかにもリスクを伴うようなスリルへの欲求をもち続けることも多い。そのため，治療課題としては，深刻なリスクをもたらさないようなスリルを得る方法を検討することになる。例えば，趣味のスポーツやアドベンチャーゲーム，レースや飛行機のシミュレーションゲーム等はすべて，危険のない範囲である程度のスリルを経験できるものである。この領域で妥協する必要性を認めることは，全体的な介入に対するアドヒアランスを促進する上で重要である。さもなければ，クライアントは治療から脱落し，コントロールの効かないまま，上述したような著しく高い再発のリスクと結びついた刺激を求めるという重大な危険に陥るだろう。

前駆期の行動的指標の出現をモニタリングする

　気分と活動の記録表の情報を参照することは，躁病相もしくはうつ病相の前駆期の行動がいつ始まっているかを示すのに役立つ。躁病相に向けては，目的志向的活動の増加や，睡眠の減少，社交性や興奮，あるいは落ち着きのなさが強まっていく傾向がある。うつ病相に向けては，人や活動からの引きこもり，中途覚醒，ベッドから出られない，疲労感といった行動パターンがよくみられる。詳細は次章で述べるが，この情報は，主だった活動を回復し，前駆期の徴候が完全な再発に発展する可能性を減らすため，行動と認知両方の要素を含む行動計画を実行する際に利用することができる。

おわりに

　本章では双極性障害の認知行動的アプローチにおいて，活動計画と気分のモニタリングが重要であることについて記した。このやり方は，過度の気分変動を防ぐために，クライアントの毎日の生活の構造や日課を協同作業的に変化させる基礎として用いられる。この変化とは，例えば睡眠不足や過度の飲酒，恒常的な過剰労働といった前駆期を煽る行動を制限することと，これまでせずにいた娯楽や社交的な活動を広げていくことの両方である。うつ病相（低活動への対策）と躁病相（過活動／衝動性への対策）の影響を緩和するような具体的な行動的技法について論じてきた。双極性障害の心理療法における行動的要素はすべて重要であり，両方の病相で適用される。この行動上の変化は，クライアント自身が記録したシートによって促される。それを使うことで，クライアントとセラピストが話し合った後に実行した活動が，変化に有効だったかどうかすぐにフィードバックすることができるようになる。起こった変化は押しつけられたものではなく，対処困難なことに関するクライアント自身の記述から導き出されるのである。こうした変化を実行に移すことで，クライアントはこれを「コントロールできている」と思えるようになり，そのことが後の治療段階においてさらなる認知的介入の協同作業的な性質を高めることだろう。

第10章

セルフマネジメントと前駆症状への対処

　セルフマネジメントを行うことで，クライアントは自らの疾患のコントロールや管理に，より積極的な役割を果たすことになる。双極性障害におけるセルフマネジメントには，よい生活習慣（特に規則的な睡眠覚醒サイクルの構築）やストレスに対する適切な対処戦略，公式・非公式なネットワークを適切に利用することが含まれる。前駆症状を検出し，対処するという考え方が，セルフマネジメントにおいては特に重要であり，それによって，前駆期から完全な病相への進行を阻止できる可能性がある。さらに，双極性障害を積極的にコントロール・管理するために，クライアントは疾患について学び，専門家との協同的なパートナーシップを築く必要がある。そうすることで，クライアントはどのような医学的・専門的意見が適切であるのかをさまざまな場面で判断する際に，積極的な役割を果たせるようになる。クライアントは薬物療法の中でも，特に長期予防を目的とした薬物療法の決定に関わるべきであり，それによって主要な精神疾患に罹患しているということに関連する多くの問題が浮かび上がるかもしれない。自己服薬はエピソードの初期段階において，「炎」に発展する前に「火花」を消すことを期待した選択肢にもなる。薬物療法に加えて，クライアントは認知と行動を通じて，気分を積極的にモニターし，調節する必要がある。第8章と第9章で説明されている認知行動的技法は，クライアントにとって，疾患のコントロールと管理を最大限に活用するのに特に有効な技術である。認知療法はセルフマネジメントの狙いがあってこそしっくりくるものである。認知療法の精神とは，クライアントに対して自らの疾患を管理できるようにする技術を教えることである。セルフマネジメントと同様に，気分をモニターし調節するという考え方もまた認知療法の必須条件である。
　セルフマネジメントの着想のほとんどは，良好な臨床的センスに基づいている。一方，双極性障害の前駆症状に対する対処に関しては，臨床的に取り組む際の手引きとなるような前駆症状の同定と対処についての実証的研究がある。また，認知行動的技法について扱った前二章では論じなかったが，クライアン

トが双極性障害の前駆症状を系統的に同定し対処するのに役立つ特別な技法もある。本章では，初めの節で双極性障害の前駆症状に対する対処について述べ，セルフマネジメントの項目に含まれるその他の領域についてはこの章の最終節で論じている。

　セルフマネジメントの詳細に入る前に，セルフマネジメントが「ライフスタイル」へのアプローチとして，その効果を多くの専門家や双極性障害患者から正当に評価されていることを指摘しておきたい。しかし，セルフマネジメントは非常にやっかいに思われる面もあり，それはたいていのクライアントが深刻な精神疾患であると診断されたことで動揺している疾患の初期に顕著である。未知のものへの恐怖心がこの動揺と関係している。この恐怖に対する反応はクライアントによって非常にさまざまで，恐れのために疾患の初期の段階からケアを受けることを望むクライアントもいるだろうし，その恐れをただちにコントロールしようとする者もいるだろう。臨床医はクライアントの恐れや過度な意気込みに対して敏感になる必要がある。その時々において，クライアントは程度の差こそあれ自ら責任を負うことを望むかもしれない。臨床医はこのことにも敏感となり，決してセルフマネジメントを「厳正な」原理として説くことのないようにしなければならない。

前駆症状の同定と対処

　prodrome（前駆症状）という単語は，ギリシャ語で前触れを意味する 'prodromos' に由来している。医学における前駆症状とは，完全な病相に先行する早期の徴候や症候と定義される。Molnarら（1988）は，前駆症状を最初の症候が認められてから，その症候が最も激しくなるまでの間と定義した。精神疾患における前駆症状は非常に特有のもので，完全な病相の時の症状とは著しく異なるものとなるか，もしくはそれほど強くなくても完全な病相の時と類似した症状となりうる。睡眠欲求の減少や目的志向的活動の増加，興味の喪失，不安などのよく知られた双極性障害の前駆症状の多くは，比較的激しくはないものの完全な躁病やうつ病の症状と類似している。

　双極性障害の前駆症状について話し合う際には，2つの方法論上の問題を考慮すべきである。一つは，劇的な発症を伴うとは限らない疾患において，いつ前駆期が終わり，いつ完全な病相が始まったのかを判断するのは難しいということである。躁病の場合はより急性に発症するため問題は少ないが，うつ病エ

ピソードは数週から数カ月以上をかけて徐々に悪化することがある。また，2つの臨床的観察によって問題はさらに複雑化する。上述されているように，一般的な双極性障害の前駆症状は完全な病相の際に経験する症状に比べて質的にではなく量的に異なっている。それらは完全な病相に似ているが，それほど激しくはない。また，クライアントの大部分は急性の病相から完全に回復することはなく，残遺症状に苦しむ（Juddら 2002）。そのため，症状が残存し，さらに前駆症状が重くはないが完全な病相の症状と類似している場合，前駆期から完全な病相にいつ転じたのかを明確にするのはいっそう困難となる。2番目の問題は，双極性障害の前駆症状の研究において，チェックリストに基づく面接かオープン形式の面接かのどちらを用いるべきかという点である。双極性障害の前駆症状に関するいくつかの研究が発表されているが，それらの研究のいくつかではあらかじめ決められた前駆症状のリストが使用され，他の研究ではクライアントに前駆症状について自由な形式で尋ねたものであった。前者としては40項目のチェックリストを用いたSmithとTarrier（1992）や簡易精神症状評価尺度（Brief Psychiatric Rating Scale（BPRS））を用いたAltmanら（1992）の例がある。後者としては，クライアントが自らの症候が進展する順序を詳細に記述する能力を評価したJoyce（1985），クライアントに自発的に前駆症状を報告するよう求めたMolnarら（1988）およびLamとWong（1997）の例がある。あらかじめ決められたリストを使用する場合には，潜在的な不利益がいくつかある。そのリストには，より固有の「前駆症状の再発のサイン」のいくつかが欠けているかもしれないし，前駆期における認知と感情，行動面の変化のすべてを評価しきれないかもしれない。クライアントは前駆症状を手当たり次第書き留めるかもしれない。クライアントは完全なエピソードの症状に類似した項目を前駆症状として書き留める傾向がある。さらに，BPRSのような利用できる評価尺度の多くは，一般的な精神症状を評価するものであって，双極性障害の評価に特異的なものではない。あらかじめ決められたリストの利点は，クライアントに郵送して記入してもらうことができる点である。オープン形式の面接によるアプローチでは実際に会って対話する必要があるが，クライアントの回想の中でより際立った症状を報告してもらうことが可能であり，個々の相違にもより配慮できる。治療的な観点で，我々はオープン形式の回想アプローチを支持したが，それはクライアントが自身の前駆症状を意味のある個人的文脈の中に位置づけることができるからである。自発的に想起される前駆症状を標的とすることやそれらの前駆症状を個人的文脈の中に据えることで，

セラピストと一緒に前駆症状を積極的に特定し対処することに取り組む際に，クライアントがより納得しやすくなる。

前駆症状のパターンを明らかにし対処するためのクライアントとの作業

臨床上，セラピストはクライアントとともに前駆症状のパターンについて詳細にまとめ，それらに取り組むための対処戦略を考え出すために作業する。これは通常，認知療法の後期の課題となるが，この頃にはクライアントの気分は比較的安定し，感情障害の認知モデルにも慣れている。さらに，症状に取り組むために認知行動的技法を適用することにもたいていは熟達している。

前駆症状の個々のパターンを明らかにするため，クライアントは自らの経験から行動・思考・気分の中で，自分が躁病ないしうつ病相に入っていると感じるものにはどのような種類のものがあるかを尋ねられ，気分・認知・行動の3つの領域に対応した前駆症状を提示するよう促される。気分は非常に主観的でクライアントが評価しづらいこともあるため，概してよい指標とはならない。仮にそれが可能だったとしても，その気分が「どのように現れるのか」を慎重に考えなければならない。例えば，易刺激性が前駆症状である場合，クライアントにそれがどのように現れるかを尋ねる。ともに作業するクライアントは「最初にイライラする相手は娘と妻で，その後が同僚です」と言うかもしれない（前駆期の中期において）。クライアントには通常，例えば他者との社会的相互関係や他人からの意見といった社会的文脈に前駆症状を結びつけるように求めるが，これによってクライアントは前駆症状をより観察しやすく，より身近に感じるようになる。それから，クライアントはカード分類法（Perry 1999）によって，前駆症状を初期，中期，後期に仕分ける。その後，セラピストは認知行動的技法を用いて，クライアントと躁病やうつ病の前駆症状に対する対処の方法について話し合う。思考や行動，気分が互いにどのように影響し合うのかという感情障害の認知モデルを用いる。さらに，刺激の回避，心を落ち着かせる活動や優先順位づけに取り組むことは，躁病の前駆期における重要な対処の要素となる。診療予約や自己服薬は優れた対処戦略となりうる。その際に，セラピストは対処戦略を指示するのではなく，ソクラテス的質問法と誘導的発見を拠り所とする。本章では，その技法を説明するために躁病とうつ病の前駆症状の一例をそれぞれ記している。

躁病の前駆症状

　ピーターは35歳の会計士であった。彼は28歳の時から双極性障害に罹患し，3回の躁病エピソードと6回の軽躁病エピソード，そして2回の大うつ病エピソードを経験していた。6年前，彼は気分の波のせいで退職せざるをえなくなった。3年前には復職を試みたが，1週間も経たないうちに躁病相が出現した。躁病と軽躁病相の破壊的な害に気づくにつれ，彼はますます思い悩むようになった。ピーターはリチウムとオランザピンを内服していたが，大きな気分の波はなお続いていた。このセッションにおいて，セラピストは彼の躁病の前駆症状について系統的に分析した。彼はセッションの最初に，内面が僅かにスピードアップし，精力的になったと感じる一方で，頭の回転は速くはなく，過活動でもないと言った。気分については，通常より少し上がっているが憂うつではないと述べていた。

セラピスト：あなたにとって，自分が上がってきていると感じる最初の警告サインは何でしょう？

ピーター：一つは睡眠パターンです。ぐっすり眠れなくなります。夜10時30分に床に就き，2時間ほど眠るんですが，その後なかなか眠れないんです。いつもなら夜間に目が覚めてもまた眠れるんですけど。水を1杯飲みにちょっと起きて，それからもう一度眠ろうとするんですが，そこで眠れない場合には，たぶん上がってきているんだと思います。それから，次に何をしようかと考えがグルグルとめぐってしまいます。それでそういう考えをあらためて抑えようとします。

セラピスト：これまでのところ，眠れなくなることと考えがグルグルめぐることについてお聞きしました。その他に自分が上がってきているかもしれないと思うことはありますか？

ピーター：活力がみなぎって，それはそれなりにかなり気分がよいのですが，物事がうまく行かない時の指標でもあるんです。その翌日のうちに，とてつもなくたくさんの家事をこなしているかもしれません。時には外に出て庭をすっかり掘り返して，軽い運動をたくさんします。イライラもしてきます。

セラピスト：他には？

ピーター：差し当たって思いつくのはこれで全部です。

上記の治療セッションの抜粋において，クライアントは躁病の前駆症状として睡眠の問題や気力の増強，数多くの目的志向的活動を挙げた。また一方で，クライアントは通常，前駆症状を自分の中で意味あるものとし，それらを見つけやすくするために，前駆症状を社会環境や社会的ネットワークと結びつけるよう促される。例えば，クライアントによっては，かなり早い段階から配偶者に対する怒りっぽさがみられると言うかもしれない。クライアントの行動についての他者のコメントもまた，クライアントの前駆症状と結びつけるのに利用される。

> セラピスト：自分の行動と気分についてよく説明できていますね。周りの方々などはどうでしょうか？　彼らのコメントとか関わりから何か手がかりを見つけられませんか？
> ピーター：家族は，自分では普通と思っている段階で最初に私の気持ちの乱れに気づいて，「短気だし，感じ悪いぞ。機嫌悪いな」と言ってきます。でも今は，自分自身のことをだいぶ分かってきました。まあ，本当に最近のことですけど。
> セラピスト：最近はどういうことに気づくのですか？
> ピーター：人に対して口うるさくなります。娘のことがよく分からなくなって，批判してしまうことがかなり頻繁になります。
> セラピスト：口うるさくなるのと娘さんを批判するのとは同時に起こるのですか？　それとも，どちらかが先ですか？
> ピーター：だいたい同時です。
> セラピスト：分かりました。あなたの機嫌が悪い時にご家族がどのようなコメントをするのかということについて教えていただきました。他に家族が気づくことはありますか？
> ピーター：自分で気づくより先に，妻と娘は，私が上がってきていることに気づいていると思います。妻には，その時には私のテンポが少し速くなると言われます。

前駆症状を個人に合わせた社会的な文脈と結びつけ，セラピストとクライアントは続いて，躁病の前駆期後期の段階について詳細に検討を進めた。

> セラピスト：もっと症状が進行したら，どうなりますか？
> ピーター：その前に，症状がそれ以上進まないように薬を飲みますね。
> セラピスト：薬を飲まなければ，どうなってしまうのでしょう？
> ピーター：過去には，計画をどんどん進めていったことがあったかもしれません。実際に，外出して，まったく役に立たないものにたくさんのお金を使いました。もし私が薬を飲まずにもっと上がっていったとしたら，実際物事を思い出せなくて，おぼろげで記憶ははっきりしないと思います。その他に今覚えているのは，より社交的になるということです。外出して人に話しかけるのですが，あまり適切な行動ではなかったと思います。
> セラピスト：他に何か思い出せることはありませんか？
> ピーター：一番重大なのは妻や娘と口論してしまうことです。

　我々は，前駆症状の初期，中期，後期の段階を詳しく調べるため，Alison Perry（1999）の研究に従った。個々の前駆症状がそれぞれ1枚の紙に書かれており，クライアントはそれらの紙の山を初期，中期，後期の3つのグループに分けるよう促される。だいたいのクライアントは，初めに初期と後期とに分類し，残りを中期に分類するやり方が便利だと感じる。クライアントには，前駆症状の3つの段階を記録するために早期警告サイン用紙が渡される。そして，セラピストとクライアントは前駆症状のパターンをさらにきめ細かく調整し，曖昧な表現がないように確かめる。気分の状態については慎重に定義し，クライアントがそれらの意味を正確に理解していることを確認する。

> セラピスト：よいですか，ピーター，私は今，かなりたくさんの早期警告サインを頭に浮かべています。これからそれらをそれぞれ1枚ずつ紙に書こうと思います。それぞれの紙をよく調べて，私が書いたものが正しいかどうか確認してください。
>
> （クライアントは前駆症状を確認し，それらが正しいと同意した）。
>
> セラピスト：あなたにこれらの紙を3つの山に分類してもらいたいのです。

> 初めの山は，ごく初期の早期警告サインです。最後の山はかなり後期の早期警告サインで，ほとんど躁病のような状態です。そして残りは中間の山に，それは早期警告サインの中期になります。

　ピーターは躁病の前駆症状を3つの山に分類した。3つの前駆期が特定された後で，セラピストは前駆症状が次のステージに進むまでに，どのくらいの時間を要するのか尋ねた。ピーターの場合には，前駆期から完全な躁病相に至るまでが4,5日，前駆症状の初期から中期に至るまでが1,2日，中期から後期までが2,3日である。ピーターの躁病の前駆症状の3つのステージと，それぞれの期間は以下のとおりである。

ステージ1：躁病の前駆症状の初期（1,2日間）
2,3時間しか眠れない
家族に短気だと言われる
妻と口論になる
妻にテンポがやや速いと言われる
たくさんの雑用を行う
活力がみなぎっている

ステージ2：躁病の前駆症状の中期（2,3日間）
2,3時間の睡眠の後に考えがグルグルめぐるのが出現する
軽い運動をたくさん行う（例：庭を掘る）
娘に対して批判的になる
おしゃべりで，社交的になる
不適切に人に話しかける
口うるさくなる（人に言われるよりも，自分で確かに短気になっていると気づく）

ステージ3：躁病の前駆症状の後期（1日以内に完全な躁病エピソードへと変化する）
たくさんお金を使って，不要なものを買う
日中にも考えがグルグルめぐるようになる

前駆症状の後期は，ほとんどのクライアントで，完全な病相とほぼ同様であるが，これを区別することは重要である。時にクライアントは完全な病相への変わり目がかなり不明確で，躁病の前駆症状の後期から完全な病相まで，たいていは1日以内に移行してしまう。

> セラピスト：早期警告サインの後期で，あなたは2つのことを挙げています。たくさんのお金を使うことと，日中にも考えがグルグルめぐるという点です。この後期と，本当に躁病になった状態とでは，何が違うのでしょう？
> ピーター：とても怖いことですが，本当に躁病になった時には，もうほとんど現実感を失っているように思います。ある朝には，まったく知らない人と言い争いになり，けんかになりかけたのを覚えています。
> セラピスト：そうすると，早期警告サインはどれもとても激しいもので，あなたはほとんど現実感を失っているということですね。
> ピーター：記憶がないこともあるし，半分くらいある時もあります。ある夜，とても高揚した状態で散歩に出かけたのを覚えています。散歩に行けばきっと眠れるだろうと考えていました。そこで10代の少女と会話したというのは半分くらい覚えていますが，実際のやり取りはまったく覚えてないんです。
> セラピスト：早期警告サインの後期と本当に躁病になった状態とで，他に違いは？
> ピーター：内容は私が書き留めたものですが，いよいよ躁病になった状態ではすべての症状の程度が強まります。

躁病の前駆症状の初期段階への対処

> セラピスト：私たちは，考えや行動がどのように気分に影響するのか，例えて言うなら，もし誘惑があっても自分の感情を抑えることがいかに大切か，といったことを少し話してきました。私たちが話し合ったように，全体の発想はモニターすることと調整することです。あなたの経験から，ごく早期の段階で，気分が螺旋を描いて上がっていくのを止めることが

> できるものには，どんなことがありますか。
> ピーター：あきらめて起きてしまわずに，もう一度眠ろうとすることができると思います。過去の経験から，眠れないと言ってみたり，何かをやり始めるために起きた方がよいということは間違いだと分かりました。そういった時には，もうほとんどつまずきかかっているんです。私に一つできることは，何かしようと起きてしまうのではなく，5分程度だけ起きて，すぐにベッドに戻るようにすることです。過去の経験から，何かすべきことがあったかもしれないから眠れないのだと考えることは，病気を悪化させることにつながると分かりました。
> セラピスト：それを書き留めましょう。自分で意味が分かるように書いてください。
> ピーター：「もう一度眠る」
> セラピスト：それで意味が分かりますか？ 我々が話したことをあなた自身で思い出せるように2，3個の単語で書き留めた方がよいですね？
> ピーター：そうですね。かなりはっきり分かるようになりました。

協同作業の原則を順守すること，そして，何が正しいコーピング戦略なのかをクライアントが結論づけられるようにソクラテス的質問法で尋ねることが重要である。セラピストがコーピング戦略を説得したり指示したりすることに頼った場合，クライアントは自分の自主的な判断力を傷つけられたと感じ，セラピストの提案を拒絶するかもしれない。以下の例では，セラピストがどのようにクライアントの経験や考え方を理解しようとしているのかを表している。セラピストとクライアントの両者が，理屈っぽくなるという前駆症状に対する対処方法を決めるために協力している。

> セラピスト：あなたはその時期に他に何かできますか？
> ピーター：理屈っぽくなるという点に関しては，じっとして，何も言わないでいることです。
> セラピスト：それでうまくいきますか？
> ピーター：うまくいくこともあれば，そうでないこともあります。
> セラピスト：何か他にうまく対処できる方法はありませんか？

ピーター：物理的な距離を置くことはできると思います。でも，その時期は自分が理屈っぽいことがとてもよいことに感じてしまうので，かなり難しいと思います。
セラピスト：理屈っぽいことのよいところは何でしょう？

(セラピストは患者の考え方を理解しようとしている)。

ピーター：はっきりと自分の意見を主張できているように感じます。他の人は違った角度からみますが，自分では積極的だと感じるのです。
セラピスト：あなたは，躁病の早期ではない時にも自分が積極的だと感じますか？
ピーター：いつも感じるわけではありません。
セラピスト：普通の生活をしている時にあなたが積極的だと感じるのと，躁病の早期に積極的だと感じるのとでは違うのですか？
ピーター：はい，前者は自制が利く感じがします。
セラピスト：すると，積極的に感じるけれどコントロールができるということですね。それがあなたが気をつけなければならない感覚なんですね？
ピーター：ええ，まさにそうです。コントロールできないという感覚です。次から次へと他人のあらを探してしまうんですが，一方で，正常範囲で勢いがよくなっているだけの時なら，やめて落ち着くことができるんです。今まで思いつきませんでした。
セラピスト：通常の状況では，どうして自分を落ち着かせることができるのですか？
ピーター：ハイじゃない時ですか？　何が起きているのかバランスよく分かっているからだと思います。
セラピスト：それはどのようにやっているのですか？
ピーター：………
セラピスト：バランスを保っておくためにどんな考えが頭に浮かぶんですか？　どのようなことを自問するのでしょう？
ピーター：「それはそんなにたいそうなことか？　些細なことを大げさに言っているんじゃないのか？」と言ってみます。
セラピスト：若干ハイな時にも，同様に自問しますか？

> ピーター：そうすれば，さらに上がらずに済むかもしれませんけど，したりしなかったりですね。
> セラピスト：おそらく，「些細なことを大げさに言ってるのでは？」と自問することで，あら探しを続けたくなるような気持ちを抑える助けになるのでしょう。それでいいですか？
> ピーター：はい。
> セラピスト：では書き留めましょうか。

同様に，セラピストはあるタイプのコーピング戦略が非機能的でないかどうかクライアントが結論を出せるように，その戦略のよい点と悪い点について話し合わなければならない。クライアントがコーピング戦略のよい点と悪い点を理解できて，最も適切なコーピング戦略を決定することができれば，よりいっそううまくいくことが多い。

> ピーター：活力がみなぎって，たくさんの雑用をこなせることは，実際にはとてもよいことです。過去にはそれを実用的に利用したことがありました。
> セラピスト：そのデメリットはありましたか？
> ピーター：ある意味，滑りやすい坂を下るようなものです。上がっている時に，私は「やることリスト」をよく作るんです。ハイになって次々とたくさんのことをしようとする時，何とかブレーキをかけようとします。そんなにたくさんのことをするなと自分に言い聞かせて，合間に自分を落ち着かせるようなこと，例えば読書などができます。そうすることで，雪だるま式に大きくさせずに済むんです。
> セラピスト：それはとてもよいですね。どのようにまとめたらよいでしょう？
> ピーター：物事の軽重を見誤らないことですね。
> セラピスト：優先順位をつけて，雪だるま式に膨らませないで必要なことは何でもやるということですね。
> ピーター：そうなんですが，それがとても魅力的なんです。私が好きなようにやることで，たくさんの仕事を済ませられるんです。

セラピスト：なるほど。ではその欠点はありますか？
ピーター：やめるのが難しいことです。
セラピスト：どういうことですか？
ピーター：すべてのことを雪だるま式に膨らませてしまわないということと，自分の行動のコントロールを失わないということです。
セラピスト：どうやって？
ピーター：やり続けたくなる衝動に負けないことです。
セラピスト：まとめられますか？
ピーター：仕事に優先順位をつけ，気分を落ち着かせる活動を行うことです。

躁病の前駆症状の中期段階への対処

セラピスト：中期に移行したら，雪だるま式に膨らむのを防ぐためにどうするんですか？　2日か3日ありますよね。
ピーター：考えがグルグルめぐることに対しては何も手立てはありません。ある意味それはかなり魅力的で，とても気に入っているからです。
セラピスト：なるほど。でもそれは先ほどの「滑りやすい坂」の一部ですよね。
ピーター：過去には，読書をしたりテレビを見ようとしたりしました。うまくいく時もあれば，いかないこともあります。30分くらい本を読んで再び眠れることもあれば，そのまま眠れなかったこともあります。
セラピスト：うまくいかなかった時には，どうするんですか？
ピーター：読書は気晴らしになるのでうまくいくことがあります。テレビはまた違ったかたちの気晴らしになりますが，それほどうまくいきません。
セラピスト：あなたは，時々薬を飲むと言っていましたね。何の薬を，どんな時に飲むんですか？
ピーター：Largactil［訳注：クロルプロマジン］をステージ1と2の間に飲んでいます。
セラピスト：それは主治医に同意をとっていますか？
ピーター：はい。Largactilを飲めば，また眠れるんです。
セラピスト：目が覚めて寝つけなくなってしまった時に，Largactilを飲むことはできますか？　あなたが言ったことはとても重要だと思います。

睡眠がとても大切だというのはまったくそのとおりで,「滑りやすい坂」を下っていくのを防ぐことができます。ここでは2,3日間のことを話していますね。

ピーター:はい,でも薬が効いてくるのには2,3時間かかります。問題は最初の夜なんです。最初の夜はLargactilが効くのに2,3時間かかるんです。でも,2日目の夜には念のため何錠か飲むので大丈夫です。

セラピスト:特に他の前駆症状があるような場合には,2日目の夜に数錠内服することはとても重要なことかもしれませんね。2日目の夜にLargactilを内服することは問題ないですか?

ピーター:はい,念のために内服します。

セラピスト:日中考えがグルグルめぐることに対してはどうですか?

ピーター:日中の方が簡単ですね。気を紛らわせるような運動ができるので。度を越さないように,2,3時間だけ活動します。

セラピスト:よいですね。

ピーター:人としゃべりすぎないように心がけるようにもしています。でも,人と話すのがとても楽しいので難しいです。

セラピスト:では,会話に没頭しすぎるとどうなりますか? それは「滑りやすい坂」の一部ですか?

ピーター:過度になれなれしくしてしまった人たちと,ハイでない時にまた会わなければならない時が問題なんです。

セラピスト:では,どうしましょう?

ピーター:理想的には人と会わないことですが,それは難しいと思います。一つの解決方法としては,そもそも出かけないことですかね。

セラピスト:刺激を絶つということですね?

ピーター:はい。

セラピスト:ではそれを書き留めましょう。

躁病の前駆症状の後期段階への対処

セラピスト:後期には何ができるでしょう?
ピーター:日中に薬を飲むことです。
セラピスト:どの時点で主治医に診てもらうんですか?

> ピーター：Largactil が効かなくなった時です。
> セラピスト：それは遅すぎませんか？ 主治医にはどうやって連絡をとるんですか？
> ピーター：主治医の電話番号を教えてもらえます。以前，救急にかかった時，あまりうまくいかなかったので。
> セラピスト：それはよい考えですね。日中の内服を始めた時に，主治医に電話して気軽に診察の予約をとることができますか？
> ピーター：はい，やってみます。

　ピーターが，理屈っぽいと感じることや積極的であると感じること，活力に溢れること，たくさんの雑用を行うこと，考えがグルグルめぐることといった前駆症状のことをとても気に入っていると言い続けていることに注目すべきである。セラピストはピーターの言っていることを理解しつつも，質問することによってピーターがその欠点に気づくように援助している。協同的であり，ソクラテス的であることで，セラピストはピーターと意見が食い違うことを避けている。表10.1 はピーターの躁病の早期警告サインへの対処の完成版である。

表 10.1. 躁病の早期警告サインへの対処

名　　前：ピーター　X

ステージ1：私の躁病のごく初期の徴候は……：（1〜2日）
1. 数時間しか眠れない
2. 家族に短気だと言われる
3. 妻と口論になる
4. 妻にテンポがやや速いと言われる
5. たくさんの雑用を行う

行　　動：
1. 再び眠ろうとする
2. 些細なことを大げさに言っていないかと自問する
3. 仕事に優先順位をつけ，落ち着かせるような活動を行う

4. 過度に多くのことをしたくなる誘惑に耐え，リラックスしたり食べたりなどの時間を設ける

ステージ２：私の躁病の前駆症状の中期は……：(２〜３日)
1. 2,3時間の睡眠の後に考えがグルグルめぐるのが出現する
2. 軽い運動をたくさん行う（例：庭を掘る）
3. 娘に対して批判的になる
4. おしゃべりになり，社交的になる（人々に不適切に話しかける）
5. 口うるさくなる（人に言われるよりも，自分で確かに短気になっていると気づく）

行　　動：
1. Largactil を飲む
2. 身体を使う活動を一定時間行う
3. 刺激を断つ，すなわち，社交的になりすぎない

ステージ３：私の躁病の前駆症状の後期は……：(完全な躁病まで１日以内)
1. 日中も考えがグルグルめぐる
2. たくさんのお金を使って，不要なものを買う

行　　動：
1. 日中に内服薬を追加する
2. 精神科主治医に連絡をとる

うつ病の前駆症状

　前述のように，うつの前駆症状を自発的に見つけることができないクライアントもいる。中には，朝起きたらうつだった，というクライアントさえいる。しかしながら，双極性障害のクライアントは，気分をモニターし，うつ病の前駆症状を見つけるための訓練を受けることができる。治療が始まってから間もない段階で，彼らは日々の気分をどのようにモニターするかを教えられ，自らの気分の状態に－10〜＋10の範囲で点数をつけることで，正常な気分変動と異常な気分変動とに境界線を引くことを学ぶ。また，彼らは自らの気分変動を説明するために，気分の状態と外的な出来事を関係づけることも学ぶ。さらに，

思考や行動によって，気分を穏やかにすることも学ぶ。セラピストは，クライアントが前駆症状のどの段階にいようとも，前駆症状の個々のパターンを詳細に調べるためすべての機会を利用すべきである。次に述べられるのは，セラピストとクライアントがうつ病の前駆症状を系統的に詳しく調べ，詳細なコーピング戦略を考え出した一例である。

> ナタリーは36歳の医師で，家庭医として働いている。彼女がうつ病の診断を受けたのは26歳の時だったが，14歳の時には自分でうつだと思っていた。初めての躁病相は，うつ病相の4週間後に現れた。26歳の時から，ナタリーは4回の躁病相（そのうち1回は何も内服していない時に起こった）と，8回の深刻なうつ病相を経験した。ピーターとは異なり，彼女はよりうつ病に悩まされており，障害を受けていた。リチウムと抗うつ薬による病相予防は無効だった。うつ病の前駆症状を見つけ，対処するセッションに取り組む際，ナタリーの気分は比較的安定しており，BDIスコアは6点だった。
>
> セラピスト：自分がうつに入り込んでいると感じることにはどんなものがありますか？
> ナタリー：普段より多く眠るようになったらですね。
> セラピスト：具体的に教えてもらえますか？　普段よりも眠るというのはどういうことでしょう？
> ナタリー：帰宅してそのまま寝るかどうかです。
> セラピスト：帰ってすぐにですか？
> ナタリー：そう。もしくは週末に1時間以上昼寝するかどうかです。
> セラピスト：週末の日中に寝る，ということですか？
> ナタリー：はい。私はたいてい週末に寝だめをしていて，それ自体は問題ないのですが，それでも4〜5時間も寝てしまうようだと，何かおかしいなと感じます。
> セラピスト：なるほど。週末に寝すぎてしまうのと，帰宅してすぐに眠るのとではどちらが先に現れますか？
> ナタリー：週末の方です。それで生活リズムは崩れてきてしまいます。
> セラピスト：他には？
> ナタリー：物事の全体的なトーンが変わります。

> セラピスト：もっと具体的に表現できますか？
> ナタリー：すべてのものが陰気で面白みのないものに感じます。うまく行っていることも逆に思えたり，すべてのことに否定的になります。
> セラピスト：それらは同時に起こりますか，別々に起こりますか？
> ナタリー：だいたい，同時に起こります。
> セラピスト：その他にうつ病に入り込んだと思わせるものは何ですか？
> ナタリー：早く目が覚めることですね。私はたいてい6時15分に起きますが，4時か5時に起きるようになった時にはうつ病に入り込んでいるのかもと思います。それで，矛盾するようですが，長い時間目は覚めているのに，起き上がるのがとても辛いんです。
> セラピスト：その時間，どのようなことが頭に浮かびますか？
> ナタリー：ひどくネガティブに考えやすいです。自分はとても前向きで物事をじっくり考えていると思うんですが，実際には螺旋状に落ち込んでいきます。
> セラピスト：もう少し話してくれますか？ どのように螺旋状に落ちていくんですか？
> ナタリー：言ってみれば思考のプロセスが急降下するような感じです。例えば，家を買いたいと思っているとすると，見てきた家のことを考え，住宅ローンを組まなければならないでしょう。その後，たくさん修理しなければならない場所があるので，やはり住宅ローンを組むのはやめようと思います。それで，ずっと引越しもできません。ステップのたびに前に進まず落ちていくんです。

かなり特異的な前駆症状を報告するクライアントもいる。躁病の前駆症状を引き出す時のように，それを意味ある個人の文脈と結びつけることが大切である。双極性障害に罹患しているクライアントは，早期からぞっとするような精神病症状を呈することがあり，うつが悪化するにつれて，精神病性の体験はますます奇異なものとなる。

> セラピスト：どんなふうにすべてのものが色褪せたようになり，長い時間ベッドで過ごし，考えがネガティブになるのかについて話してきましたが，他にはありませんか？

> ナタリー：買い物をしていると，人を見間違えるんです。そして声をかけて，その人ではないことに気がついてぎょっとします。これが起こると，重大な問題が生じていることが分かります。
> セラピスト：調子がよい時には，そうはならないのですね？
> ナタリー：はい，これまでに6回か7回経験しましたが，調子がよい時には決して起こりません。それに似たもので，壁面の顔があります。それが起こるのは少し後です。
> セラピスト：あなたの行く美容室の壁に顔があるのでしたね。もう一度それについて教えてください。
> ナタリー：私の行く美容室では，何かの理由で壁に立体的な顔を貼っているのです。それらは，調子のよい時は気味悪い程度ですが，病気の時には，邪悪で生きているように思えます。動くといけないので，それらを見張っておかなければなりません。
> セラピスト：あなたの目の前で実際に動くということですか？
> ナタリー：いいえ。そうは思わないけど，動くといけないので見張っていなければなりません。ひどく動揺して，この前はそれに耐えられなかったので美容室を出てしまいました。その間私はずっと怯えていて，警戒していました。
> セラピスト：他にはいかがですか？
> ナタリー：犬です。母はかわいい2匹の犬を飼っていて，そのうち1匹のピートは，私の具合が悪くない時には非常に聞き分けのよい可愛らしい犬ですが，調子の悪い時には邪悪なものに見えます。ピートがこっちを見ていると，彼が他人の不幸を願っている邪悪なもののように思えて，下等な生き物である彼と一緒の部屋にいることができなくなります。ああ，あと車もです。私をこっそり見張る人々が乗っているんです。

　躁病の前駆症状と同じように，症状を重要な対人関係の文脈と結びつけることが大切である。これはクライアントの周囲の重要な人々が，患者の初期の気分の変化にどのように気づくかということを理解するという利点がある。さらにセラピストは，クライアントが周囲の人々に頼れるかどうか，感情面や実際上の支援を受けるために協力できているかどうかを感じ取ることもできる。

> セラピスト：ところで，ネガティブな考えで頭がいっぱいの状態で早い時間に目覚めるとか，日中にいつもより多く眠る，人を見間違える，立体の顔が動くかもしれないと考える，車に乗っている人々があなたを見張っている，などほとんどが主観的な体験ですね。あなたの周りの人はどうですか？　彼らから何か手がかりはつかめませんか？
> ナタリー：どういう意味ですか？
> セラピスト：周囲の人たちがあなたの調子が悪いことに気づいて反応することで，あなたがどのステージにいるか判断するのに役立つということです。
> ナタリー：初期の徴候には誰も気づきません。少し経つと，みんな気づいて「大丈夫？」と声をかけてくれます。信頼している同僚に聞くと，彼は私が3日で変わると言っていました。
> セラピスト：どのように？
> ナタリー：私が不機嫌だと感じるみたいです。
> セラピスト：職場以外の人々はどうですか？　何か言われますか？
> ナタリー：はい，母親が。母は，私に大丈夫かどうか聞いてきます。母は，私がピートを避けていることで分かるんですね。そして，精神科医か家庭医に面談するように勧めてくれます。もし早い段階で気づくことができれば，24時間ベッドで寝て，ほとんど動かず，ほとんど食事をとらない，というような末期の段階までは行かずに済みます。

　セラピストはナタリーに，前述のように前駆症状を3つの山に分類するよう求めた。それらを以下に示す。

ステージ1：うつ病の前駆症状の初期（1週間）
いつもより多く眠る（週末に3時間以上眠るか，仕事の後にまっすぐベッドに向かう）
同僚が，私が不機嫌だと感じる
物事が色褪せ，ネガティブなものに変わる
仕事がはかどらない

ステージ2：うつ病の前駆症状の中期（約2週間）
買い物をしている時に，人を見間違える

午前4時に目が覚める
ピート（母が飼っている犬）を邪悪なもののように感じ，母は私がピートを避けていることに気づく
運転中，人々が不親切に感じ，運転するのが不安になる

ステージ3：うつ病の前駆症状の後期（約2週間）
急激にネガティブな考えに陥るのを感じながら早朝に目覚める
仕事中に人を見間違える
美容室の立体の顔が動く
車に乗っている人が見張ってくる

　ナタリーのうつ病の前駆期は長い。初期から中期に移るまでに約1週間，中期から最後のステージに移るまでに約2週間かかる。

うつ病の前駆症状への対処

　躁病の前駆症状への対処と同じように，クライアントとセラピストは系統的にコーピングの計画を立てるために協同的に取り組まなければならない。またここでも，感情障害の認知モデルが使われる。規則正しく日常生活を送る，優先順位をつける，楽しく達成感のある活動を行う，ネガティブな考えにチャレンジするといった認知行動的技法は，うつ病の前駆症状への対処において重要な役割を担っている。うつ病の前駆期の間，サポートのための社会的ネットワークを活発にしておくことが大部分のクライアントにとって重要である。躁病の前駆症状と同じように，早い段階での診察や処方医の事前の同意に基づいた自己服薬はよい対処法である。セラピストとクライアントは，前駆期から長期間持続し治療に抵抗を示す完全なうつ病相へと発展するのを食い止めるため，あらゆる方法について話し合う。

うつ病の前駆症状の初期段階への対処

> セラピスト：あなたが早い段階でうつに気づけば，何とかして悪循環的に下がるのを止められるというのはとても結構なことだと思います。ですが，あなたがそれぞれの段階で系統的に早期警告サインに対処できる方

法を検討するのに少し時間を割きたいと思います。以前の話し合いでは，日課がとても大事だとあなたが言っていたのを覚えています。大学生の時には家に誰もいなくて，すぐにベッドに横になれたとも言っていました。あなたの生活リズムは崩れていました。仕事は不可欠な日課の一部ですから，とても重要です。あなたが挙げた2人の人物，つまりお母さんと職場の同僚のピーターは助けになりました（社会的ネットワークとして）。

ナタリー：そうですね。たとえうつになるのを止められることがあったとしても，系統的に対処する方法を探すのは重要ですね。

セラピスト：（うつ病の前駆症状の）初期にはどんなことに取り組みますか？　一つは，日課の業務を行うことでしたね。週末の間には決まった仕事がないから，ベッドに軽く3,4時間はいてしまうと言っていました。そうやって過ごした後では普通どのように感じますか？

ナタリー：そうしてしまったことで明らかに不機嫌になって，同時にやるべきことをしなかったことで本当にみじめな気持ちになります。そんな日はたいてい残りの時間をもっと怠けて，だらだらと過ごしますね。

セラピスト：4時間ベッドに入っていても，リフレッシュできていないんですね。そして，時間を無駄にしてしまったと嫌な気分になるんですね。他のやり方をしてみたことはありますか？　うつ状態のクライアントは，何かをすればするほど疲労感が軽くなるということが時々あります。これはうつ状態のクライアントと取り組んできた私の経験です。これは，日課を行うことがとても重要だということにもつながっているのです。何時間もベッドにいたのでなければ，時間を無駄にしたと自分を責めることもありませんよね。

ナタリー：確かにそうですね。

セラピスト：何とまとめたらよいでしょうか？

ナタリー：うつの時にはとにかくベッドで横になりたいので，その時期に本当にすべきことがベッドから飛び出て庭の芝を刈ることだと自分自身を納得させるのは難しいですね。でも何とか試してみます。

セラピスト：あなたが何か失うものはありましたか？　私たちが話しているのは，他のやり方を試してみることについてなんです。物事を片づけることがいかに重要かを知って，ただベッドで過ごしていてもよい気分にはならないことが分かったと思います。どのみちリフレッシュもでき

> ていなかったわけですしね。いいですか？
> ナタリー：はい。サックスを吹くこともできますよ。
> セラピスト：日課の中であなたがその時期にやらないことはありますか？
> ナタリー：たくさんありますね。きちんと掃除すること，特に庭の草むしりですね。
> セラピスト：日課もなく，滑り落ちるように調子を崩していた大学時代に話を戻しましょう。1日のリズムを組み立てる助けになることが何かなかったんですか。
> ナタリー：リストを作ることは助けになったと思います。私はかなり「リスト好き」なので。リストはモチベーションや勢いが尽きた時にとても有効です。チェックをつけられるようなリスト。それによって，チェックする子供じみた喜びが得られる。だからリストはいいんです。
> セラピスト：活動計画表を使うのはどうですか？　おそらく，極端に外れた行動をとらないよう，日々のスケジュールを決めることができると思いますよ。楽しみなことをスケジュールに入れれば，快楽目的の活動と成果目的の活動とのバランスがとれるかもしれません。
> ナタリー：はい，サム（彼女の飼い犬）と散歩したり，サックスを吹いたりします。

うつ病の前駆症状の中期段階への対処

> セラピスト：早期警告サインの中期ではどうですか？　さらにうつへの道に落ちていくのを防ぐ対処方法を考えられますか？
> ナタリー：これまで話し合ってきたことすべてをやって，さらに必ず引き受ける仕事を減らすようにします。ちょっとうつ気味の時に，たくさん仕事をしてしまう癖があるんです。うまく働けなくなっていると，同僚にそれを気づかれるのを避けるために，見栄を張ったり，仕事を多く引き受けたりするんだと思います。それがたいてい逆効果となって，結局は後悔することになります。
> セラピスト：いいですね。他には？
> ナタリー：買い物をしている時に，（本当は知らないのに）誰かを知っている人じゃないかと思っても，その見間違えた人のところに行って挨拶

> をするのをやめればいいんです。もし本当に知っている人なら，その人が自分のところに来るのを待っていればいいんです。何回か間違えた人に話しかけに行ってしまい，とっても動揺して，恥ずかしい思いをしました。私は間違いなく追加薬の Sulpiride ［訳注：スルピリド］を内服します。それで人を間違えるのがなくなることはないけれど，恥ずかしい思いをすることはなくなります。

　うつ病の前駆症状への対処においては，患者個人の資源を使うことに加えて，社会的なサポートが非常に重要である。ほとんどの患者はこの段階で，何らかのかたちでの社会的サポートを必要とする。また一方，社会的サポートは患者にとって受け入れやすいものでなければならない。家族や親しい友人たちは，早期警告サインを見つけた時に，クライアントに過干渉になったり，心配しすぎるだけかもしれない。そのような状況では，クライアントは彼らが役には立たない，と思うかもしれない。この事例で説明されているように，社会的サポートの計画を立てることはたいていの場合よい案となる。

> セラピスト：もっとうつになったら，予定を組む際に他にどんな工夫ができますか？
> ナタリー：あまり仕事を引き受けず，もっと楽しい活動を予定に入れます。でも週末は通常の 9 時から 5 時の枠組みがないので難しいですね。
> セラピスト：週末の社会的なサポートについてはどうですか？
> ナタリー：その時期はどこかへ出かける必要があると思います。でも，私のことでみんながパニックになったり，大騒ぎしたりしてほしくないんです。
> セラピスト：みんなというのは誰ですか？
> ナタリー：私は友人とドーセット［訳注：イングランド南部の州］に滞在することがあるんですが，母親が騒いで，医者にかかるよううるさく言い始めるんです。以前は，主治医が同じように騒いだりしました。

　病院や専門家の援助を有効に利用することはコーピング戦略の一部である。ピーターの場合，あらかじめ気分が高揚してきた時には追加の薬剤を使用でき

るよう精神科主治医の同意を得ていた。クライアントにとって，精神科医と互いに尊重し合うことや信頼関係を築くことはとても重要なことである。専門家はどの時期でも関わりをもってくれる。非常に負けず嫌いで頑固なナタリーの場合には，精神科医と良好な関係を築き，疾患のさまざまな時期において彼女に何が必要かを話し合うことが特に重要である。

うつ病の前駆症状の後期段階への対処

> セラピスト：（うつ病の前駆症状の）最終段階ではどうなりますか？
> ナタリー：働くのを辞めなければなりません。まったく仕事ができなくなって，私が仕事を始めようとすると同僚たちがとても不安がるんです。仕事にかなり手間取るようになって，ちぐはぐなことをしていると思われるかもしれません。
> セラピスト：仕事をまったく辞めてしまったら，日課はどうなるんですか？
> ナタリー：この時期には車の中の人が私を見張っていると思うようになるので，とても怯えています。入院した方がよいのだと思います。
> セラピスト：あなたが入院を非常に渋って，時には周囲の人が精神保健法のもとで，あなたに強く迫って病院に連れていかなければならなかったこともあるのでしょう。
> ナタリー：ええ，入院することにはとても抵抗があるんです。その中間に，病院外でどこか安心できる場所があれば一番よいのですが。
> セラピスト：この地域には，デイホスピタルはないんです。外来患者として，病棟に行くというのはどうですか？
> ナタリー：ええ，でも病院に行くということにはそういう意味が含まれていますから……。それに，その時期でも騒ぎ立てない精神科医がいてくれる必要があります。
> セラピスト：これまであなたと一緒に治療をしてきて，お互いに信頼でき，尊重し合える関係を築ける精神科医を見つけることは，あなたにとってかなりの助けになると思いますよ。
> ナタリー：そう，だけどこにそんな人いるんですか？　精神科医求む，とでも広告を出しますか？
> セラピスト：あなたの考えは分かりますが，医師と患者の関係は，他の関係とはかなり違うと思いますよ。

> ナタリー：そうですね，よい関係もあると思います。私も過去に一人，二人，よい精神科医に出会いました。でも，これまでは研修のための異動のせいで主治医を替えなければなりませんでした。
> セラピスト：比較的調子がよい時に精神科医を探すのが一番よいかもしれませんね。
> ナタリー：ええ。私の調子があまりよくない時にも騒いだりせずに話を聞いてくれるような有能な精神科医を見つけられたら，今よりずっとうまく対処できるのにと思います。特に調子がよくない時でも，私が知っていて尊敬できる人からの援助を受け入れやすくなるでしょうね。

　ナタリーは自分が信頼できる医師を探し始めることに同意した。表10.2は，ナタリーによるうつ病の早期警告への対処の完成版である。

表 10.2. うつ病の早期警告サインへの対処

名　　前：ナタリー X

ステージ１：私のうつ病のごく初期の徴候は……：（1 週間）
1. いつもより多く眠る（週末に3時間以上眠るか，仕事から帰った後にまっすぐベッドに向かう）
2. 同僚が，私が不機嫌だと感じる
3. 物事が色褪せ，ネガティブなものに変わる
4. 仕事がはかどらない

行　　動：
1. 内服する
2. ベッドに行かない
3. 優先順位をつけ，日課のリストを作りチェックする
4. 楽しい活動の計画を立てる（例：どこかへ出かける，犬の散歩を行う，サックスを演奏する）

ステージ２：うつ病の早期警告の中期は……：（2 週間）
1. 買い物中に人を見間違える

2. 4時に起きる
3. ピート（母が飼っている犬）を邪悪なもののように感じ，母は私がピートを避けていることに気づく／運転中，人々を不親切に感じ，運転するのが不安になる

行　　動：
1. 追加の薬を内服する
2. 仕事を少なくする
3. 週末に友達と過ごす
4. 必ず楽しい活動をするようにする

ステージ3：うつ病の早期警告の後期は……：（2週間）
1. 急激にネガティブな考えに陥るのを感じながら早朝に目覚める
2. 仕事中に人を見間違える
3. 美容室の立体の顔が動く
4. 車に乗っている人が見張ってくる

行　　動：
1. 仕事を中断する
2. 精神科医に診てもらう
3. デイホスピタルに参加するか，もしくは入院する

前駆症状の特定とコーピングについての問題

　前述したように，うつ病の前駆症状を見つけるのが困難であると感じる患者もいる。これは双極性うつ病が潜行性に始まることに起因しているかもしれない。うつ病の前駆症状は，程度は軽いもののうつ症状と同様の性質のものもあり，また，うつ病相から完全には回復できていない患者もいる。このような事情から，うつ病の前駆症状の特定はとりわけ難しい。うつ病の前駆症状の特定を難しくするその他の理由として，感情と回避に対する姿勢がある。クライアントによっては悪い感情に留まるべきではないと考えるように指導されるため，完璧主義のクライアントはネガティブな感情を容認できず，そのような感情を払いのけようとするかもしれない。元来のコーピング戦略が回避的なものだっ

たクライアントは，うつの前駆症状を回避／抑制することに習慣的にとても長けているかもしれない。クライアントに対して，前駆症状やコーピングのリストを信頼できる人に見せるよう勧めたり，クライアントが見逃している前兆について話し合ってもらうこともしばしば有効である。クライアントが同意すれば，クライアントと親しい人に，前駆期に入った時に前駆症状のリストやコーピング戦略をクライアントに読むよう促してもらうのもよいかもしれない。稀に，クライアントは非常に長い前駆症状のリストを作成することがある。このことの欠点は，項目が非常に多いことでクライアントが前駆期を監視しづらくなることである。経験則では，クライアントに前駆期の3つのステージのそれぞれについて，5つ以上の前駆期のサインや前駆症状を挙げようとさせないことである。長くて扱いにくいリストを作ることよりも，最も顕著なサインや症状に焦点をあてることが重要である。

　病をもつことに対する非常に強いスティグマがあるために，病気のことを打ち明けたりサポートを依頼することを難しく感じるクライアントにとって，社会的なサポートを求めることは困難なコーピング戦略となるかもしれない。完璧主義のクライアントは，サポートを求める際に「弱み」を見せても，それを拒絶されてしまうことを恐れるかもしれない。他方で，依存的なクライアントはネットワークの善意を使い果たしてしまうかもしれない。これらのクライアントに対しては，どのタイミングで社会的サポートを活用するのが適切なのかをよく考えることが重要である。さらには，親身な精神科医を見つけるのもまた難しいことである。長期にわたり疾患に苦しんできたクライアントとの協同的関係や，それがふさわしければクライアントに責任をもたせることを恐れないことなど，医療専門職に対する教育に関しても多くのことがある。これは家庭医のトレーニングにおいても重要である。双極性障害のクライアントの大部分が家庭医から薬物療法を受ける。治療の多くの局面と同様に，前駆症状の特定とそのコーピングには練習が必要である。クライアントは継続的に練習を行い，そのレパートリーを最新のものにすることを求められ，その手助けを受けるべきである。多くの事例において，最初に作成したコーピング戦略が実際的でない可能性もあり，その場合セラピストとクライアントは新たなコーピング戦略をともに検討する必要がある。最後に，セラピストにはクライアントを励まし，理解することが必要である。自らをコントロールすることを非常に恐れるクライアントもいる。そうした状況では，クライアントと良好な臨床判断の出番となる。クライアントは，自らの疾患に対してより大きな責任を負うこと

ができるよう勇気づけられる。

要　約

　前駆症状のパターンはクライアントによってさまざまである。ここで唱えた面接アプローチでは，最も顕著な前駆症状に関するクライアントの記憶にアクセスする。個々のクライアントが前駆症状を最大限に検出するためには，彼らに特有の前駆症状のパターンを構築し，それをクライアントの社会的環境と結びつけることが最善の方法である。クライアントが自らの前駆期を初期，中期，後期の3段階に正確にまとめるための有用なツールであるカード分類法が本章に記述されている。これをひとたび行えば，クライアントとセラピストは認知・行動の原則を利用しながら，3つの段階に対してのコーピング戦略を明らかにすることができる。このアプローチは非常に協同的なものである。個人的サポートと社会的サポートの両方の力が，前駆期のサインや症状と戦うために利用される。

その他のセルフマネジメント

　関連する認知行動的技法が前の二章に記されているので，この節ではさまざまな領域のセルフマネジメントの一般的原則のみを論ずる。

よい日課を作ること

　臨床医は，乱れたライフスタイルがより多くの病相につながることに以前から気づいていた。規則正しい睡眠習慣も極めて重要である。臨床上，クライアントが長距離の旅行や時差ボケをきっかけに軽躁状態になることも経験される。睡眠不足は軽躁状態の初期の前駆症状に先行するものとして一般的である。したがって，セラピストは双極性障害に罹患するクライアントがよりよい日課を築けるよう援助すべきである。計画的な日課や規則正しい食事，運動は，睡眠パターンを規則的なものにする手助けとなるかもしれない。活動計画表はクライアントが自らの日課をモニターし，組み立てるための有用なツールとなる。

　生活の構造や日課の維持は病相の最中には特に重要となる。クライアントが抑うつ的な時には段階的なアプローチが重要である。自分に共感することでプレッシャーから自らを解放したり，低レベルの働きしかできないことで自分を非難しないようクライアントに対して指導することも重要である。クライアン

トがやや上がっている時には，さらなる刺激を減らしたり避けたりすべきである。どちらのケースにおいても，クライアントは日課に優先順位をつけることを身につける必要がある。規則正しく日課をこなし，刺激を避けるということは退屈に思われるかもしれない。高揚している時期には，クライアントは刺激を求めるような行動の誘惑に屈してしまいそうな中で自らを抑える必要がある。一方，やや躁的な時によいアイデアだと思ったことも，クライアントの気分が安定すると結局は大したアイデアではないのが一般的である。もし2, 3週間後にもまだよいアイデアだと思えるのであれば，それは本当によいアイデアである。行動を制御したり，数カ月にわたるうつ状態の後に高揚してくるのを楽しむ誘惑を避けることは特に難しい。けれども，良好なセルフマネジメントとは何の輝きもない人生を送ることではない。それは，エキサイティングなことと再燃をもたらす過剰な刺激との間のよいバランスを見つけることである。それがうまくできれば，仕事と休息，余暇のバランスのとれたライフスタイルを送ることができるのである。

気分をモニターすること

多くの双極性障害のクライアントは，うつ病相や躁病相へ移行しているかもしれないと考えるため，正常な気分の変動にも不安を感じる。したがって，彼らには前駆期と正常な気分変動とをどのように区別するかを教えることが重要である（＋10〜−10点の範囲で）。しかし，気分は前駆症状の一つにすぎず，前述のとおり，個々の前駆症状を分析する際には，クライアントは症状のパターンを調べる必要がある。さらに，正常の気分変動を外部の出来事と関連づけることは，クライアントが自らの気分を理解するのを助ける有効な方法である。クライアントは，気分変動を出来事と関係づけて理解するために，活動計画表を使用するよう指導される。あるクライアントは，スキー旅行のバカンスから帰ってきて，2, 3日楽しい気分が続くのはすてきなことだと非常に理にかなっているように語った。しかしながら，明らかな理由もなく，その週の残りの期間も彼の気分が高揚し続けるならば，それは彼が躁病相に入り込んでいっていることを示唆している可能性がある。まとめると，クライアントは気分の傾向をモニターし，気分と周囲の出来事を関連づけるよう促される。はっきりとした理由もなく，気分が高揚したり落ち込んだりしている時には前駆期に入り込んでいないか注意を払うべきである。

過去のストレスの除去やコーピングの経験から学ぶ

　クライアントは，これまでどのような種類のストレスが病相の誘因となってきたか知ることができる。ストレスは誰にでも生じるもので，時には除いたり避けたりできないこともある。しかし，クライアントは経験からストレスに対する最善の対処方法を身につける必要がある。例えばあるクライアントは，海外へ行くことが彼女にとって一種の過剰な刺激となることが多いことを知った。その上，彼女は睡眠時間の減少を伴う長距離の旅行が特に問題であることにも気づいた。彼女は現在，海外旅行の回数を減らし，海外に出かけるのは商談の時のみとしている。また，彼女は睡眠薬を持参し，海外でも十分な休息と睡眠を確保している。

専門的な支援ネットワークの構築

　クライアントが利用可能な資源として，専門家による援助がある。クライアントは自らの疾患の管理に積極的になれるよう，疾患についてできるだけ多くのことを学ぶ必要がある。彼らは精神科医や家庭医と合理的に話し合い，情報に基づいた判断を行う際に積極的な役割を果たす権利が与えられている。またそれは，病相の初期に自己服薬を行うために処方医と事前に合意することにもなる。クライアントは，急性期の危機的状況を食い止めるためにデイホスピタルへ通ったり，入院したりするなどのさまざまな専門的サービスの利用についても積極的に決めることができ，それによって急性の再燃時にしばしば厄介で，時に破壊的行動に至るような事態に直面しないで済む。事前の同意が信頼関係を背景になされていれば，クライアントが急激に悪化した時にも入院は受け入れられやすい。したがって，クライアントと専門家の関係は，相互信頼と相互尊重の一つなのである。クライアントは前述のナタリーのケースのように関係を築ける医師を見つけることを推奨される。疾患をコントロールする意欲や能力がさまざまなクライアントの中には，セルフマネジメントのこのような側面で気力を挫かれる人もいるかもしれない。さらに，長期にわたる疾患という意味で，クライアントが疾患をコントロールしようとする意欲はその時々によって変わりうる。臨床医はこのことに敏感になる必要があるが，一般的な原則はクライアントと可能な限り協同作業をするということである。

良好な社会的ネットワークの構築とダメージの修復

　クライアントが好調で安定している時には，親しい対人関係をもつよう勧め

られる。配偶者やパートナーとの関係は，急性期の間にしばしば悪化してしまっている。時に彼らは，魅力を感じる人に対して過度になれなれしく接したり，時には性的関係に至ることさえある。クライアントは調子のよい時に，親密な関係を修復したり建て直す必要がある。同様に，クライアントがどちらかというと「いつもの」自分の時に親密な関係がまったくない場合，支えとなるネットワークを築くべきである。

長期にわたる脆弱性に対抗する取り組み

クライアントの中には，生活の一つの領域にもっぱら精力を注ぎ，人生における一つの面からのみ自尊心がもたらされるという人がいる。例えば，配偶者や家族，友人らとの関係を犠牲にして，もっぱら仕事やその他の達成志向的な領域に時間を費やすクライアントもいる。極端なケースでは楽しみなことをほとんど行わない場合もあるが，これはバランスの悪いライフスタイルとなるばかりでなく，彼らがうつ病の前駆期に楽しみとなる活動を行う必要が生じた時に問題となる。クライアントにとってのもう一つの誘惑は，以前の病相によって仕事や学業，その他の責任を中断することとなったために，その失われた時間を取り戻そうとすることである。双極性障害のクライアントの中には，強く駆り立てられ，頻回の病相とまたそれがよくなった時の過労との悪循環に陥る者もいる。自らにプレッシャーを課すことがその後の病相の潜在的な引き金ともなりうる。したがって，クライアントは「一つのことにすべてを投じる」ことのないよう勧められる。達成志向のクライアントに対しては，他者とのつながりや個人の趣味を犠牲にして物事の達成のみに時間を費やすことなく，人間関係や楽しみなことなど人生における他の領域を育むよう勧めるべきである。

病相からの回復期のストレスを最小化するための積極的行動

クライアントが急性期から回復した時には，病相の悪化の原因となったストレスを避ける手段がよくとられる。例えば，贅沢品や不要品は，経済的な問題を軽減するために店に返却するか売却されるかもしれない。同様に，借金が手に負えないものとなる前に，銀行のローンを整理するために銀行支店長と率直に話し合うこともしばしば有効である。うつ病相の後には，友人らに再び連絡をとったり，再び趣味に励んだりするかもしれない。

要　約

　セルフマネジメントの一般原則は，どのようにして疾患がクライアントに影響を与えるのか，どのような種類のストレスが個人に対して病相を引き起こすきっかけとなりうるのか，よい睡眠習慣を保つこと，個人的で良好な社会的ネットワークの形成を含む健康的なライフスタイルを送ること，過度に非機能的な行動を抑制することなど，疾患についてクライアントに広く気づかせることである。疾患をコントロールし，疾患に対して責任をもつということは，専門家のネットワークを賢く利用することでもある。処方医と相互信頼，相互尊重の関係を構築することは，非常に有用である。すべての治療ステップは話し合いにより，事例によっては自己服薬は身につけるべき有用なスキルとなるかもしれない。前述したこれらの課題はすべてセルフモニタリングと自己制御の要素を含んでいる。前二章で記載されている認知行動的技法は，クライアントが良好なセルフマネジメントの目標を達成するための助けとなりうる。

第11章

長期的な問題，双極性障害と自己

　一度でも，認知療法の技法の講義を受けたことのある人は，「患者の否定的思考が本当は事実だったらどうなのだろう？」という共通の疑問に直面するであろう。つまり，患者の自動思考が，「自分は仕事があまり得意ではなくクビになりそうだ」とか「妻に愛想を尽かされており，離婚したいと思われている」というもので，実際本当にそうだと分かった場合どうかということである。もちろん，認知行動療法はそのような状況にいる患者に対しても非常に有効な示唆を与えるものである。しかし，考えを修正できるようになることよりも，むしろ患者がトラウマや喪失体験に対処できるように手助けしなければならない場合も非常に多い。私たちの消費社会は，開発途上社会とは異なり，競争と成功を過度に重視している。名声であれ，富であれ，結婚相手であれ，その競争に破れたものは，自分の人生が無価値であると感じがちである。その上，成功した人たちは，そうではなかった人たちを批難したり，価値のない人として扱ったりするため，問題はさらに悪化する（Lerner と Miller 1978）。そのため，そのような長期的な喪失を扱う戦略は，いかなる深刻な精神疾患に対しても，他の多くの重大な人生上の問題に対しても，CBT アプローチの不可欠な部分となる（Moorey 1996 など）。

　これらの問題は双極性障害の事例の場合に顕著となる。長期間持続する，再燃しやすい障害であり，医学的あるいは心理学的な治療は「治癒」を提供することはできない。患者はほぼ必然的に，自分で受容するかしないかにかかわらず，程度の差はあっても健常者と区別されてしまう。それゆえ，アイデンティティーや自己意識に関する問題は，双極性障害に対する長期的な適応を考えた時，おそらく最も重要なものであろう。本章では，こうした長期的な問題に対して焦点をあてる。初めに一般的な自己意識の問題について論じ，5つの固有の問題について考察する。**スティグマ**の問題は，主要な精神疾患の診断を受けた人が，誤解や偏見あるいは職業的・社会的な障壁にいずれ直面する，という明白な事実に由来している。**罪悪感**と**羞恥心**の問題については，過去の出来事

に対する患者自身の責任や疾病にうまく対処できなかったことに焦点をあてる。**喪失**の問題では，多くの患者が耐えなければならなかった成功や地位，人間関係，さらには全人性（personal wholeness）の疑いようのない喪失に焦点をあてる。最後に，**怒り**および**回避**は上に挙げた他の3つの感情に対する反応として表れるであろう。これら5つの反応はもちろん互いに関連し，すべては治療上の困難な問題となりうる。これらをどのように扱うべきか，ということについて示唆するつもりであるが，そうした経験がない人が簡単な解決策を述べることは，おこがましいことなのかもしれない。いみじくも，シェイクスピアのマクベスに見るように，「それには患者自身が自分の祭司であるべき」なのである。

自己：デカルト主義は今も健在

　読者は"The Madness of King George［訳注：邦題は『英国万歳！』（1994）］"という映画を見たことがあるかもしれない。ナイジェル・ホーソーンが精神疾患に罹ったジョージ3世の役を見事に演じている。なのに，彼がラジオのインタビューで「王は，本当の精神疾患ではなかった」と答えたことは興味深い。ホーソーンのこの言葉は，王の症状はポルフィリン症により引き起こされたという見方に基づいている。つまり，身体的な原因で引き起こされたものはおそらく本当の意味での精神疾患ではないということだ。これはデカルト的二元論の現代版のように思える。すなわち，精神と肉体は2つの異なったもので，精神は非物質的な魂とつながっており，道徳的責任を自由に選択し受容しているというものである。おそらくデカルトは彼の時代の共通認識を要約して述べたのだが，同時にそれは我々の時代の共通認識でもある。それだからこそ精神疾患は脅威なのである。精神疾患に罹患している患者はしばしば，「体の病気にかかりたかった。そうすれば皆理解してくれたのに」と言うものである。同様に，自己意識の変化を述べることもある。「本当の自分」は誰なのか，ひどく躁状態となり振る舞う自分なのか，悲観的で陰うつな自分なのか，あるいは感情の平板化と副作用に悩まされながら長期処方を受けているのが本当の自分なのか。このような考えは，双極性障害患者によくみられる自尊感情の脆弱さに関連しているのかもしれない。自尊感情は，うつ病相の際に特に低下するが，我々の印象では，平常あるいは躁状態においてもしばしば低下している。Bentallらのグループ（Bentallら2005；Knowlesら2007）は，躁状態における特性や感

情機能の間接的なテストでは，平常な健常者よりむしろうつ病患者に類似しているという興味深いエビデンスを示している。これは，「躁的防衛」，つまり躁状態は抑うつ的な考えに対する防衛として捉えられるという概念の根拠となるだろう。

おそらく双極性障害患者の自分自身の規定の仕方には3通りあり，それらはいずれも不利益な点をもっている。一つは，疾病の存在を否認することである。特に躁状態では，患者は単純に，彼らが他者より優れている，特別な力が与えられている，あるいは非常に創造的であると述べることがある。特筆すべきは，軽躁状態は高い創造性によって特徴づけられているということである（GoodwinとJamison 1990，第14章；Jamison 1993）。我々のチームの一人が，自身が気分変動に悩まされている同僚の女性を訪ね，学生の研究企画に関して議論したことがある。彼はオフィスにいて彼女が生み出す創造的な発想の連続に驚かされたという。彼女は15分のうちに，10年はかかる研究プロジェクトの基礎となるような一連の関連研究を書き出したのである。これらのアイデアはいずれも非常に独創的でかなり実際的なものであった。不幸なことに，そのプロジェクトが終わった時には，彼女のうつ病がかなり悪くなっていて，この話の続きを議論することができなかった。しかし，上がった状態のクライアントでは，手放すのが勿体ないと思うような成功を経験する者もいることを認識すべきである。それは，真に芸術的であったり，文学的創造性であったりするかもしれない。Jamison（1993）は，双極性障害と高レベルの創造性との間にさまざまな関連があることを示している。

二つ目のアプローチは，自分の問題をいくつかの外的要因に帰属させる方法である。例えば，自分の病気が，アルコールや薬物乱用，あるいは処方された薬のせいだと考えるのは，クライアントにとって都合のよいことである。外傷体験やストレスは，より社会的に受け入れやすい説明のように感じられる。時には，クライアントが好む説明を受け入れ，その範囲内で取り組もうとすることは，彼らの自尊感情を守る上で有用かもしれない。しかしながら，役に立たない解釈モデルには組しないよう注意せねばならない。

ジャニーヌは大学を卒業した聡明な女性であったが，両親は自分を兄弟ほど高く評価していないという考えに悩んでいた。卒業後，彼女は専攻した分野に関連する仕事に就いたが，その後の躁病相によって仕事を失うこ

> とになった．彼女は病気であることを認めてはいたが，その時のセラピストが彼女を治療し損なったという信念にとらわれ，そのことを証明するまでは自分が「正当」に扱われず，先に進むことができないと信じ込んでいた．心理療法の多くのセッションは，この拙い治療に対する彼女の怒りを取り扱うことに費やされてきた．残念なことに，彼女は治療過程での試みがどれも自分が正当であると評価されることを妨げている策略と感じていたため，結局は治療上，克服困難な障壁になってしまった．

最後に，単純な医学モデルの完全な受容にも不利益な点がある．一方では，悪い行動や非機能的行動に対する説明や，責任逃れの言い訳として使われる可能性がある．その一方で，自分が達成できることについての過度な悲観主義や，過度の限界設定につながり，抑うつや社会的孤立を招くかもしれない．医学モデルでは個人の行動の変化は無視され，薬物療法ばかりが強調されるため，個人を無力化しがちである．「ノーマライゼーションの論理」（Kingdon と Turkington 1994）の理念に基づけば，疾患の黒か白かというモデルを避け，疾患といわゆる「正常な」行動との連続性をさらに重視すべきであろう．我々は健全な食事，規則正しい運動，さらに健康なライフスタイルを勧めることの効果について考えている．そのような実践が躁病相やうつ病相のコントロールに役立つ場合もあればそうでない場合もあるだろうが，単に「医者の命令」に従うだけではなく，少なくとも自分の病気に対して何か取り組むことができたという感覚をもつことによって，患者が自尊感情やQOLの増進に大切な役割をもてると考えられるのである．

スティグマ

別の文脈で論じたように，「スティグマ化（烙印を押す）」（Hayward と Bright 1997）と称すべき一般大衆の精神疾患に対する見方があるという充分な証拠がある．しかも精神疾患としてレッテル貼りされると，就職や住居といった点で現実的な障害となることが知られている（Farina と Felner 1973；Page 1977 など）．社会的なレベルで，例えば教育などを通して，スティグマに取り組む試みはかなりの成功を収めてきた（Wolff ら 1996 など）．しかし，Cumming と Cumming（1957）による有名な研究では，カナダの小さな町で，住民が精

神障害についての教育的メッセージを受けることを拒絶し，研究者が町を立ち退かされたという大きな失敗も記録されている。さらには，スティグマ化されているという「感覚」によって抑うつ気分と機能低下がもたらされるという知見がある。よく引き合いに出される Link の研究（1987）では，社会的不名誉との考えが強ければ強いほど，失意が大きくなって失業が増すことが見出されている。議論のあるところではあるが，Link はスティグマを感じることは，別な結果にもつながると推論した。社会的スティグマを感じることは，2つの点で失意につながりうると思われる。まず，周囲の人々のスティグマの信念は，障害者の人生を妨げることがある。例えば，もし仕事に応募するとしたら，「障害者」を雇いたがらないかもしれない雇い主に知らせるべきなのか，あるいは嘘がばれる危険を冒しながら秘密のままにしておくべきなのか。そうしたジレンマに直面して，抑うつ的になるのは当然である。さらに偏見や誤解に直面することによる隠れた影響として，患者は自分が他の人よりも劣っており欠陥のある人間であるという考えを抱く可能性がある。こうした反応は，特に双極性障害では生じやすいようである。彼らは高い洞察力をもっていることが多く，うつ病相で自己疑念や自己批判が増大しがちだからである。

> モニカは30代後半の女性である。彼女の母親は双極性障害で，後半生は精神科病院に長期入院していた。彼女は幾人かの里親に育てられ，身体的，性的虐待を受けた。しかし，彼女は学校の成績がよく，上級秘書と情報処理の資格を得た。リチウムで安定化する前の早期に何度か入院した経験があり，彼女は将来の雇用主にそのことが発覚することを非常に恐れていた。彼女は心理的治療を受ける際に，仕事の時間が削られるのを最小限にし，治療を受けていることを雇い主に隠せるように，1日のうちの遅い時間帯を強く希望した。

Link らはスティグマを扱う際に可能な3つの戦略を挙げている。それらは，秘密主義（障害者であるという事実を隠す），引きこもり（病気であることが暴かれるような状況を避ける），そして教育（病気であることを率直に他人に説明する）である。彼らは，これらの「スティグマに対する適応の指向性」を測る質問紙を開発したが，これら3つの戦略はいずれも効果的ではないという結果であった。彼らの結論は，「レッテル貼りとスティグマは『社会的問題』

であって『個人の問題』ではない」（p. 302）というものであった。この結果は，患者に希望を与えるのは社会的信念の矯正のみであるという治療無用論を導くように思われる。しかし，社会的文脈の中に問題が存在している限り，スティグマの影響を最小限に留めるように努力することはセラピストの責務である。ここでは，HaywardとBright（1997）によるスティグマの問題に関する提言を紹介したい。

1. スティグマの存在自体を否定すべきではない。我々の提案する問題解決アプローチは，スティグマの存在を前提とし，どのようなステップで個々の患者の人生における影響を最小化できるか，というものである。どのようなアプローチが可能かを検討するために，当のクライアントから，スティグマが自分たちの人生に影響した事例を提供してもらうべきである。
2. 上記のような視点から，最初のステップは，認知行動的アプローチを用いて，おのおののクライアント特有のスティグマ的（それゆえ自己卑下的な）信念を評価することである。原因，危険性，そして予後に対する不適応的な考えや，病気の影響を改善するのに必要な個人ごとの努力の程度に焦点をあてることになろう。行動的課題（第9章参照）では，双極性障害の非機能的信念へのチャレンジに焦点をあてる。非機能的信念は，例えば「病気があるから……私はうまくやれない」といったものが多い。段階的課題設定としては，ポジティブな関わりを増やし，社会的機能を改善するよう行う。そうした課題では，スティグマそのものより，むしろスティグマを感じることに焦点をあてている。しかしながら，Desforgesら（1991）は，患者が他者とのポジティブな関わりを増やすステップによって，スティグマの感覚とスティグマそのものの両方を低減すると述べている。
3. 我々が，本書で提唱した双極性障害のモデルは，スティグマの低減に役立つと考えている。精神疾患の全人的概念，すなわち心理社会的モデルと生物学的モデルの両者を含んだ概念によって，疾患を改善させると同時に，スティグマの影響を低減しうるステップが存在するという感覚がクライアントにもたらされなければならない。日課の構築や現実的な優先事項の設定に焦点をあてたセルフマネジメントのスキル向上と健全なライフスタイルは，自己価値と自己効力感を築き上げるのに役立つだろう（第7章と第10章参照）。
4. このモデルは，健康と疾患とが明確に区別されるものであるという考えを

否定し，連続性があることを強調している。はっきりと診断的に区別してしまうことを避け，固有の行動という観点から考えることは，精神疾患を異質なものとして捉える考え方を弱めるのに役立つだろう。ここで強調したいのは，診断のラベルを貼ることではなく，自己効力感と自己制御感を生み出すために，一連の問題を解決することである。できれば目標設定は，精神疾患に対するスティグマ概念と相容れないような行動に置くべきである。クライアントが反対の極にあるのでなく，連続体として存在しているのだという見方を促す「連続体技法」も有用である（Padesky 1994; GreenbergerとPadesky 1995参照）。これは疾患の「程度」について考えることにもなろう。

　　メラニーには躁病相とうつ病相のどちらにも長い病歴がある。うつ病相の間，彼女はまるで家族の中で自分だけが不幸の責任を背負っているように感じていた。彼女は比較的調子のよい時でも，仕事に就けなくて社会に参加できない，だから他人のお荷物になっているという感覚に苛まれていた。連続体技法（上述）を用いることは彼女にはとても助けになった。というのは彼女だけがスティグマをもっているというのではなく，他の多くの患者がもつ障害の連続体の一部として自分の病気を見ることができたからである。彼女は福祉アドバイザーとしてトレーニングを受け，実際に障害者権利機構の障害者枠のポストで，しばらくの間働くことができた。不運にも，病気の再燃によって仕事を続けることはできなくなり，社会のお荷物であるという感覚は現在も続いていた。

メラニー：精神障害をもっているというのを受け入れるのは難しいわ。
セラピスト：どうしてですか？
メラニー：まず，他の皆と違う感じがして。他の人と違って，いつか「いかれる」んじゃないかと思われていると思うの。
セラピスト：どういう意味ですか？
メラニー：皆は私のことをあてにならない人間だと思っているに違いないわ。何か変なことをしでかさないかって，皆が私のことを見てるんじゃないかって。
セラピスト：どうして，皆がそのように思っていると考えるのでしょう？
メラニー：今まで2回，入院したことがあるわ。どっちも青天の霹靂みた

いな感じよ。私が1日で完全に変わってしまったから，皆は私がまったく予測できないと考えたに違いないわ。
セラピスト：誰かに言われたのですか？
メラニー：うーん，いや。
セラピスト：誰かが，ええと，あなたの病気の始まりについて何か言ったり，あなたがどの程度あてになるかについて言ってましたか？
メラニー：そうね，一番最近病気になった時の前に，私が何か緊張している感じがすると妹から言われたわ。
セラピスト：あなたがあてにならないと誰かから批難されましたか？
メラニー：いいえ，でも私には分かるの。
セラピスト：それでは，0から100までの間で言うと，あなたはどのぐらいあてになると思います？（直線を書く）
メラニー：とても低いなあ。5。
セラピスト：では，100のうち5回しか頼まれたことができないということですか？
メラニー：ええと，いいえ。状態がよい時は，私は頼りがいがあると思うわ。でも，いつ病気になるか分からないもの。
セラピスト：よい時と悪い時，両方の期間を含めるとどのぐらいの割合で，実際に約束を果たせそうですか？
メラニー：70％くらいだと思う。

　メラニーは自分の多くの友人の信頼性についても質問され，友人を完全には信頼できなくするさまざまな問題や出来事を検討した。彼女の病気が他者から彼女をどの程度引き離してしまうのかという問題は，後に示すように治療中繰り返された。

　ウィル（第6章参照）は，27歳で建設会社に勤務していた。彼は，躁病相の間にはとても社交的となるが，それ以外の時はむしろ内気で，病気のせいで他人とは違っているという感覚と同じ類の引け目を感じていた。彼は特に上司の周囲を避けていた。仕事中もっと会話するように行動課題を与えられ，それがうまくいったので自信をもつことができたと報告した。

スティグマの感覚は，治療に対するコンプライアンスを複雑化させる可能性がある。例えば，服薬に同意するということは，自分がスティグマをもったグループの一員であることを認めることになるが，それは自分が他人とは「違っていて」，「普通でいる」ために余計なステップを踏まねばならないということである。そしてクライアントは，気晴らしのための麻薬を控えるようにアドバイスされるのと同じような感情をもつかもしれない。クライアントは，自分個人の問題は一般的な双極性障害の診断にはあてはまらないと主張し，自分の信念を正当化するために感情障害との相違点を挙げるかもしれない。誰でも多かれ少なかれストレスに対する脆弱さをもっているという「ノーマライゼーションの論理」と，ストレスに対する特別な「保護膜」としての薬物療法を行うという方向づけは，役に立つ可能性がある。認知行動療法の技法パッケージが服薬コンプライアンスを高めることに役立つという証拠がある（Kemp, Davidら 1996; Kemp, Haywardら 1996; Kempら 1998）。ここで強調されるキーポイントは，クライアントが何か特定の診断を受け入れる必要はなく，優れた機能を伸ばす薬物療法の継続を試行錯誤しながらでも決意するということである。このアプローチに沿って，患者の自律性が尊重される。

> ライサは25歳の大学生で，服薬を止めると言えば，主治医が不機嫌となって認めてくれないので，服薬を強要されているように感じるとセラピストに述べた。ライサのセラピストは，主治医に相談するという課題を設定した。そして実際，主治医は喜んでその可能性について話し合い，もちろん彼がベストと思うアドバイスはするが，決めるのはライサであると言った。彼女はとても解放された感じがしたとセラピストに述べた。

スティグマの問題を社会全体との関連で扱うのに加え，患者のパートナーや家族の問題という観点から取り上げてもよいだろう。

> ウィル（上記参照）は，2年間同じ恋人と付き合っていた。ウィルは，自分と恋人は興味が異なり，時に彼女を疎遠に感じると述べていた。彼はまた，自分が普段と少し違って元気だったり，おしゃべりだったりする時はいつも，彼女が「薬は飲んでいるの？」と言うのだと述べた。ウィル

> は，それが純粋な愛情や心配というよりはむしろ，トラブルを避けたいという願望から言っているのだと感じていた。治療の過程で，彼は彼女と別れ，もっと支持的な女性と付き合い始めたが，それはいたって自然なことであった。

ウィルの例において，結果はよかったように見える。しかし，もし付き合いがより長期間に及んだり，ウィルとガールフレンドの間に子供がいた場合には，問題はもっと深刻だっただろう。そのような事例の場合，セラピストはクライアントのパートナーや家族に対する認知に取り組む必要がある。多くの事例で，パートナーや家族を含めたセッションは有用であるが，もし結末が修正不能であれば状況をさらに悪化させる可能性があるため，適応は慎重に検討するべきである（第12章参照）。

罪悪感と羞恥心

過度で不合理な罪悪感と羞恥心は，多くの精神障害にみられる特徴である。もちろん，うつ病でもしばしばみられるものである。中等症のうつ病患者は，一見些細な間違いや悪い行動の断片に心を奪われている。一方，精神病性うつ病の患者は，大虐殺や地球温暖化のように現実的には完全に自分ではコントロールできない出来事に対して責任を感じ，罪悪感をもつ。交通事故や児童虐待といったトラウマを負った人たちも罪悪感と自責感を抱くことが多い。おそらく彼らは他の人たちが生き残れなかったのに自分が生き残ったことに対する罪悪感，いわゆる「生存者の罪悪感」を抱いている。あるいは，トラウマを彼らが防ぐことができたと信じているかもしれない。羞恥心も虐待や性暴力の事例ではとても重要である。被害者は罪悪感をもつことはないかもしれないが，汚され貶められたと感じるかもしれない（Gilbert 1997参照）。罪悪感と羞恥心は，しばしば双極性障害の経験の一部を占めていると考えられる。

罪悪感は言うまでもなく，双極性障害のうつ病相で一般的である。そのような罪悪感は通常，躁状態でとった行動に対するものである。連続体という観点は，罪と責任を考える際に手助けとなるであろう。私たちはその時々の精神状態によってさまざまな程度の罪悪感を抱くものである。つまり例えるなら，我々は皆，時には公共の場でゴミを散らかしてしまうこともあるし，貧困者にお金

を求められても足早に通りすぎてしまうこともあるだろう。抑うつ状態において，罪悪感と自責感は強くなる。気分が落ち込んでいる人は，昔，飴の包み紙を捨てたことを思い出し，自分自身の強い利己主義と公共感覚の欠如を後悔するかもしれない。躁状態では，同じ人がそのような罪悪感から解放されるかもしれない。「私は魅力的で賢く，重要な人物なのでそのような些細なことを心配する必要はない。しかも，自治体が街をきれいにするようにお金を払っており，私は彼らに仕事を与えているのだ」と。時にはこうした考えが浮かぶことに価値があることもある。他の多くの領域でもそうだが，躁状態とうつ状態は通常の思考過程を誇張する。この指摘は，KingdonとTurkingtonが「ノーマライゼーションの論理」と呼んだものの一部である。

　過剰な罪悪感に対しては2つの方法が適している。最初に，「第三者技法」と呼ばれる標準的な認知的技法を用いる（Gilbert 1992）。患者は，もし誰か他の人が問題となっている行動をとったらどう思うかと尋ねられる。うつ病のクライアントは，問題となっている行動について，自分が他人を批判する以上に自分自身を強く批判するものである。二つ目の手法もこれに関連したもので，クライアントは罪悪感の利点について尋ねられる。それから，適度な罪悪感は間違った行動を正し，可能なら償いを促すために有用だが，過度で無力になるほどの罪悪感にはとりたてて社会的な有用性はないということをソクラテス的質問法により示唆する。過度な罪悪感も自責の念を欠いた尊大さも自己意識と関連している。罪業的な抑うつ状態では他者よりも価値がないと感じ，尊大な躁状態ではより価値があると感じるだろう。適度な罪悪感は自己と他者を社会の平等な一員とするモデルと関連しているが，一方で，他の人に従うということは従属的な役割に人（すなわち自分自身）を追いやってしまう可能性がある。もちろん，この問題に対して一度の話し合いだけでは，過度な罪業信念をすべて取り除くのに不十分である。罪業的な思考に対するチャレンジを実践し続けることが，自己主張の行動実験と同様に，ほとんどの事例で必要になるだろう。

　羞恥心と罪悪感は重なり合うかもしれないが，異なる方法で明らかになる場合もある。羞恥心に関する認知によって，他人に行動を知られたかもしれないとか，もし知られたら疎まれるだろうなどと，他者の目に恥をさらすことに注意が集中する。羞恥心は，スティグマの感覚から発生する。クライアントは，双極性障害の診断を罪深き秘密として捉えており，「普通の人」の偏見と無理解から隠しておかなければならないと思っている。患者はしばしば，自分の病気だけでなく，病気が生み出す迷惑行為のエピソードをも「自分の責任」として感じるだろう。

前述したように,ジャニーヌは最初の破綻のある部分は自分に責任があると感じていたがために,医療サービスにとても腹を立てていた。この破綻は,彼女がとても恥ずかしいと感じていながら,やむをえずそれを利用しているという状況の中で起こった。つまり,彼女が利用しなければ,破綻は避けられたかもしれないというのである。この問題に対する彼女の感情を話し合うことは,いくらかは役に立つことが判明したものの,残念ながら上記の彼女の怒りは収まらなかった。

サンドラは最初の病相が50代後半に起こったと推測される,双極性障害としてはやや非典型的な事例であった。サンドラは何年も病院の事務員として勤め,自分の病気は能力に対する過信と,その結果としての過剰労働によって引き起こされたと信じていた。セラピストが反対の可能性,つまり,過剰労働は病気の発症によるのではないかという可能性を検討し始めた時,サンドラは強く抵抗した。これは,責めを負いたいという願望として概念化されるのかもしれない。なぜなら,それは自分自身の行動をコントロールできないということを意味し,そのことを彼女は受け入れがたかったからである。サンドラは「倫理的」観点で物事を考える傾向があるため,認知モデルの枠組みで考えるのが難しいことが分かった。例えば,彼女は事前に同意しているにもかかわらずホームワークをやらないことが多く,それは「非倫理的」な感じがしたからだと述べた。彼女は,このような振る舞いの源が自分の子供時代にあると自認していた。彼女の母親はとても有能で厳格であり,一方父親は不道徳でわがままであった。サンドラは幼少時の問題を話し合うことを楽しんだが,残念ながら,そのことは彼女の病気をコントロールするには役立たなかったようであった。

メラニーは(上記参照),うつ病相の間,病気の責任は完全に自分にあるから,その結果はすべて自分のせいだと信じていると述べていた。最初に円グラフ技法(下記の事例を参照)を用いて他の患者の病気の原因を検討したところ,遺伝子,幼少期の体験あるいは今の環境要因などが含まれることを理解できた。続いて,セラピストはこのモデルを拡張し,メラニー自身にあてはまるかどうかを検討した。数回のセッションにわたるこの技法をもって,メラニーは病気の原因が全面的に自分にあるのではなく,自然発生的なものとして説明可能であるとみることができるようになった。

難しい問題としては，躁状態で通常みられるような，社会的問題があって非難されて当然の行動によって罪悪感が生じている場合がある。事例によっては，罪悪感は実際に自分自身に損害を与えた行動についてのものであることがある。

> レイモンド（第6章参照）は40代後半である。何年もの間，双極性障害の病相はリチウムでよくコントロールされていたが，腎臓の問題からリチウムをやめなければならなくなった。カルバマゼピンを処方されたが，その翌月に躁状態になり，休日やレストランでの食事のためにクレジットカードで多額の借金をした。彼は姉からも多額の借金をした。今では再びリチウムでうまくコントロールされているが，彼は過去の行動に罪の意識を感じそれを恥じていた。彼はすべての借金の支払いを着実に進めているが，返済のために制限された生活を送らなければならなくなった。クレジットカードはすべて解約し，クレジットカード会社に今後カードを送る必要がない旨の手紙を書いた。

罪悪感を扱う場合，自己と他者の両方に対するダメージの程度を慎重に評価しなければならない。レイモンドのクレジットカードを乱用するような行為は，自分に対するダメージでしかない。躁状態で行われるさまざまな行為は「犠牲者なき犯罪」であり，患者自身に対するダメージに留まる。そのような行為の例としては，過度なギャンブルや乱交，そして薬物乱用がある。しかしながら，家族や友人が損害を被る事例もある。特に家族の問題は重要である。

> ジェンマは外科医院でパートの受付係として働く主婦である。彼女は夫が自分のことで頭がいっぱいで共感的でないことを知り，長い間結婚生活に不満を抱いていたが，貞節は守っていた。ところが躁病相の間に隣人と浮気をし，大きな罪悪感が残ることとなった。セラピストは，今回の出来事に関してジェンマにどの程度責任があったかということに焦点をあてるのに「円グラフ」技法を用いた。
> セラピスト：（円を描く）それでは，今回の出来事に対する全体の責任を表す円グラフを描きましょう。あなたの責任はどれくらいでしょう？
> ジェンマ：全部です。

> セラピスト：アレン（相手の男性）には？　彼にはいくらか責任がありませんか？
> ジェンマ：あるとは思えません。私がいなければ起こらなかったことです。
> セラピスト：どちらが最初に一緒に寝ようと提案したんですか？
> ジェンマ：ええと，彼でした。だけど，自分が望んでいたのはよく分かってました。
> セラピスト：なるほど。彼もまた望んでいたと思いますか？　それともあなたが彼に無理強いしたと思いますか？
> ジェンマ：（一瞬沈黙）彼に無理強いはしなかったと思います。だけど，私が彼をそう仕向けたんだと思います。
> セラピスト：それであなたは彼よりも自分に責任があると感じるのですね。
> ジェンマ：ええ。
>
> （患者とセラピストは話し合い，最終的にアレンに責任の1/3を割り当てることで一致した）。
>
> セラピスト：あなたの夫は責任がいくらかありますか？
>
> （夫の振る舞いが話し合われた。そしてジェンマは最終的に夫に1/6の責任があると一致した。病気を引き起こす遺伝子の働きや，ジェンマの義理の母のような他人からのストレス，医院の不十分な経営も話し合われ，それ相応に責任が割り当てられた）。

　この技法における目的は，クライアントを完全に免責することではない。ジェンマの責任は脇に置かれ，なぜ彼女の行動がその状況の中でまずい選択となったのか，そして起こったことから何を学ぶべきか，ということに話し合いの焦点があてられた。ある行動の正しい点にも誤った点にも焦点をあてることができる。なぜそれが悪かったのか，誰がそれによって傷ついたか，どの程度傷ついたか，どのようなかたちの回復が可能か，そして他の悪い行動と比べてどの程度の過失があるのか。過ちを繰り返さないように自分の過ちに気づいて学ぶことで罪悪感は見直される。これらの技法は，連続体のように白か黒か思考を変化させるのに役立つ。罪悪感をこのような方法で話し合わなければ，それは肥大化し漠然と自分がすべて悪いという感覚を抱かせる。罪の程度を話し合う

ことで，罪の程度をノーマライズし，中には明らかに間違っているものもある多くの人生の選択という文脈に位置づけられるようになる。罪悪感の機能も話し合う。罪悪感は残りの人生が荒廃しないよう，賢い教師のごとく将来よりよい行動をとるように導いてくれる。

ジェンマの例は治療における羞恥心の役割も明らかにしている。セラピストは，彼女が最終的に真実を明らかにするまでの何回かのセッション中，言わずにいる何かがあることを感じていた。セラピストがこの告白を静かで共感的に受容したことは，ジェンマが行った過ちと深い恥の感覚を和らげるのに役立った。温かく共感的に傾聴するというセラピストの基本的役割は，この例では当然治療の鍵となる部分であった。

喪　失

上述したように，双極性障害は多様な喪失をもたらす。失業や就労上の制約が一般的だが，他にもあるかもしれない。パートナーの喪失，家族や友人との関係の喪失，あるいは病気によって困難だったりあきらめざるをえない未来や達成点であることもある。本章の最初に述べたように，どんな治療的アプローチでもこうした喪失のすべてをなくしてしまうことはできない。我々のゴールは，むしろ，遺族が愛する人を失ったことに適応するように，クライアントが環境の変化に順応できるように手助けすることである（Murray-Parkes 1972参照）。

就労はそのよい例である。人がしている仕事は，いつもその人のライフスタイルや住む場所を決定する重要な要因となっている。仕事をしている場合の高いストレスと，失業や失業による低い社会的地位があいまって，いわゆる「先進国」では深刻な精神疾患の再燃が助長される。一方，「開発途上国」における精神疾患は，より予後がよい可能性がある（Warner 2008）。確かに双極性障害に罹患していることは失業のリスクを負うことになるが，それはスティグマのせいばかりではなく（FarinaとFelner 1973など参照），職場環境のストレスが高すぎてかなりの患者を不安定化させるためかもしれない。

> モニカ（上記参照）は，勤務時間帯にセッションに来るのを渋ったが，職場での対立のために失業したままであった。病気によるいらいらと関連

> していようといまいと，失業は彼女の側の怒りの爆発に関係していることが多かった。メラニーはフルタイムで働くための活力がないことが分かり，仕事を続けられなかった。レイモンド（上記参照）は運転しているといつも楽しいと知ってから，比較的運転の仕事に満足していた。今の仕事のレベルは彼の能力からするといくらか低かったので，何度か昇進を提案されたことがあったという。しかし，レイモンドは，病気を悪化させるリスクをとるより，今の仕事に留まる方が安全な道であると決意したのだった。

私たちは，双極性障害が発症した後に，繰り返し職業的な機会を失ってしまうクライアントをみてきた。就労可能性に関する否定的な認知を修正する目的で，適切な仕事の発見と確保を行う行動的課題と組み合わせた標準的なCBTを使える例もある。

> デイモンは，ソーシャルワーカーになりたてだったが，双極性障害を発症して最初の仕事を失ってしまった。新しい仕事に応募する前にさらなる認知的な課題が必要であった。セラピストは課題に続いて，助言し就職面接で使える対処戦略のリハーサルを行った。デイモンは実際に仕事を得て復職した。

しかし，事例によっては，以前の高いストレスがかかる仕事に戻るという理想は現実的ではなく，適切なモデルとは言えないかもしれない。そうした事例においては，「情動処理（emotional processing）」あるいは「喪の作業」が適切であろう（Murray-Parkes 1972; Rachman 1980; Pennebaker 1993 参照）。新しい環境への適応を促すことを目的として，クライアントが被った喪失の適切な受容は治療の成功への要件であるかもしれない（Moorey 1996）。

> メラニー（上記参照）は，入院を繰り返した後，障害者のための施設でアドバイスワーカーとして雇用された。パートタイムの仕事だったが，彼女には仕事をこなすことが非常に難しかった。最終的にメラニーは再燃し入院となった。その仕事はもともと臨時契約だったが，彼女の雇い主はその仕事をフルタイムの常勤として再募集することを決めた。フルタイム就

労はメラニーにとってうまく続けられるとは思えない条件であり，結局，彼女は再び無職になった。

メラニー：すっかり取り乱しちゃったわ。仕事に戻れてとても嬉しかったの。役に立つちゃんとした人間になった感じだったわ。
セラピスト：それで，今はどう感じますか？
メラニー：誰でもない感じ。ただ失業手当に頼るのだけは嫌よ。申込書を書かなきゃいけないと思うと，気持ちが沈んじゃう。
セラピスト：どうしてか教えていただけますか？
メラニー：朝，バスに乗る時，「私は仕事に行くんだ！　私には仕事があるんだ！」と考えたの。自分は存在する権利があって，人間らしくなったと感じられたわ。
セラピスト：それで今は？
メラニー：今やただのお荷物だわ。
セラピスト：あなたは失業手当を受けている他の人たちをどう思います？
メラニー：彼らが手助けを受ける権利を十分もっているのは分かってる。手当が受けられるように，メンタルな問題を抱えたたくさんの人たちを助けてきたもの。でも自分については別に思うの。メンタルヘルスのシステムの中で生きて，精神疾患のクライアントとしてみられるのはウンザリよ。だから，ちょっとの間，ちゃんと仕事に就いて他人を助けたんだけど，今は振り出しに戻っちゃったわ。
セラピスト：以前，あなたがしているボランティアの仕事について話し合いましたね。そのことについてはどう思いますか？
メラニー：それだって同じだわ。ボランティアって言ったって，本当に稼いでいるわけではないんだから。

　実際，セラピストはメラニーの喪失感に挑むことができるとは思えなかった。その代わり，メラニーが続けられるような他の道を模索することでセッションを進めた。メラニーは，他のパートの仕事を探すことに決め，一時しのぎとして創作教室に通いながらボランティアの仕事をすることも考えることができた。この時点ではメラニーの喪失感を正当に認めることが重要なように思われる。この戦略は，いつも成功するとは限らない。上で議論したように，ジャニーヌの例では，仕事に関する喪失の感覚を繰り

> 返し議論しても代わりのものを考える手助けにはならなかった。示された代替案の多くは彼女にとって「物足りないもの」に見え，失った仕事を十分に穴埋めするものとはならなかった。

これらの事例で強調するように，おそらくメンタルヘルスサービスに関連した，より負担のかからない仕事のような代替案は，多くのクライアントにとって有用であるが，受け入れがたいクライアントもいる。そうした（福祉的）雇用を紹介する際には，クライアントが屈辱的に感じることもあるため注意が必要である。

患者は，仕事以外の面でも喪失を体験するかもしれない。長い恋愛関係であっても病気の発症でだめになるかもしれないし，友人から疎外されたり，かつて自分が属していた集団から拒絶されるかもしれない。躁状態の時にできた関係は，特にクライアントがまだいくらか高揚している状態では，理想化されて振り返られる場合がある。

> ジョアンナは失業中の30代半ばの女性である。ジョアンナは，自分のことを詩人とみなしていた。ジョアンナの作品は一度も出版されていなかったが，創作グループや他のプロジェクトに夢中になっていた。ジョアンナはセラピストを「理想的な恋人」と言い，2人のオーラの調和に基づいた「精神的なつながり」があると思い描いていた。客観的に見て，そのセラピストは，ジョアンナを単なる顔見知りと考えているようだった。幸いなことに，ジョアンナの場合には気分安定薬によってこの思い込みは消失した。
> カーラは，以前のセラピストに対する強い愛着について語った。カーラはそのセラピストを非常に熱心に追いかけたため，セラピストの働いている事務所に行くことを禁じられた。その後，彼女は，そのセラピストがいまだに自分とコンタクトをとっており，何か霊感的な方法でカーラに救いの手をさしのべていると感じていると報告した。セラピストに対する愛着の大部分はセラピストと互いに愛し合っているという信念であり，彼女はこの愛が人生の問題を解決してくれるという考えをはっきりと抱いていた。こうした考えは認知的介入になじまないため，セラピストはカーラの精神科医に連絡して薬物を可能な範囲で増量するように依頼した。

より広い視点に立つと，個人的な達成を人生の主要な目標として重視する社会において，喪失の問題はさらに解決が難しいということに言及するのには意味がある。家族や集団，あるいは精神的な達成に重きを置く社会においては，患者は自分以外の目標に焦点をあてられるかもしれない。しかし，「あなたは人生でチャンスをつかめたが，私の人生はひどいことになってしまった」という考えは，治療で取り組むのがとても難しいものの一つであろう。

怒　　　り

我々はすでに怒りの問題について言及してきた。怒りは，ジャニーヌの事例でみてきたように，時には治療の進展の深刻な妨げになる感情である。おそらく運悪く，あるいはもっと頻繁には特定の人物や社会的状況によって不当に扱われてきたという感情が怒りの引き金となる。ジャニーヌは，自分の好きだった仕事を不十分な治療によって奪われたと感じ，その信念は一見確かにありうるものだった。我々の経験では，そうした問題に取り組む最初のステップは，彼らの怒りが治療の焦点としてかなった問題であることをクライアントに了解してもらうことである。

> デリックは建築家として訓練されたが，職業的な成功を達成できなかった。彼は，何か壮大な種々の計画をもっていたが，一つも達成には至らなかった。彼はまた女性の家主と口論したあとに注意を促された。彼は，家主が自分をばかにし，自分を利用し，プロジェクトの完成に必要なものを含め自分の持ち物を盗んだと感じた。デリックとセラピストは「情動処理」の作業を数回のセッションで行うことで一致した（Rachman 1980; Pennebaker 1993, 1997参照）。これらのセッションの間，口論に対する自分の考えを検討し，なぜ自分が正しいと感じたかということを説明した。セラピストはそれぞれの段階で何が起こったのか，起こったことから学ぶことは何か，また，その状況を緩和する方法は何かということについて探った。デリックはこの取り組みが役に立つことが分かったと述べた。彼はさらに未来の計画に焦点をあてることができたと感じ，過去の出来事についてくよくよ考える気にはならなくなった。

効果的な情動処理をどのように促進するのかということについては，読者にはPennebakerの業績を参照してもらいたい。ほんの一言で言えば，PTSDのクライアントに対する喪の作業やイメージエクスポージャーに類似している（EhlersとClark 2000）。喪失の問題で扱われたように，否定的な感情を表現するだけでは回復には不十分かもしれない。クライアントは，ある意味で，過去の傷ついた出来事から離れようと決断しなければならない。セラピストの役割は共感的に傾聴し，彼ら自身が自分の感情を理解できるように手助けすることである。上記の参考文献は，自責や怒りの形成に関連するさまざまな喪失の例に対するアプローチの効果を支持している。そのようなアプローチがかなりの事例に有用であることは我々が経験することであるが，目前の経験やそのことを考えることから「一歩引いて」みようとするクライアントの意思による部分が大きい。

　上述したモニカの例においては，怒りに関連する二次的な問題が持ち上がっている。躁状態で認める怒りっぽさと，結果として生じる友人や仲間，愛する人との衝突の問題である。読者は有名なNovacoのアンガーマネジメント（Novaco 1976）を参照するとともに，この問題に関して詳述している第13章も参照してもらいたい。Novacoは特定の状況における怒りの根源を探るために，対処戦略として気づきによるリラクゼーション（cue-controlled relaxation）を併用しながら，CBTの技法を用いることを推奨している。我々の経験では，この技法はうまくいく可能性があるが，怒りを抱いている多くのクライアントは，怒りが不適応的なものかどうかという議論に参加することすら嫌がるものである。

回　　避

　私たちの経験では，回避は怒りと同様に，治療の進展を妨げうる。回避は，しばしば不適応な状態を維持する要因となる。ジャニーヌの怒りは，部分的には，彼女の兄弟と同じ水準で成功することができないだろうという恐れによって増幅されているようである。怒り続けることによって，ジャニーヌは自分自身や自分の能力を試すことを避けていた。しかし，彼女が支払った代償は，目標に向けて進めず留まったままでいることだった。回避はうつ病においても作用している。動機の乏しさは，恐れている状況へ直面できないでいることを都合よく正当化し，回避を維持させてしまう可能性がある。回避によってさまざまな状態が維持されうる。

> クエンティンは55歳で医療サービスの経営者として働いてきた。クエンティンの仕事は非常にストレスが高く，過剰労働が躁病相の引き金になったようだった。この病相で，クエンティンは早期退職を選んだ。入院中，彼は服薬を強く拒み，さらにさんざん病院についての不満を口にして，他のクライアントにも不平をまくし立てた。セラピストは，「落ちつく」ことに対する彼の抵抗の多くは，恐怖によって動機づけられていると仮定した。彼の人生は仕事に取り囲まれて構築されており，退職後の生活に適応できないのではないかととても恐れていた。これは実際に，病棟回診で彼が述べたことであり，その事実を認めていた。彼は最終的に服薬を受け入れ，治療チームは彼に彼の新しいライフスタイルへの適応を手助けする目的で支援体制を提案した。

認知行動療法には回避を扱う確立された技法がある。協同的なアプローチと合理的な目標設定は，もちろん重要なものである。残念ながら，回避が非常に強い場合や，特にアルコールや麻薬の依存が形成されている場合には，しばしば非常に困難な治療上の問題が引き起こされることがある。回避によって治療に通えなくなることもあるかもしれない。もしクライアントがこの種の回避に固執する場合にはむろん，治療的取り組みはできなくなってしまう。

おわりに

本章で提示した事例は，他の章で記した事例よりも明らかに予後がよくなかった。かなりの部分は，双極性障害の長い経過により生じた臨床的な問題が複雑となっていることが原因である。本疾患は破壊的なものであり，どんな治療や技法をもってしてもすべての問題を「完治」することはできない。大枠では，それは認知行動療法全般にもあてはまることである。うまくいけば，クライアントは自分が抱えている問題にうまく対処できるようになるかもしれないが，手っ取り早くかつ長続きするような治療がめったにあるわけではない。提示した事例をいくつかの見出しのもとで整理することもできよう。それは，スティグマの感覚，喪失感と罪悪感はしばしば一緒に起こること，そして，怒りと回避はさまざまなストレスに対する共通の反応であることである。我々は，疾病と治療とそれらを取り巻く社会的環境の複雑な相互作用を明らかにし，有

用と思われるいくつかのアプローチを提供していきたいと考えている。おそらく，未来の心理学的かつ薬理学的な効果的治療は，メディアや他のマスコミュニケーションの手段を通じた教育的な取り組みと結びつき，すべての精神疾患に対する社会の否定的な態度を修正するのに役立っていることだろう。

第12章

家族および社会的側面

はじめに

　人は多くの人が関与する社会的状況の中で生きており，個人と社会的環境は常に相互に影響し合うものである。したがって，双極性障害は患者自身だけでなく周囲の人々にも影響を与える。逆に双極性障害の人の家族や友人が病気の経過や進展の仕方に影響を与える場合もある。それゆえ，双極性障害において社会的環境は非常に重要である。感情表出（Miklowitzら 1988; Priebeら 1989）および感情様式（Miklowitzら 1988）の評価スケールに反映されるような，重要な家族との関係の質は，双極性障害の経過を予測するということが示されている。感情表出が高い家族は，患者に対して批判的で拒否的，過干渉な態度をとり，ネガティブな感情様式は，患者に対して批判的で要求的ないし干渉的なコミュニケーションの様式を暗示している。このような感情表出または感情様式の家族をもつ患者は，再発の頻度が有意に高い傾向があった。さらに，対立する2つの問題を家族で話し合う際に評価した感情様式（支持的発言，批判的発言，罪の意識を感じさせる発言，中立的な発言の頻度に基づく）の点数は，9カ月後（Miklowitzら 1988）と1年後（O'Connellら 1991）の社会適応を予測していた。

　一般的に感情表出は介護者が最大限対処できる能力を反映しているとみなすことができる（Lam 1991）。感情表出が高い家族は対処が上手ではない傾向があった。もし良好な社会的環境をもつことが双極性障害の経過に重要な意味をもつとすれば，家族がより適応的な方法で患者の病気へ対処するのを手助けすることは重要なことである。そして家族が効果的に病気へ対処できるように，双極性障害が引き起こすストレスや苦しみに関する家族の経験について理解を深めることは重要である。そうしたストレスや苦しみの中には，収入が途絶えたこと，あるいは希望や家族に対する期待の喪失も含まれるだろう。また，家族が対処に苦慮する問題行動には病気に関連した行動もあるが，感情表出の高

い家族においては，患者自身の問題だとみなされてしまう傾向がある（Wendelら2000）。そうした家族は患者の気分が揺れ動くことについて不平を言い，患者が本当はどういう人なのかと思い悩むかもしれない。さらに家族は患者が軽躁か軽いうつ状態の時の気分や行動をコントロールできると思うかもしれない。双極性障害はさらに，患者の家族の発育にも影響する。患者の養育能力に対する影響や子供に与える影響については，治療においてしばしば話し合われる。本章では，家族や配偶者が一般的に経験する苦しみ，結婚，育児，自立の問題や社会的な支援に関する疾病の影響について扱う。またこれらの問題に関する臨床的な重要性についても併せて扱っていく。

一般的な家族の苦しみ

ここでいう苦しみとは，双極性障害にはっきりと関係した問題や困難ないしは不幸な出来事のことである（Gibbonsら1984）。双極性障害は，気分が比較的安定する正常な時期をもちつつ，躁状態あるいはうつ状態へと極端に気分が変動する病気であり，そのために特別な性質の苦しみを引き起こしうる。そうした苦しみは急性期にも，病相の間の時期にも存在しうる。躁病相ではより社交的で高揚した気分となり，目的志向的活動が増え，娯楽的な活動を追求し，性的な欲求が高まり，易怒的となり，誇大的な考えがより顕著となり，これらがすぐに問題になる場合もあれば，長期間にわたり問題を引き起こす場合もある。家族や友達，同僚は患者の衝動性や明らかな乱費，誇大的な考え，怒りっぽさについて非難するだろう。うつ病相の間には，患者は引きこもりがちとなり，物事が決断できず，希望もなく，自殺を考える。周期的に重度のうつ病相を繰り返すことにより，仕事や親密な人間関係，子供の養育を含む社会的な機能は障害されるだろう。経済的問題やネグレクト，夫婦関係の問題，不信心，社会的地位の喪失，病気の再発の恐れなどの双極性障害患者の長期間にわたる苦しみは，急性期の病相と再発を繰り返すという病気の性質による社会機能障害の結果として理解することができる。さらに，双極性障害患者の第一度親族の15%はこの疾患を発症する可能性があり，これは一般人口の2～3%と比較して高い確率である。これは子孫がこの病気になりやすい傾向を受け継いでしまうのではと心配する家族にとって，さらなる苦しみとなる。

問題となる症状または行動に対する家族の見方を理解することは，家族が患者の病気により効果的に対処するのを手助けするために重要なことである。し

かし，双極性障害の家族の苦しみやストレスに関する実証的研究の文献は非常に少なく，その研究は対象患者の診断が統一されていなかったり，症例数が少なかったりすることが多い。例えば，Faddenら（1987）は，慢性の抑うつ状態にある患者の配偶者における，社会的ないし余暇的な活動の制限や家族の収入の低下，夫婦関係の緊張状態といった深刻な苦しみについて報告した。しかしながら，症例数は24例にすぎず，そのうち双極性障害は8例のみであった。Mueserら（1996）は統合失調症患者と双極性障害患者の家族の苦しみについて，家族の見方と専門家の見方を比較した。彼らは20の質問項目を用いて，専門家と家族にどのぐらいの頻度もしくは程度で問題が起こるのか，5段階で回答してもらった。それによれば，易刺激性や不安定な気分，過活動，他者への非難などの躁症状を，双極性障害の家族の方が統合失調症患者の家族より苦痛なものとして答えていた。さらにまた，ほとんどの陽性症状（妄想，独語，コンプライアンス不良，奇異な行動）と陰性症状（無気力，人を避ける，拙劣な社交スキル，最後までやり抜くことが困難）で，双極性障害患者の家族は統合失調症患者の家族と比べて同じくらい苦痛であると回答した。興味深いことに専門家たちは，双極性障害患者の家族は躁症状をより辛いと感じ，統合失調症患者の家族は陽性・陰性症状をより辛く感じるという間違った想定をしていた。この研究は，双極性障害患者の家族にかかる負担が実際はどういうものかを専門家が正しく理解していない可能性を示唆している。家族は躁症状だけが特に対処困難な症状と考えているわけではなく，慢性的なうつ状態の際に出現する陰性症状や急性期の幻覚や妄想のような陽性症状を躁症状と同程度に対処するのが難しいと考えているのである。Reinaresらのグループ（2006）は気分が安定している双極性障害患者の介護者86人を対象にした研究（Reinaresら2006）で，その時点では病状が良好だったそのグループにさえ，過活動や易怒性，悲しみ，引きこもりといった行動によって，仕事や社会的な関係が障害されるのではないかと心配になるというような苦痛を，家族が感じていることが明らかになった。介護者自身，自らの身内が双極性障害になったことで，メンタルヘルスに重大な影響があったと報告している。ChakrabartiとGillは，双極性障害と統合失調症の家族の苦しみと対処行動を比較した。それによれば，双極性障害の家族は問題焦点型の対処行動をとる傾向があるが，病初期では感情焦点型のアプローチをとる傾向があった（ChakrabartiとGill 2002）。ニーズが時間経過とともに変化していくため，個別のアセスメントが重要であることをこれは示している。

このように，双極性障害患者の家族がたくさんのストレスや苦しみにさらされていることを心に留めておく必要があるが，情緒的・実際的な支援へのニーズは時間とともに変化する傾向にあることにも留意する必要がある。情緒的な支援はその個人が尊重され，気遣われていると感じさせる効果があり，実際的な支援は，家族が現実的な諸問題に圧倒されている困難な時期にしばしば必要とされる。しかし，社会的な支援が可能となるのは，家族が自身の問題を他者にオープンにできると感じている時に限定される。自分の問題のせいで見下されていると感じる人々はその問題を隠そうとするため，本来ならば進んで援助してくれるであろう周囲の人たちの支援を妨げることとなる。これは家族のスティグマや恥の意識に対する介入を必要とする理由の一つである。時には，家族も専門家から何らかのかたちでの支援を必要とするかもしれない。情緒的な支援と実際的な支援とは別に，病気に関して情報提供することや，家族が最良の対処をしていることを専門家が肯定することが非常に重要であることが多い。イギリスには，躁うつ病患者友の会（Manic Depressive Fellowship）が運営する支援組織も存在する。自分たちだけが苦しんでいるわけではないということを知ることで救われたと感じたり，似たような問題への対処方法について共有できて役に立ったと感じたりする家族は多い。ほとんどの家族や患者にとって，こうした団体は役に立つものであるが，その一方で，そうした団体に満足しない家族や患者たちも存在する。そうした家族や患者たちに対しては，専門家による支援が提供されるべきであろう。家族の苦痛や抑うつが臨床的に介入する必要のあるレベルに達する場合もありうる。その場合，家族に対しても，治療を受ける権利があることを伝えるべきである。これらの選択肢のすべては，常に家族に情報提供されるべきである。さらに，家族が強いストレスや苦しみにさらされているからといって，専門家は家族が余計な負担と感じずに自助グループに参加することを当然のように考えるべきではない。最後に，家族の感情表出に関する研究のような家庭環境の重要性を示唆する研究から，キーパーソンとなる家族の批判的な言動に注意することは大切である。セラピストはこうした徴候に特に注意を払うことで，患者にとってより負荷の少ない社会的環境を作り上げ，その結果良好な転帰につなげられるだろう。

結婚または夫婦関係への影響

　双極性障害が配偶者の抱く結婚生活への満足度に与える影響については，あ

まり知られていない。2人の間には，躁病相とうつ病相の間にさまざまな問題が湧き上がる可能性がある。例えば躁病相の間，配偶者はより強い緊張感や心配にさいなまれ，患者の性欲に対処するのが難しいと感じるかもしれない。同様に，躁病相の間，配偶者は患者のユーモアを理解しがたいと感じるかもしれない。また，患者が信義に反すると感じたり，妥協することが少なくなったと感じたりすることもある。衝動性や過干渉，明らかに理不尽な行動によって配偶者は怒り，批難し，最終的には拒絶してしまうかもしれない。うつ病相の際，配偶者はパートナーを喜ばせることを難しく感じるだろう。配偶者は，患者が批判的になったと感じ，不活発で単調な症状を理解しがたいと思うかもしれない。Hooley ら（1987）は，陰性症状（社会的孤立，抑うつ，感情鈍麻，日課や余暇活動の制限）主体の統合失調症患者と感情障害患者の配偶者は，陽性症状主体の患者の配偶者に比べて結婚生活への満足度は低いと報告している。その中で著者は，患者の行動を配偶者がどう意味づけるかが重要であろうと推測している。陰性症状（行動の欠損）は適切な行動をとる気がないのだと安易に受け取られ，一方，華々しい陽性症状はその性質から病気によるもので意図的なものでないとすぐに解釈される。しかしながら，双極性障害患者の配偶者15人を対象とした Janowsky ら（1970）の研究によれば，配偶者は患者の躁症状を，わざと意地悪をしているものと信じていることが多く，一方で患者は自分ではコントロールできない病気の犠牲者だと感じていた。同様に Lam ら（2005）は，家庭内不和がうつ病相より躁病相でより高い割合で起きていると報告している。Lam らのグループは，そうした不和は患者が病気をコントロールできるものとパートナーが信じている際に悪化するとも報告している（Lam, Donaldson ら 2005）。躁病相の際のいくつかの行動は意地悪で自己中心的，配慮に欠けたものとみなされるかもしれない。こうした考えは，躁状態の患者が落ち着いた際に明らかに理性的な時期があるような場合に特にあてはまるかもしれない。論理的な話し合いがもたれ，約束が交わされ，問題を解決するための計画が作られるが，すぐ後に患者がすべての計画を歪めるか無視してしまう場合があり，配偶者は裏切られたと感じ，怒りを覚えるだろう。これら3つの研究はすべて，患者の行動を配偶者がどう意味づけるかが重要であるということを示している。明らかに華々しい陽性症状は，たいてい長続きしないので，病気によるものと容易に理解される。しかしながら，特定の陰性症状や間欠的な軽躁病相は患者自身の意欲やコントロールの問題とみなされやすい。

> ジョンは会計士の仕事をしている40歳の男性である。結婚して18年が経つが，結婚直後に発病した。予防的な薬物療法にもかかわらず，躁／軽躁病エピソードを6回，うつ病エピソードを3回経験した。躁／軽躁病エピソードは2週間以内で収まったが，うつ病エピソードは長く，9カ月も続くことがあった。ジョンはどうにかして7年もの間，妻のジェーンに病気のことを隠していたが，ジェーンはラジオで双極性障害について聞き，その描写が夫にとてもよくあてはまっていると気がつくまで，夫の「上がったり下がったりする」気分の変動を理解していなかった。ジェーンはうつ病相が扱いやすいものだと学んだ。うつ病相の間，ジョンはすべての自信を失い，極端に失敗を恐れた。ジェーンはこの長いうつ病相にうまく対処した。彼女は夫がうつ病相の時，完全に違う人間だということを理解した。彼女は夫を励まし，夫が考える仕事や家庭での「明白な」失敗が非現実的で重要でないことを話した。「夫を包み込んで守ってあげたいと思うだけでいいの。彼はとても傷つきやすく，保護を必要としているの」と彼女は語っていた。しかしながら，ジェーンは，ジョンの軽躁病相への対処が非常に難しいと感じていた。「彼は攻撃的で自己中心的，過干渉になるの」と，ジェーンだけの面接中に，ジョンがいかに彼女の日常生活に干渉したか，些細なことで彼女と子供にねちねち小言を言ったかについて語った。彼女を最も悩ませたことは，ジョンの育児への関わりがまったく一貫しないことであった。どのように育児を分担するかについて，何度も話し合い，ジェーンが看護師として仕事に戻る際には特に入念に話し合った。ジョンはジェーンと約束を交わし，自分はベストを尽くすと誓約したが，軽躁病相の際に約束した内容を守ることはできなかった。学校へ迎えに行くことや面倒をみることなどの約束をしばしば守ることができなかった。約束を果たそうとする時に，いつもその約束より重要な用事が頭に浮かんでしまうのだと自己弁護した。ジェーンは夫の頼りなさが臨床的な閾値下の気分の変動によるものとは考えず，夫の自己中心性や思慮のなさからくるものだと批判していた。

　セラピストは，配偶者の負担や苦痛を含めた対人関係の問題をたびたび扱う必要がある。結婚に関する考え方は患者と健康な配偶者では，まったく違っている。双極性障害患者19人とその配偶者を対象としたTargumら（1981）の研究によれば，結婚前に双極性障害について知っていたら結婚しなかったと答

えたのは，双極性障害患者の5％に対し健康な配偶者は53％であった。興味深いことに，結婚前に双極性障害について知っていたら，相手は自分と結婚しなかっただろうと答えたのは，患者の11％のみであった。同じように，双極性障害についてより詳しく知っていたら，子供をもたなかっただろうと答えたのは，患者の5％に対し，健康な配偶者は43％であった。また，躁病相が子供をもつ妨げにはならないと答えたのは，患者の89％に対し，健康な配偶者は47％であった。

　臨床場面では，患者と配偶者の両方が，患者の気分変動に対して過剰に警戒している様子を目にすることが多い。患者が「制御を失い」衝動的になって，社会的・経済的な損害を被るのを恐れるがあまり，配偶者が過干渉になることがある。双極性障害患者との生活は，健康な配偶者による日常的な調整を必要とし，病相に合わせて役割を変えていく必要がある。つまり，健康な配偶者がより家事に責任をもつ必要があるかもしれない。家庭生活を営むということは，家をきれいに保ち，食事を用意するということだけを意味するわけではない。請求書を支払わなければならないし，保険の加入についても時々に見直さなければならない。その日ごとに下さなければならない重要な決断もある。もし配偶者が病気に罹患しなければ，その夫婦はより多くのことを成し遂げられるかもしれない。また，躁病相およびうつ病相のいずれの時でも，健康な配偶者は患者がそばにいる時でさえも孤独感をもつことがある。

　配偶者と患者を含めた面談が数回必要かもしれない。面談の目的を患者と配偶者双方に明示することは重要なことである。面談に先立って患者から同意を得る必要があり，繊細できわどい問題が持ち上がる可能性のある時には，患者からあらかじめ了承を得ておくことが不可欠である。すべてのことを明らかにすることに抵抗を感じる患者も多いので，すべての事例で，どのような問題を明らかにするのか，患者の考え方を理解しておく必要がある。面談の目的は，患者が病気にうまく対処するのを手助けするような協力を配偶者から得ることである。面談での達成目標は，病気に関して配偶者を教育すること，夫婦がどうやって病気に対処していくかを話し合うこと，さらには過剰な警戒のような扱いにくい問題について夫婦が約束をしたり，妥協し合ったりできるように調整することである。時に配偶者は前駆症状のリストをより正確にする助けになるし，早期警告サインを同定する際や前駆期を扱う際の配偶者の役割について夫婦で合意することができる。病気に対処する方法の一つが，配偶者の支援を得ることだったと自ら語った患者も多い。しかしながら，配偶者からの支

援は，いつも歓迎できるものとは限らない。双極性障害患者の中には，わずかに気分が高揚しているだけでも受診するように言われたことで，自尊心が傷つけられたと感じる人もいる。我々の経験では，双極性障害のパートナーが再発しかかっていて，早期に受診して追加の治療が必要かもしれないことを合図で伝える，受け入れられる方法を考え出した夫婦もいた。再発の危険性に対する個々の対応方法を検討する前に，そのような方法が有益であることに患者が同意する必要がある。時には同意に至るまで何回も話し合いを繰り返す必要がある。最後には，家族共通の目標に向かって助け合い，努力することが配偶者の望むことなのだということを患者も通常理解する。しかしながら，前述したように，躁病エピソードが夫婦もしくは家族の関係に大きな障害を与えることもありうる。そのため，ここで示された面接は，中途半端な夫婦療法になるべきではない。もし夫婦関係に根本的な問題があるならば，その夫婦には夫婦療法がなされるべきである。

スティーブは36歳男性で，10年間双極性障害に苦しんでいた。病気になる前，彼は教師として大学で働いており，そこで今の妻のサリーと出会った。スティーブは年上であり，夫婦の関係においてより優位に立っていた。結婚後何年かロンドンで暮らし，その後，海外に出て家庭を作るという計画を立てていた。彼らは自分たちの研究が終わってから結婚した。しかし，スティーブの病気はその1年後に始まった。彼は仕事のプレッシャーに対処できず，躁病相を呈し，仕事を辞めた。その後，パートタイムの補助教師として仕事に戻ろうと試みたが，その仕事がとても刺激が強いと感じ，負荷がどんどん増えていくことに耐えられなかった。そして仕事がフルタイムに戻った週のうちに躁状態となった。これら2つの躁病相の間，スティーブはクレジットカードでたくさんの借金も作ってしまっていた。夫婦はとても落胆し，将来への計画と希望をなくしてしまった。サリーはとても躁病相を恐れ，スティーブが理屈っぽくなることと過活動になることが躁病相の再発の確かな徴候だと考えていた。彼女はスティーブが理屈っぽくなったり過活動になったりするような徴候が少しでもないかと常に監視していた。もしスティーブにそうした徴候が少しでもみられた場合は，サリーはスティーブに追加の薬を飲んで主治医の受診予約を早めるよう，口うるさく言った。スティーブはこれに腹を立て，サリーが過剰に警

戒し，過剰に行動を制限しようとすることについて口論した。スティーブはサリーが病気を利用して自分をコントロールしようとしていると感じた。夫婦がいくつかの点で妥協するために面接を繰り返す必要があった。最初サリーはスティーブとセラピスト両方に，2人が自分の考えを全然理解してくれていないと激怒し，何度も面談室から出ていきそうになった。しかし，徐々に夫婦は自分たちの失望と恐れについて話し合うことができた。前駆症状のリストを夫婦一緒に検討し，どのぐらいの段階で言動に注意しなければならないか，追加の薬が必要か，医者の予約を早めるかについて夫婦で取り決めることで，サリーの心配は和らいだ。

性欲の変化

　性的な感情や行動は最もプライベートな経験に属しており，落ち着いて価値判断抜きに話し合うことは難しい。同時に，欲望の度合いと性行動は両方とも，躁病相とうつ病相の間で劇的に変化するものである。そして，どちらの病相の場合でも，それらは診断的な症候として用いられる。他の章で検討してきたたくさんの認知的，行動的技法の多くは，性的な変化を扱うことにも適応できる。例えば，性的な関係への衝動性は乱費や他の逸脱行動における衝動性と同様に考えることができるし，一方で，性的な欲求がなくなることへの罪悪感はうつ病相での他の物事への罪悪感と同じく考えることができる。これらの場合においては，第8・9章で議論した認知的，行動的技法を適応することができる。しかし，性的な行動はそれ以外の行動に比べてより重要な対人関係の側面をもっており，そのことがさらに複雑な問題を引き起こす。

　躁病相ないし軽躁病相において，性欲は亢進する。これは時として望ましいとみなされることもある。決められたパートナーに喜びを与えるような場面であれば特にそうであろう。実際，いくつかの研究（DemersとDavis 1971；Jamisonら 1979）によれば，そうした性欲の亢進は，多くの患者がよしとする軽躁ないしは躁状態の一側面であり，夫婦関係には有益とみなされることがある。問題は亢進した性欲が無分別で危険を伴う行動に向かう時に起こりやすい。前述したように，こうした物事は危険性と利益を天秤にかけ，入念に調べられるべきであり，第8章で議論したような「引き延ばし戦術」の議論を用いるべきかもしれない。また，考えうる危険性と危険な行動についての患者の考

えに注目した問題解決アプローチが有益かもしれない。

> 20代の美術大学生のデリラは大学進学コースの期間に最初の躁病エピソードを経験し，その際彼女は学生同士の恋愛を経験した。その時，躁病相によって性欲も亢進していたが，より注目すべき点は彼女の自信がとても増していたことである。彼女は危険性を計算し，自分の身をうまく守ることができると考えていた。彼女は飲み屋で3人の男性と芸術と音楽についての話をした後で，彼らの部屋に一緒に行った。彼女は明らかに性的関係を望んでいなかったが，遅くまで引き留められ，最終的にそこに泊まることになった。そしてその男性のうちの一人とセックスを拒否できないような状況に陥った。その体験を彼女自身非常に不愉快に感じ，その後で強い怒りを感じた。なぜなら，その出来事が彼女の恋愛関係を崩壊させる誘因となったからである。
>
> この出来事によって，いくつかの介入を要する領域が提起された。一つはデリラの危険に対する認識についてであり，軽躁状態の時，自身を強くて傷つくことなどないと確信する傾向があった。そのため，分別のない行動（例えばロンドンの「危険な」地域を夜遅くまで一人で歩き回るなど）をとることがあった。2つ目の問題は，恋人に病気のことを話すべきかどうかということであったが，結局彼女は話さないと決めた。また彼女をたぶらかした男性に対しての怒りの問題も重要であった。セラピストはその男性に手紙を書いてみることを勧めた。結局，手紙は送らなかったが，手紙を書く過程が彼女にとって有益であった。また上記のことは，女性は行動範囲を制限しなければならず，安全性も性別によって違うという「性差による不平等」について話し合う機会となった。その結果，デリラは自己防衛をすることについて考えるようになった。

特定の相手がいない患者の場合，性欲が高まることにより，おそらく偶発的な性的関係の頻度が増し，さらなる問題を引き起こすだろう。時には，衝動的な性交渉や恋愛体験により，さまざまな対人関係上の問題が起こるかもしれない。ましてその相手が，今後も付き合わなければならない人の場合は特にそうである。こうした問題は，治療の中で話し合う必要があるだろう。

> 躁病相の間，デイモンは特定の女性たちに強く惹きつけられ，彼女たちと何とか関係をもとうと望むようになる傾向があった。一方，気分が沈んでくると，自分が間違いを犯したと感じることが多かった。もし意中の女性から拒絶された場合，自分自身を「憐み」，軽蔑するのだった。認知的な治療が何度かこの問題に対して行われ，ノーマライゼーションの技法（normalizing technique）が用いられた。そこでは，彼の行動は「熱しやすく冷めやすい」といった傾向が極端に現れたものと指摘された。彼はある女性に対して，特別な罪の意識を感じていた。その女性は彼と同じ住宅街に住んでいた。彼は軽躁状態の時，彼女に強く惹きつけられたが，抑うつ状態となるとそうした感情がまったく逆になり，彼女と関係していたことを恥じるようになった。彼女は明らかに彼を好きだったが，彼が彼女を避け始めるとがっかりし傷ついた。理由を説明したり手紙を書いたりせずに避け続けるといった彼女への接し方について話し合った結果，彼女に会って，自分の感情について話すべきだという結論に至った。ロールプレイをして，彼とセラピストは彼女に伝えることを検討した。結局 2 人は会うことになり，デイモンはそのやり取りを嬉しく感じた。実際，彼らの関係は良好になり，その結果にデイモンはとても満足した。

夫婦や恋人同士の関係において，性欲が高まることは，時に患者とパートナー両者にとってよい影響となる場合がある。しかし，性欲の高まりがパートナーではなく，第三者に向かってしまうと問題が生じる。上述のデリラの事例のように，軽率な性的行動により，どんな関係でも壊れてしまう可能性がある。もしパートナーが浮気をした時にそれが彼自身の選択ではなく病気のせいだと考えるならば，受け入れられるかもしれない（例えば，Janowsky ら 1970; Hookey ら 1987）。しかし，どんなに理解のあるパートナーでも，裏切られたという感情をもちやすい。ほとんど性的な関係がなかった抑うつ状態の期間を含めて，患者との関係で経験したさまざまな辛い出来事を考えることにより，そうした感情が余計に悪化するのかもしれない。「私はすべてに我慢してきたのに，彼／彼女は浮気をした！」と感じることもあるだろう。そうした問題は決まって治療を複雑にし，パートナーと一緒に面接をする一つのきっかけになることもある。もしパートナーが浮気について知らないのならば，セラピストにジレンマが生じる。患者の配偶者ないしパートナーに浮気を告白するかどう

かの選択は常に細心の注意を必要とする問題である。ここでは，セラピストは患者がうまく決断を下す手助けができるだけかもしれないが，セラピスト自身の価値観をその問題に持ち込まないように気をつけなければならない。

> 　私たちはすでにジェンマの不倫に対する罪悪感について議論した（第11章参照）。不倫をする前彼女は夫一筋であったが，長い間，夫は自己中心的で，彼女のことを理解しサポートしようとはしていないと感じていた。2人の性的関係は不十分で彼女を満足させるものではなかった。夫は浮気に気づかず，彼女は時に後ろめたく感じて告白しなければという思いに駆られることもあったが，その結果起こってくる問題を恐れて，告白できなかった。セラピストはいくつかの選択肢の長所と短所を検討し，不倫をするということは彼女が結婚生活を不満に思っているのではないかと問い，その問題に対処した方がよいことを話した。セラピストは夫婦が夫婦療法ないしはセックスセラピーを受けることについての検討も行った。しかし，ジェンマはこれを拒否し，事態があまりにも長く悪い状態だったので，夫が理想どおりに変わるとは思わないと話した。彼女はこのことについてかなり罪悪感を抱いていたので，認知的な介入の一つの焦点となった。最終的に，彼女とセラピストは，彼女の結婚生活を「生活の上での協力関係」として捉え直すことにした。彼女は夫との結婚生活を続けることを選び，浮気をやめる決断をした。そして，夫婦がうまくやっていくために問題解決技法を用いた。夫婦同席の面談をして，いさかいをどうやって少なくしていくか，2人一緒に楽しめるような活動がどうやったら見つかるかについて検討した。夫妻どちらも結婚生活に心から満足しているわけではなかったが，セラピストの介入がいくらか役に立ったと認めてくれた。ジェンマは結局，浮気について夫に伝えないことを選択した。

　ここまで性欲の変化がもたらす問題が複雑であるということを説明するために，いくつかの事例を提示した。これまで論じたような結婚生活の問題に関して言えば，治療場面に配偶者を参加させるかどうかを判断する際には，細心の注意が必要であり，そうした方がよい場合もあれば悪い場合もあるだろう。また患者自身が問題ないと思っている行動についても，セラピストは被害を最小化するという観点で，性感染症や犯罪による被害の危険性を減らすための現実的な手立てを考える必要があるかもしれない。

育児について

　育児は，人生で経験する最も複雑な仕事の一つであり，躁・軽躁・うつ病エピソードが育児に悪い影響を与えるのは驚くべきことではない。Goodwin と Jamison（1990）は，この点を説明する研究をいくつかレビューした。興味深いものとして，単極性うつ病の方が双極性障害より育児に悪い影響を与える（Anderson と Hammen 1993）という報告がある。また Vance らのグループ（2007）によれば，双極性障害患者は健常者と比較して，自分たちがより表現力に乏しく，コミュニケーションの方法がよりネガティブであると考えていたが，彼らの子供たちが答えた子育てについての質問では健常者と双極性障害患者との間で差はなかった。また，いくつかの研究では，もう一方の親の存在が，育児に与える影響を和らげるのに重要な働きをしているということが示されている（Radke-Yarrow ら 1985）。興味深いことに，双極性障害の母親をもつ子供たちを対象にした小規模な研究で，対象となった双極性障害患者の半数以上が単極性うつ病の患者と結婚していた（Zahn-Waxler ら 1998）。これは，双極性障害患者と生活をともにする苦しみを反映しているのかもしれないが，たぶん同じような苦しみをもつ者同士で結婚したということであろう。

　このように子育てに関する双極性障害の影響は多様なものである。例えば病気が良好にコントロールされている場合には明らかな影響はないように思われるし，極端な躁・うつ病相を呈している場合には，子供がリスクにさらされている場合もある。しかし，診療場面においては，上記どちらの場合にも対応することは少ないであろう。なぜなら，前者では臨床上取り上げるべき問題がほとんどなく，後者では患者の状態が悪すぎて診療に来られないからである。ここでは，中間的なケースについて考察し，その治療的介入について提案していきたい。

　比較的気分の変動が少ない場合，患者と子供の相互作用の影響は小さく，あまり害のないものであろう。軽い軽躁状態でみられる高い意欲と創造性が，家族での楽しい外出や創造的な余暇につながるように，楽しく有益な作用をもたらすこともある。一方，軽症のうつ病では，患者はあまり喜べなくなっていたとしても，何とか親としての役割を十分果たすことができる場合もある。さらに極端な事例に対しては，第 8 章で検討した問題解決技法や衝動性に対抗する技法が適応となるかもしれない。軽躁状態の患者は，新しく独創的な育児のアイデアを思いついたとしても，行動に移す前に立ち止まって，熟慮し，他人に

チェックしてもらう必要があるかもしれない。軽躁病相ないしうつ病相どちらの場合も易怒性が問題となるかもしれない。その場合は，リラクゼーションなどの怒りをコントロールする戦略が適応となるだろう。もし患者が過剰な罪悪感で苦しんでいる場合，認知の修正を試みることができる。完璧な親は存在しないということは明らかであり，子供には親の不完全さを学び受け入れる能力が，成長に不可欠なものとして備わっているということを話し合うこともある。そのような場合，母親あるいは父親として，その人らしくない言動をしてしまう時期について，子供の年齢に合わせてどのような説明をすればよいかを検討するのも大切なことであろう。

> ナオミは10歳と3歳の2児の母であった。軽躁病相の時に，彼女は突然2人を動物園へ連れていくことを思い立った。動物園に行くまでは電車と地下鉄を乗り継ぐ長旅であったが，ナオミは十分に計画しなかった。結局彼女はお金を使い果たし，帰りのお金がなくなってしまった。結果として子供たちは父親が迎えに来てくれるまで動物園で待たなければならず，子供たちは悪さをし，ナオミはそれに激怒し，そして夫婦間の溝を生む結果になった。ナオミはこの結果うつ状態になり，その出来事を十分な時間をかけて振り返り，自分が悪く無分別な母親だったと感じるようになった。同時に彼女は夫に対して怒り，共感もしてくれず批判的だと感じていた。この出来事は，重要な治療上の課題を与えてくれた。最初に，彼女が自分の行動が病気のせいだったと考え直せるようにセラピストは手助けした。彼女の衝動的な外出や易怒的な言動は躁転への前兆であり，この出来事は，今後生活していく上で重要な経験だったことを話し合った。ナオミは，今後いつもと違う家族との外出をする時はいつでも夫と話し合うことに同意してくれた。また夫とともにナオミの病気に対する夫の態度に焦点をあてた面談を行い，その面談を双方とも有益だったと評価してくれた。ナオミは年長の子供とその出来事について話し合うようアドバイスを受け，その子には「お母さんは調子が悪くてうっかりしていた」と説明した。さらに彼には母親が外出に持っていくのに必要なもの（例：鍵，お金，クレジットカード）を思い出すという仕事も与えた。このことにより，彼自身，成熟して役に立つと感じられるようになったし，今回の出来事を意味のある経験だったと考えることができるようになった。

いくらか年長の子供がいる場合，特に多くのエピソードと重大な障害を長期間経験した事例であれば，一人の子供が両親または養育者の代わりとして，親や年少の同胞に対する責任を担うことになることは珍しいことではない。その子供が十分な年齢であれば，彼（我々の経験では彼女であることの方が多い）は家族面接に参加し，自身で問題提起することができる。そのような場合には，親は強い罪の意識を感じ，その子の幼少時代が台無しになったと感じるかもしれない。ここでは問題解決アプローチが役立つだろう。親が罪の意識を感じることよりも，「親のように振る舞うことを求められた」子供を援助し，子供が自分自身の時間をもてるような方法を考えることの方が有益だろう。配偶者が，患者がわざと気難しく気分屋に振る舞っていると捉えてしまうと，その子供に自分の親が病気だから子供の面倒をみられないのだという感覚とは異なった反応をもたらすだろう。この点は家族の問題を扱う上で有益な視点になるかもしれない。

より重症な事例では，親が対処できない場合の支援を考えなければならず，家族や友人，時には社会的サービスの協力を得て，出現しうる前駆症状に気づき，追加もしくは代替のケアが必要なタイミングに気づけるようにする必要がある。ただ，こうした支援を最悪のシナリオだと考える親もいる。例えば「ソーシャルワーカー」は子供を奪おうと待ち構えているから，どんな病気も決して認められないと信じている母親もいるかもしれない。社会的サービスとケアプラン（子供がケアを必要とする時だけでなく，ケアを終わらせる時期も明記した）の連携は，安心を与えることができる。

> コリーンは27歳の1児の母だった。うつ病相の間，夫は子育てに大変苦労した。というのも彼は仕事を離れる時間が長すぎて仕事を失ってしまうことを恐れたためである。それ以降，コリーンは「子供を失い」母親失格になってしまうのではないかという思いにかられた。彼女の育児能力に関する恐怖心は長年のものだったが，実際には，考えているよりずっとうまく育児をしていたということが明らかになった。彼女は夫とこの問題について話し合うというホームワークを与えられた。彼女の母親は今後緊急の際には手助けすることを約束し，彼女と夫は娘を育てる方法について話し合った。こうした育児問題に関する話し合いによって，自分自身の親としての役割をより適切に捉える手助けになったということをのちにコリーンは話してくれた。

育児についての最後の問題について触れなければならない。双極性障害によって親と子が完全に仲たがいしてしまう場合である。第11章で我々は喪失の問題を議論したが，子供の喪失に優る喪失があるだろうか？　極端で稀なケースであろうが，病状の悪い期間に親が子を傷つけてしまう場合もあるし，親の障害が長く続く場合は，子供の保護や養子縁組が考慮される場合もある。時に親子の情が怒りの感情に変わる場合もある。我々は仲たがいした子供を殺そうとした母親の事例も知っている。その理由はおそらく子供の行動から侮辱されたと感じたことであろう。また，別の可能性として，深く回復不能な喪失感があったのかもしれない。前章で示したように，さまざまなかたちの喪失体験があり，どんなセラピストもそれを「回復できる」と考えることはおこがましいことであろう。そのような場合にセラピストができることは，患者の感情に共感し理解を示すことだけである。

> ベラは40代女性で，長期間コントロール不良な双極性障害に罹患し，かなり長い間ホームレスとなっていた。最近はホステルに住み，リチウムの力を借りて規則正しい生活を送っている。しかしながら，彼女はいまなお大量飲酒する時期があり，その間彼女は自傷行為をしてしまう。彼女は15年前に自分の生活機能のレベルが下がってしまったと漏らしている。彼女は子供を養子に出すよう説得されてからこうなってしまったと話す。彼女は何とかして子供と自分のための家をもとうとしていたが，裕福で安定した家庭に養子に行った方が娘はより成功した人生を送れるとソーシャルワーカーに説得された。悩み抜いた末，娘のためにそうすることを決心したが，その後気分の落ち込みと罪悪感に苛まれた。治療にやってきた時に彼女はこう話した。自分は娘の18歳の誕生日が来るのを待っている。誕生日の後しかるべき時間がたった後でも何の連絡もなければ，自分はたぶん自殺するだろうと。セラピストとの間で彼女はこれらの問題について十分に話し合い，その話し合いが有意義だったとセラピストに伝えたが，彼女は自分にとって子供の存在はとても重要で，娘との交流なしに長い人生を生きていけないと感じていた。

成人期への移行に関する問題

これまで，双極性障害が結婚生活にいかに悪影響を及ぼすか，また育児をす

る際に親としての役割がいかに障害されるかということについて議論してきた。しかし，双極性障害は思春期後半から成人期前半にかけての時期においても，家族のあり方に影響を及ぼす可能性がある。双極性障害の最初のエピソードは10代後半から20代前半に起こる（GoodwinとJamison 1990）。Weissmanらのグループ（1988）は双極性障害Ⅰ型の平均発症年齢が18歳（個人が自主自立を主張する重要な時期である）であることを明らかにしたが，これは15歳から20歳が発症のピークだとするMerikangasら（2007）の最近の報告とも一致している。子供から成人への移行期は，少しずつ自立する時期であり，仕事や自立した生活，成熟した異性との関係を築くことなど，一つずつ成人の課題や役割を果たしていくことが期待される。双極性障害は，そうした成人への移行を遅らせたり，妨げたりする可能性がある。成人の年齢に達しても子供のように振る舞っていれば，家族全体が困難に陥る可能性があるし，逆に家族が批判的になったり，プレッシャーをかけたりすることにつながってしまう可能性もある。我々の臨床経験では，たいていの双極性障害患者が何とかして実家から出ることができるので，私たちはことさらに家族関係に着目するようなアプローチはしていない。しかしながら，患者の中には，実家で生活していなくても，完全には親から自立していない患者もいる。こうした場合には，分離と独立に関係した家族の問題を治療で取り上げる必要があるだろう。両親が患者に対して批判的で敵意を示すこともあるし，病気になったことを責めたり，躁病相の時に個人的に攻撃されたと非難したりするかもしれない。一方，患者の人生すべてに関与しようとして過保護になってしまい，患者が成熟するのを妨げてしまうような親もいる。

> ジューンは，両親がとても過保護だったことをいつも思い出す。例えば彼女が子供の頃には，両親は学校の課題についてもまったくプレッシャーをかけなかったし，休みたい時にはいつも病気の証明書を書いてくれた。最初の躁病エピソードが起こったのは16歳の時で，その時彼女は実家を出てカレッジに通っていたが，強制的に実家に戻された。その後うつ病相になり，18歳の時に次の躁病相が起こった。21歳で治療が開始された時，彼女は実家から離れたロンドンに住んで働いていた。両親は田舎に住んでいたが，特に父親が彼女を厳重に管理し続け，大人として扱わなかった。父親は週に二度は電話をして，重要な決断をする際には必ず相談するよう

> にと彼女に言っていた。彼女はこのことは両親が自身を「繊細」だと考えているからだと信じ，自分が大人として十分にやっていけるとは思っていなかった。
> 　セラピストの助けを借りて，両親に言いたいことについて話し合い，それをロールプレイでリハーサルし，実家にいる間，ジューンはこの問題について両親と話し合うことができた。母親は，家を出た当初は病気が悪かったので，彼女の世話を途中でやめることはできなかったと話した。一方，父親は彼女がストレスや責任から保護される必要があると主張し続けた。しかしながら，ジューンから隔週で電話をかけることを条件に両親からの電話を週1回に制限することには同意した。両親は，彼女の人生に立ち入りすぎないよう心がけているし，両親が立ち入りすぎだと感じた時には自分の意見を自由に言う権利がジューンにはあるのだと話した。こうした話し合いの結果にはジューンと両親の双方が満足したようであった。その後，両親との関係はよくなったと報告してくれた。

社会的支援

　我々は，双極性障害に罹患した結果として起こってくる複雑な家族の苦悩や家族内の力動についてこれまで検討してきた。我々は，家族がそれらに対処するのを助けることが，病気にうまく対処し，再発を予防することに重要な意味をもっていると信じており，それらは治療で検討されるべきであると考えている。さらに家族は，メンタルヘルスを改善させ，心理的な問題に陥る危険性を少なくしてくれる社会的支援を提供することもできる。社会的支援を受けることにより，患者は自分たちが気遣われ，愛され，尊重され，価値ある存在だと感じることができる。このことは社会的支援の重要な働きの一つである。また，社会的支援は，個人が互いに尊重し合い，義務を果たす関係にあるという社会的な位置づけを与えるものである。実際的で情緒的な支援をすぐに受けられる家庭で生活していれば，不幸な出来事が起こる可能性は低くなるだろう。双極性障害のような慢性疾患の場合には，希望をもち続け，規則正しくも制限されない生活スタイルを維持し，さらに予防的な薬物療法を長期間継続するためには，意欲を引き出させるような支援の仕方が重要である。

　社会的支援は，双極性障害に対してさまざまなかたちで役立つだろう。家族

や友人が社会的な人間関係やシステム，日課を作る援助ができるように，うつ病相における支援は重要である。情緒的な支援は，話に共感し，患者の消極的で悲観的な世界観にいくらかの現実感を与えるという意味がある。躁病相での社会的支援とは，刺激を減らすことを穏やかに推奨したり，気持ちを落ち着ける活動に参加したり，現実的に優先順位がつけられるように患者に促したりすることを意味する。より現実的な支援としては，将来的な経済的困窮を最小限にするために，クレジットカードや小切手を信頼できる人に託すという，前もって調整をすることもありうる。患者に事前同意を得た上での権限の委譲について，患者と信頼できる人との間で話し合いがもたれる。

社会的支援と心理的な健康との因果関係は明らかではなく（Alloway と Bebbington 1987），社会的支援の有効性に関しては2つの対立する仮説がある。1つ目は社会的支援それ自体が，心理的なウェルビーイングに対して直接的に独立してよい影響を与えるというもので，よりよい社会的支援を受けている人は，より良好な心理的ウェルビーイングを得られるというものである。2つ目は緩衝作用仮説で，社会的支援がストレスの多いライフイベントを緩衝するというもので，社会的支援が直接良好な精神状態を導くわけではないが，不幸な出来事の影響を和らげ，その結果精神状態が悪くなるのを防いでいるというものである。しかしながら，上記の2つの仮説の区別は人為的なものである。どのような事例でも，社会的支援は社会的な関係が確立し維持されている場合のみ利用可能であるが，疾病自体が社会的な参加を減らしてしまう可能性がある。これまで議論してきたように躁症状とうつ症状の両方が異なる機序で社会的な関係に悪影響を及ぼしうるので，患者が比較的安定している時に社会的な関係を再構築するよう促すことが重要である。急性期を脱した時点で，もし感情的な誇大性や無分別な言動，社会的引きこもりによる問題があるならば，人間関係を「修繕」するように推奨すべきである。異性に色目を使ったり浮気をしたりといった結婚生活に関する問題は，どんなものでも治療で取り上げるべきであり，比較的気分が安定している期間に夫婦の絆を強めるようにセラピストは努力すべきである。

家族は患者にとって重要な社会的ネットワークの一部にすぎない。長期間続く疾患の場合には，公的なネットワークも重要な部分であり，それはセラピスト，家庭医や精神科医，医療チーム，社会的サービスが含まれる。それはまさに我々が今取り上げている話題である。多くの双極性障害患者は，精神状態が安定している時には精神科専門機関にはほとんど受診しない。予防的な薬物療

法を家庭医から受けていることが多く，再発をきたした場合にも最初に受診するのは家庭医である。病初期での治療的な介入としてさまざまな対処法が考えられる。例えば，家庭医とあらかじめ約束をした上で自己服薬するといったことである。また，互いに尊重し合えるような信頼関係があれば，専門家は急性期を治療しやすくなることが多い。躁状態の患者ではよくあることだが，同じ提案内容でも知らない人や信頼していない人からのものは拒否し，信頼している人からのものには同意したりする。同様に，家庭医や精神科医，他の専門家と良好な関係を築くこと以外に，自身の財政を上手に責任をもって管理することも重要なことである。もし患者が銀行の口座からお金を引き出しすぎて，多額のクレジットカードの借金がある場合，その借金を銀行のローンに組み替えてもらうように銀行の支配人に相談することは，辛いことではあるが推奨される選択肢である。同様に，仕事でも安定し信頼される実績を積み重ねるように努力し，同僚とも良好な関係を築くように促されなければならない。一般的に，良好で協力的な人間関係を築くことは，個人的な人間関係（家族や友人など）と公的な人間関係（医療従事者や社会的サービス，金融関係者）の両方でなされるべきである。そうした考え方は，「責任のある健康な」ライフスタイルを続けていく上でとても大事なことである。

第13章

対人関係とサービスに関連した問題

はじめに

ここまでは，この治療パッケージの原理の概要と使われる技法について説明してきた。しかし，我々の経験からは，治療の進め方や提供される精神医学的サービスによって双極性障害のクライアントのマネジメントがうまくいくかどうかに違いが生まれるように思われる。本章では，対人関係における問題と，クライアントに提供されるサービスに関わる問題をいくつか検証する。

対人関係

これまで長い間，クライアントとセラピストの関係が治療プロセスの鍵であると論じられてきた（Rogers 1957; Strupp と Hadley 1979）。近年では，実証的研究によって認知行動療法においては治療同盟が重要であることが立証されている（Safran と Segal 1996; Raue ら 1997）。Luborsky ら（1985）は，セラピストの失敗と成功を分ける最も重要な点は，クライアントとよい治療同盟を形成する能力であることを見出した。双極性障害のクライアントは治療同盟にかなりの緊張を強いることもあるが，他のより深刻な精神状態の場合と同様に，治療同盟がクライアントとの重要な治療的役割を果たしてもいる。Goodwin と Jamison（1990）は，セラピストは，双極性障害のクライアントの自身やセラピスト，薬物療法に対する態度や行動が病相によって一貫性がないことと，治療関係における親密さや信頼感が揺れ動くことの両方にいらだたせられると記している。ここでは対人関係に関連する要因のいくつかと，クライアントに対するその重要性について簡単に総論する。

信　頼

認知療法では，治療における修正に，信頼や敬意，ラポールは必要条件だが

十分条件ではないということがはっきりと想定されている。Beckら（1979）は，クライアントにみられる異なる信頼の三段階として，基本的信頼，見せかけの信頼，基本的不信を区別した。基本的信頼のあるクライアントはすぐにセラピストとよい作業同盟を作れるであろうが，見せかけの「本物」ではない信頼や基本的不信をもつクライアントに対しては，生産的な作業ができるようになる前にこの問題に対応しなければならない。セラピストのさりげない，時には率直なメッセージは，彼らがクライアントを気遣い尊重していること，協働していく自信をもっていて，クライアントの問題に困惑していないことを示すものであるべきである。各セッションの最後にクライアントの感じたことを確認したり，頻繁に要約をしたりするテクニックは，クライアントへの関心と協同を示す方法である（J. S. Beck 1995）。

　信頼とは，クライアントとセラピストの双方向の相互作用を意味している。病相にかかわらず，クライアントの全体像を理解しようと努めることによって信頼が得られるのだということをセラピストが理解して，初めてクライアントはセラピストを信頼する。クライアントの考えに賛成することは必要なことでも望ましいことでもないが，セラピストがクライアントの考えを理解しようと全力を尽くしているということを納得させなければならない。たとえクライアントが求められる行動に納得できていなくても，セラピストはクライアントの最善の利益のために行動していると確信していることを，クライアントも感じる必要がある。また，セラピストが信頼できる人間であることや，約束した時間を守り，交わした約束や契約に従って行動することも非常に重要である。クライアントはセラピストが職業上の境界を越えず，友人や家族のようには振る舞わないという確証の上で信頼するようになる。双極性障害のクライアントは，人を惹きつける素晴らしい人間的魅力をみせることがある。高揚している時，彼らはぬくもりや魅力，情熱を露わにし，落ち込んでいる時には同情や関心を引き起こさせる。未熟もしくは経験不足なセラピストは友人のように振る舞いやすい。これは，クライアントを混乱させやすく，結果として信頼を損なうような逆効果になりうる。

> 　ジュディスは，離婚して新しい職を見つけるために慣れない地区に引っ越してきた後に躁病相となり，数週間入院した。この入院前と退院後，彼女は社会的支援ネットワークに目が行かなくなるほど，セラピストとの関

> 係がかなり心地のよい支えになっていたことに気づいた。セラピストはジュディスのことをとても気にかけ，自宅へ訪ねると申し出たが，彼女は喜ぶどころか，その関係性についてとても不安になり，そのような状況の自分自身に不安を感じ，治療に通うのをやめてしまい，一番必要としている時に重要なサポート資源をなくしてしまった。

　信頼関係はクライアントが躁になりつつある時に特に重要となる。連絡の頻度は徐々に増え，個別に対処しなければならないような問題が生じる。このような時，クライアントのセラピストへの信頼度によって，「引き延ばし戦術」や「牛歩戦術」をとったり，薬物の増量を検討することができるのか，サービスから離脱してしまうかを決める大きな差が生まれるかもしれない。信頼のおける治療同盟をもとに治療技法が用いられても，完全な躁病相がいつも回避されるとは限らないが，時とともに治療同盟が強化されるにつれて，対処戦略が促進され軽躁病相で実践されることで，さらに本格的な病相への進行を十分予防できることが明らかとなるかもしれない。

　躁状態のクライアントはしばしば未熟に見え，セラピストがどれほど献身的に関わってくれるのかを試すかのように子供じみた振る舞いをすることがあり，手がやける。クライアントがセラピストを「脅迫」しているように思えることもあるが，共感的でいるためには，セラピストはクライアントの躁状態を許容しなければならない。躁的な気分に共感することは大変な作業であり，興奮して無鉄砲な感覚を覚えるために，セラピストは警戒心を捨て去り，理性の声をあえて無視するような自身の経験の記憶を呼び起こす必要がある。ハイだと感じることはたいていの人にとって普通ではない状態で，魅惑的なものである。Jamison は著書 "*An Unquiet Mind*"［訳注：翻訳書『躁うつ病を生きる』田中恵子訳，新曜社］の中でこのように述べている。「内気さは消え，急にぴったりくる言葉とジェスチャーを使い，他人を惹きつけ魅了する力を持ちます」(Jamison 1995, p. 67)。「官能に満ちて，人を誘惑したいされたいという願望は抑えがたくなります」と続く。誰がこの非常な魅力を否定し進んであきらめようとするだろうか。

　こういった表明によって，セラピストは極端な行動へのいらだちや，クライアントの病状が悪化していくことへの心配，これまでの治療が何の役にも立っていないと思うことでの落胆などの感情を引き起こされる。さらにハイになり，

クライアントが有効な治療を拒否すると，セラピストには怒りや失望の感情も生じる（GooodwinとJamison 1990）。セラピストは感情的な反応についてよく知っていなければならないし，原因論に対して洞察し，それを治療上の強みにするためにコントロールし使用する知識をもっていなければならない。特に信頼関係が強い場合には，こうしたセラピストの心配に気づくことが軽躁状態のクライアントには有効なこともある。クライアントは，なぜセラピストが自分をこれほど心配しているのかと考えざるをえないだろう。彼らの行動がいかに不適切であっても，治療上の境界線は明確である必要があり，治療関係は常にクライアントへの敬意が含まれたものでなければならない。

クライアントにとって，気分高揚の始まりは思考と行動の両面で創造的な結果を生む好転の兆しかもしれず，過去にこのような状態で試したことがクライアントに何らかの成果をもたらしてきたかもしれない。しかしあいにく，この状態はたいていすぐに躁状態にエスカレートし，思考や行動はコントロールを失う。しかし，クライアントはセラピストが彼らの喜びを分かち合おうとしないと，邪魔されたと感じていらいらすることが多い。彼らは批判にとても敏感で，すぐに拒絶されたとか理解してもらえないと感じてしまう。信頼感を育みながら治療を進める意味では，クライアントに話をさせたり計画を立てさせて，治療の主導権をいくらか握らせながらもセッションの構造を保つバランスが重要である。治療が目的志向性で限界が設定されていることは重要であるが，過度に制限されたり，抑制されたりすることのないようにしなければならない。

> 第11章で示したように，軽躁状態の時にジョアンナは充実した恋愛を手に入れたと確信した。このことは彼女のセラピストにある問題を提示した。ジョアンナは明らかに同意と支援を求めていて，セラピストがその恋愛関係を危ぶんでいるように見えるといくぶんいらいらした。セラピストは，このいらだちに直接立ち向かうのではなく，彼女が体験した感情について話すよう促し，以前にもそう感じたことがあるかどうか尋ねた。ジョアンナは以前にも同じように夢中になったことがあることを認めながらも，この関係はそれとは断じて違うと述べた。セラピストは自分もそう願っていると答えつつ，一方で，結果にかかわらず気分の状態をうまく扱う必要があると勧めた。同時期にジョアンナはかなりの数の詩を書き，とても満足しいくつかをセラピストに読ませた。ここでセラピストはあらためて共

感して聞くように努め，創造力への喜びを認めてあげなければならないが，同時に，薬剤を調整しライフスタイルを穏やかにするよう働きかける必要がある。気分が穏やかになると，ジョアンナは創造力が失われたことに気づいて悲しむことになるのは無理もないことであるが，セラピストはこれに理解を示し，この出来事の全体像をうまく捉えられるよう援助する必要がある。この時の有効な戦略の一つが，軽躁状態の時に書いた詩を修正するよう促すことである。これは双極性障害に罹患した独創的な芸術家によくみられる過程である（Jamison 1993）。

ラポール

ラポールは治療同盟の一面として触れる価値がある。Beckら（1979）は，ラポールは人と人との調和であると述べている。良好なラポールがいったん獲得されると，クライアントはセラピストと一緒にいて快適に感じ，いつも同意をしてくれると限らなくても，受容され，理解されていると感じるであろう。良好なラポールにより，クライアントが非難されたと感じることなくセラピストとの意見の相違に気づくことが可能になり，誤解が生じた時には，クライアントがセラピストの間違いを正すことができる。よく話を聞き，定期的に要約を行い，クライアントの全体像を理解しようと努力するという戦略は，良好なラポールを確立し，クライアントとセラピストの信頼を作り上げるのに大いに役に立つであろう。

クエンティン（第11章参照）は躁状態の時，宗教的で神秘的な話をする傾向があった。その時の彼は，宗教的な見方は自分にとって最も重要なもので，人生に意味を与え，薬を用いることが考えられなくなると語った。この場面において，セラピストは彼の気持ちが理解できることを強調すると同時に，歯止めの利かない躁状態が続くことでひどい損失があるかもしれないことを指摘した。役に立ったのは，クエンティンが抑うつ状態の間に「魂の闇夜」といった宗教的な強い疑念を経験していたことである。この時クエンティンは，少なくとも今はスピリチュアルな高揚感が続く状況を楽しむことができているので，うつ状態になる危険にさらされることにも価値があると話した。この状況に共感しながらも，同時に彼の実際の不

> 安を明らかにすることで，セラピストは関係を維持できた。クエンティンはこの後強制入院となり，強制的な薬物治療が行われ，これはとても辛い体験となった。しかし，クエンティンがハイになっている間のセラピストの共感的な反応が，協同を続けることを可能にした。

誇大思考
　誇大思考とは，自己に関する著しくポジティブな観念で，能力や肉体，精神力，地位に関する信念を含み，それらは明らかに不合理でポジティブな方向へ偏っていると説明できる。これには自信の高まりと幸福感を伴っており，たいていたくさんの新しいアイデアや凝った計画と関係している。クライアントはよく自分の能力を過大評価し，行動の結果を過小評価する。クライアントの中には，ある領域で特別な力をもっているという考えに至る者もいる。例えば，あるクライアントは狙った人は誰でも誘惑することができると思ってしまう。そんな時，クライアントは自分の考えを裏づけるような周囲の反応に選択的に注目し，反証する反応は無視する。多くのクライアントがほとんど常に自尊心が低下しているということを考えると，軽躁によって生じるこのような誇大思考がクライアントにとって魅力的であることは驚くことではない。こうした考えが無益であるとクライアントが悟ることは難しく，事前にかなりの話し合いが必要とされる。認知的な「現状維持」戦略のみならず行動的にも，ある振る舞いをすることの利益と不利益について話し合う。しかし，クライアントはセラピストが「真の成功」や「本物の幸せ」のチャンスを邪魔しようとしていると感じると，いらだち，憤慨するだろう。このような感情は，セラピストが感情を認めることと，それはセラピストの明らかな心配に対する反応として起こっていることを指摘することで最小限にできる。誇大思考が精神病症状の色合いを帯びるまでに達すると，もはや心理的介入は受け入れられなくなる。心理的介入は，妄想的思考が始まる前の，クライアントがその考えについて論理的に判断でき，客観的に思考過程を評価できる時により効果的であろう。
　過去に躁状態を経験したクライアントは，必死にエピソードを回避することを望むかというと，いつもそうとは限らない。クライアントの中には，躁状態が破滅をもたらす可能性があることを知っていても，これに病みつきになり，進んでそうなろうとする人さえいる。このようなクライアントは高揚した気分に両価的な感情をもっており，彼らの体験や楽観的思考を症状として見直すこ

とができるよういっそう取り組む必要がある。この作業で最も行われるのが，振り返り練習（retrospective exercise）である。躁状態を性格の一部分と思い，自分はこういう人物なのだと考える人もいる。このようなクライアントは，当然躁状態を抑制することに気が進まない。それでも，治療契約ができている大部分のクライアントは，より生産的な人生を送るために極端な感情を抑える必要性を認識しているため，躁状態を抑制しようとする。この願いは軽躁に隠されてはいるが，セラピストにとって最も力強い協力者となりうるものである。

> クエンティンは薬物治療を一貫して拒み，完璧主義的な傾向に突き動かされていた。彼は心理的技法が実を結び長年専門職に就いていた。しかし，特に精神保健法下での辛い入院の後，徐々に治療の中で「躁状態をあきらめる」ことの難しさを表明するようになった。彼はいつもどれほど躁病相を求めてきたかについて語った。彼は躁病相を，時々自分が何者かという感覚を取り戻すのを助ける精神の旅であるとみなしていた。薬物治療や心理的戦略を受け入れて躁状態をあきらめることは，自己についての観念や世界における自分の居場所について熟考させることを意味する。彼は自分が何者かを考え直さないといけないと語った。この見通しは彼にとって，いわば「知らぬ神より馴染みの鬼」というほどぞっとするものだった。
>
> しかし，治療において彼は，自分自身の一貫したイメージを考え出すために，過去から現在の信念や願望の中で一貫しているものを検討し，「自分よりもできない人の世話をして責任を負う」ことをいつも求められるような人間であると悟った。例えば，退院後彼は自分が何者なのか分からないことが恐ろしかったため，やるべき仕事もなく病院を去ることが怖いと認めていた。しかし，すぐに病院サービスの利用者向けの雑誌の編成に関わるようになった。そして彼はまた，自分が関わっているものが何であるかにかかわらず，自分自身を限界まで追い込み，「全力を尽くすこと」を求めている人間であると気づいた。

クライアントは軽躁の初期の時しか認知的介入を素直に受け入れることができないので，軽躁が疑われたらすぐに介入することが重要である。セラピストはセッションの頻度を週に2回かそれ以上に増やし，必要ならばその間に電話で連絡をとってもよい。

双極性障害のクライアントは精神保健法のもと病院に収容されてきたかもしれず，この経験から当然多くの恨みが残っているかもしれない。この経験をしたあるクライアントはまさに反精神医療的となり，退院時，病棟スタッフと精神科医に対する敵対心に正当な理由があるということをセラピストに認めてもらいたがった。このような場合，躁病に対する医学的治療に対して客観的立場に立って治療を促しつつ，共感的な気遣いをするのが唯一のアプローチであるが，これにはかなりの繊細さが必要である。退院時，このクライアントはまだいらだっており，薬物療法が「自分をおとなしくさせようとコントロールする」ことを第一の目的としていて必ずしもクライアントの利益に叶うものではなかったという同意をセラピストに求めた。これは理解できることではあるが，治療の先々にひびを入れるものである。ここでの作業は，協同してクライアントの見方を尊重しつつ，「そんな経験をして，あなたがそう思うのは理解できます」といった言葉でその問題を捉え，それからその事実について比較的率直に尋ね，その根拠を検討し，バランスのとれた見方を提案することである。その姿勢は，支持的で思いやりがあり，専門家も時に間違いを犯すことを認めるものではあるが，あらゆる点でクライアントに同意しなければならないと感じるものではない。

　双極性障害のクライアントはたいていとても創造的だが，病気のために仕事も自信も失っているかもしれない。このことを理解し，クライアントの業績や能力，見識に対して敬意を示すことが大切である。先に述べたように，双極性障害と非常に高いレベルの芸術的創造性の関連についてはかなりのエビデンスがある（Jamison 1993）。創造性豊かなクライアント（上記のジョアンナのような）の中には，彼らの生み出した創造的な作品を専門家が「ただの精神病によるもの」とレッテルを張っていると感じてしまう人もいる。セラピストはこのような考えを防がなければならない。精神医学や心理学の専門的資格があるからといって，優れた芸術や文学，音楽の見識があるわけではないということには留意しておく必要がある。この領域に関するよりあぶなげない進め方としては，創造的な双極性障害のクライアントに仲間の芸術家からの支援や励まし，検証を受けるように促すことである。彼らは「いきすぎた」ものを取り除きつつ，創作してきたものの中で最高のものを失わないよう助けてくれるだろう。

「ハイ」になっている時の易刺激性

　躁病相早期のクライアントは，いらいらしていることが多い。これはたいて

い周囲に対する易刺激性や批判として表出される。易刺激性によって，かなり治療関係が妨げられる可能性がある。クライアントは聞く耳をもたずに話し続け，自分の考えは正しいと確信し，明らかな敵意を示すことすらある。

　これらは治療の中で明らかになることが多く，治療およびセラピストそのものへの批判として現れる。「治療が適切に行われていない」「役に立たない」「セラピストは十分な技術がなく，クライアントにきちんと関心を示していない」といった発言は対処が難しいことが多い。セラピストが自分自身を守ろうとする衝動が生じてきてしまい，治療的な努力が妨げられてしまうことがある。セラピストは批判されることで起こる自らの感情を冷静に見つめ，クライアントの発言を治療的に取り扱う必要がある。易刺激性はたいてい，クライアントが理解されていないように感じているというサインである。クライアントに完全に同意しているというわけではないが，話を真剣に受け止め，穏やかに聞く態度をとることによって，状況を打開し，クライアントがある程度客観的に物事を考えられるようになる程度には落ち着かせることができる。セラピストは実際には次のように言うのがよい。「私には，できるだけ客観的にあなたの批判を聞き，同意できると思えば受け入れる準備があります。治療アプローチが大筋で変わってしまわない限りは，あなたの批判に沿って，一緒に取り組む方法を修正したいと思います」。クライアントが治療の終結を選択したとしても，セラピストはクライアントが望めばこの先も再開が可能であることを明言すべきである。この点については以下で述べる。

　クライアントには治療は時間の無駄で，続ける気がないとさえ言う人がいる。どのような場合でも，避けるべきなのはクライアントとのうわべの議論である。目的は，支持的で注意深く話を聞くという雰囲気，そして，可能な限り問題を解決するために全力を尽くそうとしている治療的な雰囲気を作り出すことである。徹底して戦うよりも，むしろ気遣いながら協同作業するというアプローチが，クライアントの敵対的態度を和らげるのに役立つ。

　メイは宝石取引で裕福な生活をしている宝石商である。彼女は普段自尊心が低い傾向があり，自分のことを取るに足らない人間であると考えていた。しかし，軽躁になると，人々が彼女に十分な注意を払っていないと感じて，怒りっぽく，いくぶん攻撃的になる。治療の中では，ホームワークを完成させることができず，毎週違う問題をもってやってきて，セラピス

トが一連の問題点について扱おうとするとそれを即座にはねつけるなど，攻撃的な態度を示した。彼女はついにはセラピストの計画性が不十分で，スケジュールを守れていないと非難した。

メイ：あなた，私がこのオフィスを出ると私のファイルをしまい込んで，来た時にしか開いていませんよね。私がここにいなければ，私の問題について考えていないんでしょう。あなたが私に本当に関心をもっているとは思えないわ。
セラピスト：なぜそのように感じるのか教えてくれますか？
メイ：だって，いつも私に話すべきことを用意してるように言うでしょう。セッションで全部やり終えることなんかまったくないじゃない。セッションにちゃんとした計画がないのよ。面倒臭いだけなんだわ。
セラピスト：あなたにそう感じさせてしまってごめんなさい。そのことについて細かく見ていくのはとても重要ですよね。あなたが治療に関して一番気にかけている点は何でしょうか。おそらくそこから始めるのがよいかと。

　セラピストは計画的にやるのが難しいことを認め，その困難を乗り越える戦略を考え出すために，詳しく一緒に取り組んで解決することを提案した。その対応の協同的な性質によって，治療関係はとても良好で強固なものとなり，治療はより建設的に進展するようになった。メイには，人に反対するとその人が遠ざかってしまうという中核的信念があることが明らかになったが，彼女の易刺激性に対するセラピストの反応は，そうでないこともあるのだという経験となった。彼女は過去にいらいらした時，人を困らせてしまい，それによりこの中核的信念が強化されたと語った。この信念は，自分の気持ちを話した際に両親に否定され，拒絶されたという感情が残ったという若い時の経験から生じていた。

　「治療は役に立たず，よいことは何もない」という考えは，系統的なCBT的手法で取り扱うことができる。過去のセッションを振り返りながら，治療が進展してきた証拠やそこで得られたことを確認するのに治療記録を利用する。クライアントが以前にとても役に立ったと述べたセッションを振り返って着目することは重要である。クライアントの不満のリストを相殺するようなリスト

が作成できるであろう。クライアントに治療へ戻ることを直接的に強いるようなことは，おそらく抵抗にあうので避けた方がよい。軽躁が刺激によって急速に悪化している時には，一番よい方法は，すぐ次のセッションまでを短くし，クライアントに状況を再検討するため数日の時間を与えることである。彼らが治療に通わないと言った時は，必要になったらセッションに通えるということを知らせておくことが大切である。彼らは戻ってくることが多い。

　短いセッションや行動的アプローチは，易刺激性を扱うのにしばしば有効である。心を落ち着けるためのホームワークには，電話線を抜くことや音楽を小さくすること，風呂で落ち着くこと，一人で公園を散歩すること，適当な時に抗不安薬を使用することが盛り込まれる。セッションの一部を，個々のクライアントにあつらえたリラクゼーション用テープを準備することにあてるような場合もある。クライアントはそれぞれの対処戦略をもっているもので，それについて治療初期に由来をたどり，詳しく説明してもらい，明らかにしておくことが重要である。その戦略がうまくいくかをモニタリングすることで，戦略としてずっと維持されよく練られたものが最も役に立つことが確かめられる。クライアントがいらだっている時にその信念に徹底して挑戦しようとすると，クライアントによっては易刺激性に火をつけ，非生産的になってしまうことがある。クライアントがいらだっている時には彼らが落ち着くための戦略を用い，易刺激性が増悪していないことを確かめるために，連絡の頻度を徐々に増やすのもよい方法である。

　時に，軽躁病相を背景に，クライアントはセラピストに恋愛感情を抱くことがある。クライアントはセラピストをデートに誘うような不適切な提案をすることもあれば，治療セッション中にセラピストに身体接触をしようとするような行動を実際にとることもあるかもしれない。この問題は，ソクラテス的質問法のような一般的な認知療法の技法を用いて対処することができる。クライアントには，治療関係が他の関係と異なるということ，そしてクライアントに最大の利益をもたらすのは，その関係が変わらず維持されるということで，そうあるべきでない関係に変えようとすることではないということを理解してもらう。

服薬コンプライアンス

　薬物療法のコンプライアンスは，いくつかの理由で問題となることが多い。

クライアントの中には，今は「よい」状態なので薬物療法はもう必要ではないと積極的に判断する人もいる。混乱したクライアントは頻繁に服薬を忘れ，リチウムの濃度が治療域に達しないこともある。クライアントの中には，薬物療法に対して本当に複雑な心境を抱えている人もいる。彼らは服薬に関する心配を克服できる時もあれば，できないこともある。薬を飲むことや拒否することについての心配は，複数の原因に由来している。クライアントの中には，普段から薬物療法に抵抗があって，基本的にそれは体にとって異物で，ゆくゆくは体に悪影響を及ぼすと信じている人がいたり，一方では，慢性であるという病気の性質を受け入れられず，普段は目立たない病気であって，症状が起きた時だけ治療する必要があると考えている人もいる。また，副作用にひどく悩んでいる人もいる。GoodwinとJamison（1990，第25章）は，長期的なコンプライアンスに対する多くの障壁と，よくみられる多彩な副作用について総説している。彼らはわずかな認知への影響がコンプライアンスの大きな障壁となると記している。また，Jamison（1995）は，リチウムがしばしば引き起こす認知機能障害について個人的見解を示している。これらの問題によって，薬物療法を遵守したくないという衝動は，当然強いものにならざるをえなくなる。

慢性疾患であるということや脆弱性をもつという理由で，予防策として服薬するという考えに不満をもっている人々もいる。この問題はしばしば，クライアントが慢性疾患を抱えているということを受容するのが困難であることに関連している（第11章参照）。

再発予防のために服薬する場合としない場合の結果について話し合うことは，しばしば有用である。比較対照試験では，クライアントは試験基準に基づいてある期間服薬し，同時に気分の状態や睡眠障害のような他の症状を日々観察することに同意するので，これが提案できるのである。薬物療法についての話し合いで鍵となるのは，クライアントが医師に対し，意見を聞いてもらえるという期待をもって問題提起できると感じられることである。

クライアントが医学的理由から服薬できないことは時々ある。あるクライアントは心拍数の増加のため，リチウムとカルバマゼピンに不耐性であった。この場合には，クライアントは気持ちが乱れてきたと感じた時や，心理的手段では興奮をコントロールしがたいと気づいた時にMelleril［訳注：本邦ではメレリル（2005年に発売中止）］を使うよう処方されていた。このクライアントは抑うつ症状を和らげるあらゆる薬に不耐性で，そのため抑うつ症状の早期警告サインを明らかにする多くの作業を必要とした。しかしこのようなクライアン

トは例外である。我々は薬物療法とCBTの併用が，双極性障害のクライアントにとって通常最も有効な組み合わせであると信じている。

　クライアントの中には，自分は認知療法を受けているのだから，それで十分で，もう服薬の必要性はないと感じる人もいるかもしれない。これは特に治療がうまく進み，クライアントに病気をコントロールできている感覚がある時に起こりやすい考えのようである。この段階での長所と短所は慎重に話し合われるべきである。クライアントが服薬をやめたいということに固執するならば，クライアントがそのステップに進む前に，同意の上でできれば数カ月間は安定した状態を維持するという妥協案に向けて取り組むことを提案する。そして，クライアントは処方医と薬物療法について話し合うよう促される。急に薬物療法を中止することは賢明ではなく，徐々に薬物を減量することが再発率を低下させること（Baldessariniら1997）をクライアントに指摘すべきである。

　読者に受け取ってほしいと我々が考えているおおまかなメッセージは，コンプライアンスに対する最もよいアプローチとは，クライアントが薬物療法の計画を決定する自由ということを前提に話し合いをすることだということである。維持薬物療法の長所と短所を冷静に検討することは，クライアントが副作用や他の問題にかかわらず，それが彼らに利益になるということを実感する助けとなるであろう。この結論は，我々が関わっているような深刻な精神疾患をもつクライアントのコンプライアンスを高めることを目的とした，心理的治療の臨床試験によって裏づけられると思われる。一つのアプローチとして，長所と短所の話し合いを用いた穏やかで対立的ではない方法が採用されている「コンプライアンス療法」が知られている。このような方法は，対照群と比較しコンプライアンスを高めるという結果がある（Haywardら1995; Kemp, Heywardら1996; Kempら1998）。どのように治療を進めるかという我々の議論を参考にしている読者は，例えば薬物療法の歴史と問題解決アプローチの使用の総説などで，現在のアプローチと多くの類似点があることに気づくであろう（Kemp, Davidら1996; Kempら1997）。これらのアプローチのもう一つの重要な点は，服薬コンプライアンスは，病気をコントロールするために自由に選ばれる戦略であるということである。そうしたアプローチはクライアントの自律の重要性を強調しており，我々が今こそ力を注ぐべき問題である。

自律性と選択

　認知療法とはまさにその本質において，クライアントに問題解決と自分の人生における決定をする手助けとなる，選択肢と技術を与える協同事業である。私たちが論じてきた服薬コンプライアンスの問題は，この点を強調しているが，もちろんこれが唯一の例というわけではない。軽躁もしくは躁状態にあるクライアントは，我々にとって不適切と感じられるさまざまな人生の選択をする。新しい責任を引き受けることや仕事や雇用形態を変えること，人間関係を作ったり止めたりすること，引っ越しをすること，新しい関心事や趣味を見つけることなどである。一見すると小さな人生の選択が，解決困難なことのように思えるようである。例えば，あるクライアントは明らかに睡眠が少なくなりすぎていたが，その状況を修正する対策をとらず，代わりに過度な仕事や付き合いを続けている。この問題はうつ病相でも起こり，その場合はたいてい引きこもるというパターンである。例えば，自分に合っていた仕事を辞めることや社交的な状況を避けることなどである。

　あるクライアントが不適切な人生の選択をしていることに，臨床家として気づいても，我々はその状況に対して直接介入する立場にはないということを受け入れなければならない。自律性を感じることが大部分のクライアントにとって重要であるため（HatfieldとLefley 1993），強制することは適切ではない。クライアントを自律的な存在として扱いながら，率直に直接アプローチすることが最もよいが，その方法は，セラピストの懸念や考えがたとえクライアントと一致しなくても，クライアントがそれに気づけるように行われるべきである。どのクライアントも，自分がセラピストの賛成しない選択をしても，見捨てられたり何らかの方法で「罰せ」られたりすることはないと思えることが必要である。服薬コンプライアンスについても，変化の連続体であるという考えがこの場合役に立つ。クライアントがしかるべき選択をする必要があるのかもしれなくても，我々にそれで彼らがどうなるのか「分かる」ほどの知恵があるわけではない。それと同時に，仮に悪い結果になったとしても，クライアントは失敗から学ぶことができるのだということと，治療関係は続いていくのだということを知る必要がある。このような考え方は物質依存の分野でも共通していて，再発はセラピストの失敗ではなく，姿勢が変化していく過程の一部分と考えられている（ProchaskaとDiClemente 1986; Prochaskaら 1982）。

　このような場面で感じることは，いかなる場合でもクライアントに基本的な

自由を与えながら，セラピストは自らの懸念を明らかにしていかなければならないということである。第8章で述べた認知的技法を用いることができるが，いつもうまく機能するわけではないということを受け入れなければならない。うまくいかなければ，セラピストは見つけられる妥協点をどんなことでも探し求めるべきである。

> ウィル（第11章参照）は批判的な恋人と別れ，新しい恋人との関係を始めた。彼はこのこの時とても幸せだったが，セラピストは彼が実際ハイになりつつあるのではないかと心配した。しかし，彼はいつものような再発の前駆症状を見せなかった。その後，彼は治療を中断し，薬物療法を中止することを決めた。セラピストに対して感謝の気持ちを表し，治療は助けとなったが，もはや必要ではなくなったとはっきり述べた。セラピストは，薬物療法は続けなくても，あと数回のセッションを続けるようにと彼を説得することができた。ウィルが薬物療法なしでやっていけるかを確かめることがおそらく必要という代替案だけが受け入れられたのである。セラピストはウィルの通常の再発サインを振り返り，彼が薬をもっていること，これからも精神科医への受診を続けること，彼の交際相手も注意すべき再発サインを分かっていることを確かめた。ウィルの再発の可能性に対して準備できるすべてのことを行い，セラピストは身を引いて何が起こるか静観せざるをえなかった。しかし，ウィルがそう願えば，この先も治療を再開できることをはっきり伝えた。

サービスの提供についての問題

双極性障害のクライアントのケアには，しばしば複数の専門家が関わっている。例えば，ほとんどのクライアントには医師が関わっているが，たいていは薬物療法の管理と処方をする精神科医か家庭医にかかっており，ケースによっては心理士による治療を受けたり，デイサービスや職業訓練プログラムに参加する場合もある。クライアントが医師の予約外来に通う際，治療セッションとの矛盾がしばしば生じることがある。クライアントが薬物療法に疑問をもっていると，心理士を精神科医と対立する立場に引き込もうとすることがある。また，薬も届けてくれる地域精神科専門看護師がキーワーカー［訳注：日本で言

うケアマネージャー］となっているクライアントは，心理セッションに出席すると，キーワーカーに会うのを避けようとすることがある。このようなことで，クライアントを支援するチームメンバー間に不和が生じることがある。最も適切な包括的ケアが何かということに関し，すべての専門家が同じ見方をしているということをクライアントに明確にしておく必要がある。クライアントが参加するものも含めて，関係する専門家同士の会議を頻繁に行うことは，敵対意識が生じるのを防ぐために不可欠である。治療上の役割を担っており，クライアントのメンタルヘルスの状態を観察している家庭医も含めて，確実なコミュニケーション手段を構築しておく必要がある。

　もちろん，セラピストと治療チームの他のメンバーとの関係は多少近くなるだろう。治療チームのメンバーを十分にまとめられるセラピストもいる一方で，個人開業のセラピストではクライアントの精神科医や家庭医には会わずに数回の手紙のやり取り程度の者もいる。どんな場合でも，セラピストは他の専門家の考えに敏感でなければならない。セラピストが慎重さを欠く場合，遅れてやってきて人にあれこれ指示するような，おせっかいな人に見えてしまうだろう。また，医師はセラピストよりもクライアントとの付き合いが長く，治療が終結した後も何年間もクライアントを管理していかなければならないことを覚えておくのも重要である。とは言えセラピストは，治療チームがクライアントに最高のケアを確実に提供するために，もっている影響力はどんなものでも駆使するべきである。理想的には，そのようなケアは統合され，かつ柔軟であるべきである。したがって，クライアントの入院に際しても治療の継続性は保たれるべきであり，クライアントの精神状態に応じて処方に柔軟性をもたせたり，再発の危険が高まった時により多くの支援を利用できるようにすることも続けるべきである。また，治療チームによく溶け込んでいるセラピストは，他の専門職にスーパービジョンや支援をし，治療を通して分かったことをクライアントの今後の支援のための情報として与えることができるであろう。最後に，仲間の専門職への支援も重要である。双極性障害のクライアントへの対応は手がかかり，がっかりすることもあるため，チーム内での相談役になることで，他の専門職がより効果的に関われるようになるための助けとなるであろう。

文　献

Akiskal, H. S. (1996). The temperamental foundations of affective disorders. In C. Mundt, K. Goldstein, K. Hahlweg *et al.* (eds), *Interpersonal Factors in the Origins and Course of Affective Disorders*. London, Gaskell: 3-30.

Akiskal, H. S., Khani, M. K. and Scott-Strauss, A. (1979). Cyclothymic temperamental disorders. *Psychiatric Clinics of North America*, 2: 527-554.

Akiskal, H. S., Bourgeois, M. L., Angst, J. *et al.* (2000). Re-evaluating the prevalence of and diagnostic composition within the broad clinical spectrum of bipolar disorders. *Journal of Affective Disorders*, 59 (Supplement 1): S5-S30.

Alloway, R. and Bebbington, P. (1987). The buffer theory of social support: A review of the literature. *Psychological Medicine*, 17: 91-108.

Alloy, L. B., Abramson, L. Y., Walshaw, P. D. *et al.* (2008). Behavioral Approach System and Behavioral Inhibition System sensitivities and bipolar spectrum disorders: prospective prediction of bipolar mood episodes. *Bipolar Disorders*, 10: 310-322.

Altman, E. S., Rea, M. M., Mintz, J. *et al.* (1992). Prodromal symptoms and signs of bipolar relapse: A report based on prospectively collected data. *Psychiatry Research*, 41: 1-8.

Altman, E. G., Hedeker, D., Peterson, J. L. and Davis, J. M. (1997). The Altman Self-rating Mania Scale. *Biological Psychiatry*, 42: 948-955.

Altshuler, L. L., Gitlin, M. J., Mintz, J. *et al.* (2002). Subsyndromal depression is associated with functional impairment in patients with bipolar disorder. *Journal of Clinical Psychiatry*, 63: 807-811.

Ambelas, A. (1979). Psychologically stressful events in the precipitation of manic episodes. *British Journal of Psychiatry*, 135: 15-21.

Ambelas, A. (1987). Life events and mania: A special relationship? *British Journal of Psychiatry*, 150: 235-240.

American Psychiatric Association (1980). *Diagnostic and Statistical Manual of Mental Disorders*, 3rd Edition. Washington DC: The Association.

American Psychiatric Association (1994). *Diagnostic and Statistical Manual of Mental Disorders*, 4th Edition. Washington DC: The Association.

American Psychiatric Association (2002). Practice guideline for the treatment of patients with bipolar disorder, 2nd Edition. *American Journal of Psychiatry*, 159 (Supplement 4): 1-50.

Anderson, C. A. and Hammen, C. L. (1993). Psychosocial outcomes of children of unipolar depressed, bipolar, medically ill and normal women: A longitudinal study. *Journal of Consulting and Clinical Psychology*, 61: 448-454.

Angst, J., Gamma, A., Benazzi, F. et al. (2003). Toward a re-definition of subthreshold bipolarity: Epidemiology and proposed criteria for bipolar-II, minor bipolar disorders and hypomania. *Journal of Affective Disorders*, 73: 133-146.

Angst, J., Angst, F., Gerber-Werder, R. et al. (2005). Suicide in 406 mood-disorder patients with and without long-term medication: A 40 to 44 years' follow-up. *Archives of Suicide Research*, 9: 279-300.

Ankers, D. and Jones, S. H. (2009). Objective assessment of circadian activity and sleep patterns in individuals at behavioural risk of hypomania. *Journal of Clinical Psychology*, 65(10): 1071-1086.

Aubry, J.-M., Ferrero, F., Schaad, N. and Bauer, M. S. (2007). *Pharmacotherapy of Bipolar Disorders*. Chichester: John Wiley & Sons Ltd.

Baldessarini, R. J., Tondo, L., Floris, G. and Rudas, N. (1997). Reduced morbidity after gradual discontinuation of lithium treatment for bipolar I and II disorders: A replication study. *American Journal of Psychiatry*, 154: 551-553.

Baldessarini, R. J., Tondo, L., Davis, P. et al. (2006). Decreased risk of suicides and attempts during long-term lithium treatment: A meta-analytic review. *Bipolar Disorders*, 8: 625-639.

Ball, J. R., Mitchell, P. B., Corry, J. C., Skillecorn, A. and Malhi, G. S. (2006). A randomized controlled trial of cognitive therapy for bipolar disorder: Focus on long-term change. *Journal of Clinical Psychiatry*, 67: 277-286.

Bauer, M. S., Crits-Christoph, P., Ball, W. A. et al. (1991). Independent assessment of manic and depressive symptoms by self-rating: Scale characteristics and implications for the study of mania. *Archives of General Psychiatry*, 48: 807-812.

Bauer, M. S., Simon, G. E., Ludman, E. and Unutzer, J. (2005). 'Bipolarity' in bipolar disorder: Distribution of manic and depressive symptoms in a treated population. *British Journal of Psychiatry*, 187: 87-88.

Bauer, M. S., Altshuler, L., Evans, D. R. et al. (2005). Prevalence and distinct correlates of anxiety, substance, and combined comorbidity in a multi-site public sector sample with bipolar disorder. *Journal of Affective Disorders*, 85: 301-315.

Bauer, M., Beaulieu, S., Dunner, D. L. et al. (2008). Rapid cycling bipolar disorder — Diagnostic concepts. *Bipolar Disorders*, 10 (Supplement 1, p. 2): 153-162.

Bauwens, F., Tracey, A., Pardoen, D. et al. (1991). Social adjustment of remitted bipolar and unipolar out-patients: A comparison with age- and sex-matched controls. *British Journal of Psychiatry*, 159: 239-244.

Bebbington, P., Wilkins, S., Jones, P. B., Foerster, A., Murray, R. M. et al. (1993). Life events and psychosis: Initial results from the Camberwell Collaborative Psychosis

Study. *British Journal of Psychiatry*, 162: 72-79.

Bech, P., Rafaelsen, O. J., Kramp, P. and Bolwig, T. G. (1978). The Mania Rating Scale: Scale construction and inter-observer agreement. *Neuropharmacology*, 17: 430-431.

Beck, A. T. (1976). *Cognitive Therapy and the Emotional Disorders*. New York: International Universities Press.

Beck, A. T. (1983). Cognitive therapy of depression: New perspectives. In P. J. Clayton and J. E. Barrett (eds), *Treatment of depression: Old controversies and new approaches*. New York: Raven Press.

Beck, A. T. (1986). Hopelessness as a predictor of eventual suicide. In J. J. Mann and M. Stanley (eds), *Psychobiology* (pp. 90-96). New York: Academy of Science.

Beck, A. T. and Steer, R. A. (1987). *Beck Depression Inventory*. The Psychological Corporation, Harcourt Brace & Company.

Beck, A. T. and Steer, R. A. (1988). *Beck Hopelessness Scale*. The Psychological Corporation, Harcourt Brace & Company.

Beck, A. T. and Steer, R. A. (1991). *Beck Scale for Suicide Ideation*. The Psychological Corporation, Harcourt Brace & Company.

Beck, A. T., Ward, C. H., Mendelson, M. *et al.* (1961). An inventory for measuring depression. *Archives of General Psychiatry*, 4: 53-63.

Beck, A. T., Weissman, A., Lester, D. and Trexler, L. (1974). The measurement of pessimism: The Hopelessness Scale. *Journal of Consulting and Clinical Psychology*, 42: 861-865.

Beck, A. T., Rush, A. J., Shaw, B. and Emery, G. (1979). *Cognitive Therapy of Depression*. New York: Guilford Press.

Beck, A. T., Epstein, N., Harrison, R. P. and Emery, G. (1983). *Development of the Sociotropy-Autonomy Scale: A Measure of Personality Factors in Depression*. University of Pennsylvania: Philadelphia.

Beck, A. T., Steer, R. A., Kovacs, M. and Garrison, B. (1985). Hopelessness and eventual suicide: A 10-year prospective study of patients hospitalized with suicidal ideation. *American Journal of Psychiatry*, 142: 559-563.

Beck, A. T., Steer, R. A. and Garbin, M. G. (1988). Psychometric properties of the Beck Depression Inventory: Twenty-five years of evaluation. *Clinical Psychology Review*, 8: 77-100.

Beck, A. T., Brown, G., Steer, R. A. and Weissman, A. N. (1991). Factor analysis of the Dysfunctional Attitude Scale in a clinical population. *Psychological Assessment*, 3: 478-483.

Beck, A. T., Steer, R. A. and Brown, G. K. (1996). *Beck Depression Inventory II*. The Psychological Corporation, Harcourt Brace & Company.

Beck, J. S. (1995). *Cognitive therapy: Basics and beyond*. New York: Guilford.

Bellack, A. S., Morrison, R. L., Mueser, K. T. et al. (1989). Social competence in schizoaffective disorder, bipolar disorder and negative and non-negative schizophrenia. *Schizophrenia Research*, 2: 391-401.

Bentall, R. P., Kinderman, P. and Manson, K. (2005). Self-discrepancies in bipolar disorder: Comparison of manic, depressed, remitted and normal participants. *British Journal of Social and Clinical Psychology*, 44: 457-473.

Bernstein, D. A. and Borkovec, T. D. (1973). *Progressive Relaxation Training: A Manual for the Helping Profession*. Champaign, IL: Research Press.

Blairy, S., Linotte, S., Souery, D. et al. (2004). Social adjustment and self-esteem of bipolar patients: A multicentric study. *Journal of Affective Disorders*, 79: 97-103.

Bottlender, R., Rudolf, D., Strauss, A. and Möller, H. -J. (2001). Mood-stabilisers reduce the risk of developing antidepressant-induced maniform states in acute treatment of bipolar I depressed patients. *Journal of Affective Disorders*, 63: 79-83.

Bowden, C. L. (2000). Efficacy of lithium in mania and maintenance therapy of bipolar disorder. *Journal of Clinical Psychiatry*, 61 (Supplement 9): 35-40.

Bowden, C. L. and Singh, V.(2005). Long-term management of bipolar disorder. In T. A. Ketter (ed). *Advances in treatment of bipolar disorder* (pp. 111-146). Washington DC: American Psychiatric Publishing.

Bowden, C. L., Calabrese, J. R., McElroy, S. L. et al. (2000). A randomized, placebo-controlled, 12-month trial of divalproex and lithium in treatment of outpatients with bipolar I disorder. *Archives of General Psychiatry*, 57: 481-489.

Brewin, C. R. (1989). Cognitive change processes in psychotherapy. *Psychological Review*, 96: 379-394.

Bromet, E. J., Finch, S. J., Carlson, G. A. et al. (2005). Time to remission and relapse after the first hospital admission in severe bipolar disorder. *Social Psychiatry Psychiatric Epidemiology*, 40: 106-113.

Brown, G. W. and Harris, T. O. (1989). Depression. In G. Brown and T. Harris (eds), *Life Events and Illness* (pp. 49-93). Unwin Hyman, London.

Butzlaff, R. L. and Hooley, J. M. (1998). Expressed emotion and psychiatric relapse: A meta-analysis. *Archives of General Psychiatry*, 55: 547-552.

Cade, J. F. J. (1949). Lithium salts in the treatment of psychotic excitement. *Medical Journal of Australia*, 2: 349-352.

Calabrese, J. R., Bowden, C. L., Sachs, G. S. et al. (1999). A. double-blind placebo-controlled study of lamotrigine monotherapy in outpatients with bipolar I depression. *Journal of Clinical Psychiatry*, 60: 79-88.

Calabrese, J. R., Shelton, M. D., Bowden, C. L. et al. (2001). Bipolar rapid cycling: Focus on depression as its hallmark. *Journal of Clinical Psychiatry*, 62 (Supplement 14): 34-41.

Calabrese, J. R., Kasper, S., Johnson, G. *et al.* (2004). International consensus group on bipolar I depression treatment guidelines. *Journal of Clinical Psychiatry*, 65: 569-579.

Calabrese, J. R., Elhaj, O., Gajwani, P. and Gao, K. (2005). Clinical highlights in bipolar depression: Focus on atypical antipsychotics. *Journal of Clinical Psychiatry*, 66 (Supplement 5): 26-33.

Calabrese, J. R., Shelton, M. D., Rapport, D. J. *et al.* (2005). A 20-month, double-blind, maintenance trial of lithium versus divalproex in rapid-cycling bipolar disorder. *American Journal of Psychiatry*, 162: 2152-2161.

Cannon, M., Jones, P., Gilvarry, C. *et al.* (1997). Premorbid social functioning in schizophrenia and bipolar disorder: Similarities and differences. *American Journal of Psychiatry*, 154: 1544-1550.

Carlson, G. A., Kotin, J. L., Davenport, Y. B. *et al.* (1974). Follow-up of 53 bipolar manic-depressive patients. *British Journal of Psychiatry*, 124: 134-139.

Cassidy, F., Ahearn, E. P. and Carroll, B. J. (2001). Substance abuse in bipolar disorder. *Bipolar Disorders*, 3: 181-188.

Chakrabarti, S. and Gill, S. (2002). Coping and its correlates among caregivers of patients with bipolar disorder: A preliminary study. *Bipolar Disorders*, 4: 50-60.

Chakrabarti, S., Kulhara, P. and Verma, S. K. (1992). Extent and determinants of burden among families of patients with affective disorders. *Acta Psychiatrica Scandinavia*, 86: 247-252.

Christensen, E. M., Gjerris, A., Larsen, J. K. *et al.* (2003). Life events and onset of a new phase in bipolar affective disorder. *Bipolar Disorders*, 5: 356-361.

Cobb, S. (1976). Social support as a moderator of life stress. *Psychosomatic Medicine*, 38: 100-314.

Cochran, S. D. (1984). Preventing medical noncompliance in the outpatient treatment of bipolar affective disorders. *Journal of Consulting and Clinical Psychology*, 52: 873-878.

Cohen, S. and Willis, T. A. (1985). Stress, social support and the buffering hypothesis. *Psychological Bulletin*, 98(2): 310-357.

Cooper, P., Osborn, M., Gath, D. and Feggetter, G. (1982). Evaluation of a modified self-report measure of social adjustment. *British Journal of Psychiatry*, 141 : 68-75.

Colom, F. and Vieta, E. (2006). The pivotal role of psychoeducation in the long-term treatment of bipolar disorder. In H. S. Akiskal and M. Tohen (eds), *Bipolar Psychopharmacology: Caring for the Patient* (pp. 333-345). Chichester: John Wiley & Sons Ltd.

Colom, F., Vieta, E., Martinez-Aran, A. *et al.* (2003). A randomized trial on the efficacy of group psychoeducation in the prophylaxis of recurrences in bipolar patients whose disease is in remission. *Archives of General Psychiatry*, 60: 402-407.

Colom, F., Vieta, E., Reinares, M. et al. (2003). Psychoeducation efficacy in bipolar disorders: Beyond compliance enhancement. *Journal of Clinical Psychiatry*, 63: 1101-1105.

Coryell, W., Endicott, J., Keller, M. et al. (1989). Bipolar affective disorder and high achievement: A familial association. *American Journal of Psychiatry*, 146: 983-988.

Cousins, D. A. and Young, A. H. (2007). The armamentarium of treatments for bipolar disorder: A review of the literature. *International Journal of Neuropsychopharmacology*, 10: 411-431.

Creer, C. and Wing, J. K. (1974). *Schizophrenia at Home*. London: Institute of Psychiatry.

Cumming, E. and Cumming, J. (1957). *Closed Ranks: An Experiment in Mental Health Education*. Cambridge, MA: Harvard University Press.

Das Gupta, R. and Guest, J. F. (2002). Annual cost of bipolar disorder to UK society. *British Journal of Psychiatry*, 180: 227-233.

David, A. S., Buchanan, A., Reed, A. and Almeida, O. (1992). The assessment of insight in psychosis. *British Journal of Psychiatry*, 161: 599-602.

Demers, R. G. and Davis, L. S. (1971). The influence of prophylactic lithium treatment on the marital adjustment of manic-depressives and their spouses. *Comprehensive Psychiatry*, 12: 348-353.

Denicoff, K. D., Smith-Jackson, E. E., Disney, E. R. et al. (1997). Comparative prophylactic efficacy of lithium, carbamazepine, and the combination in bipolar disorder. *Journal of Clinical Psychiatry*, 58: 470-478.

Depue, R. A. and Iacono, W. G. (1989). Neurobehavioral aspects of affective disorders. *Annual Review of Psychology*, 40: 457-492.

Depue, R. A., Krauss, S. P. and Spoont, M. R. (1987). A two-dimensional threshold model of seasonal bipolar affective disorder. In D. Magnusson and A. Ohman (eds), *Psychopathology: An Interactionist Perspective* (pp. 95-123). New York: Academic Press.

Depue, R. A., Krauss, S., Spoont, M. R. et al. (1989). General behavior inventory identification of unipolar and bipolar affective conditions in a nonclinical university population. *Journal of Abnormal Psychology*, 98: 117-126.

Desforges, D. M., Lord, C. G., Ramsey, S. L. et al. (1991). Effects of structured cooperative contact on changing negative attitudes toward stigmatized social groups. *Journal of Personality and Social Psychology*, 60: 531-544.

Dilsaver, A. C., Chen, Y. R., Shoaib, A. M. and Swann, A. C. (1999). Phenomenology of mania: Evidence for distinct depressed, dysphoric, and euphoric presentations. *American Journal of Psychiatry*, 156: 426-430.

Dittmann, S., Biedermann, N. C., Grunze, H. et al. (2002). The Stanley Foundation Bipolar Network: Results of the naturalistic follow-up study after 2.5 years of follow-up in the German centres. *Neuropsychobiology*, 46 (Supplement 1): 2–9.

Dobson, K. S. (1989). A meta-analysis of the efficacy of cognitive therapy for depression. *Journal of Consulting and Clinical Psychology*, 57: 414–419.

Eckblad, M. and Chapman, L. J. (1986). Development and validation of a scale for hypomanic personality. *Journal of Abnormal Psychology*, 95: 214–222.

Ehlers, A. and Clark, D. M. (2000). A cognitive model of posttraumatic stress disorder. *Behaviour Research and Therapy*, 38: 319–345.

Elkin, I., Shea, M. T., Imber, S. T., Watkins, J. T. et al. (1989). National Institute of Mental Health Treatment of Depression Collaborative Research Program: General effectiveness of treatments. *Archives of General Psychiatry*, 46: 971–982.

Ellicott, A., Hammen, C., Gitlin, M., Brown, G. and Jamison, K. (1990). Life events and the course of bipolar disorder. *American Journal of Psychiatry*, 147: 1194–1198.

Epstein, S. (1994). Integration of the cognitive and psychodynamic unconscious. *American Psychologist*, 49: 709–724.

Fadden, G., Bebbington, P. and Kuipers, L. (1987). Caring and its burdens: A study of the spouses of depressed patients. *British Journal of Psychiatry*, 151: 660–667.

Farina, A. and Felner, R. D. (1973). Employment interviewer reactions to former mental patients. *Journal of Abnormal Psychology*, 82: 268–272.

Feldman-Naim, S., Turner, E. H. and Leibenluft, E. (1997). Diurnal variation in the direction of mood switches in patients with rapid-cycling bipolar disorder. *Journal of Clinical Psychiatry*, 58: 79–84.

Foerster, A., Lewis, S., Owen, M. et al. (1991). Pre-morbid adjustment and personality in psychosis: Effects of sex and diagnosis. *British Journal of Psychiatry*, 158: 171–176.

Francis-Raniere, E. L., Alloy, L. B. and Abramson, L. Y. (2006). Depressive personality styles and bipolar spectrum disorders: Prospective tests of the event congruency hypothesis. *Bipolar Disorders*, 8: 382–399.

Frank, E., Kupfer, D. J., Perel, J. M. et al. (1990). Three year outcomes for maintenance therapies in recurrent depression. *Archives of General Psychiatry*, 47: 1093–1097.

Frank, E., Kupfer, D. J., Ehler, C. L. et al. (1994). Interpersonal and social rhythm therapy for bipolar disorder: Integrating interpersonal and behavioural approaches. *Behaviour Therapy*, 17: 143–149.

Frank, E., Kupfer, D. J., Thase, M. E. et al. (2005). Two-year outcomes for interpersonal and social rhythm therapy in individuals with bipolar I disorder. *Archives of General Psychiatry*, 62: 996–1004.

Frye, M. A., Ketter, T. A., Leverich, G. S. et al. (2000). The increasing use of polypharmacotherapy for refractory mood disorders: 22 years of study. *Journal of Clinical Psychiatry*, 61: 9–15.

Geddes, J. R., Burgess, S., Hawton, K. et al. (2004). Long-term lithium therapy for bipolar disorder: Systematic review and meta-analysis of randomized controlled trials. *American Journal of Psychiatry*, 161: 217-222.

Ghaemi, S. N., Hsu, D. J., Soldani, F. and Goodwin, F. K. (2003). Antidepressants in bipolar disorder: The case for caution. *Bipolar Disorders*, 5: 421-433.

Gibbons, J. S., Horn, S. H., Powell, J. M. and Gibbons, J. L. (1984). Schizophrenic patients and their families: A survey in a psychiatric service based on a DGH unit. *British Journal of Psychiatry*, 144: 70-77.

Gijsman, H. J., Geddes, J. R., Rendell, J. M. *et al.* (2004). Antidepressants for bipolar depression: A systematic review of randomized, controlled trials. *American Journal of Psychiatry*, 161: 1537-1547.

Gilbert, P. (1992). *Counselling for Depression*. London: Sage.

Gilbert, P. (1997). The evolution of social attractiveness and its role in shame, humiliation, guilt and therapy. *British Journal of Medical Psychology*, 70: 113-147.

Gitlin, M. J., Swendsen, J., Heller, T. L. and Hammen, C. (1995). Relapse and impairment in bipolar disorder. *American Journal of Psychiatry*, 152: 1635-1640.

Glassner, B. and Haldipur, C. V. (1983). Life events and early and late onset of bipolar disorder. *American Journal of Psychiatry*, 140: 215-217.

Glick, H. A., McBride, L. and Bauer, M. S. (2003). A manic-depressive symptom self-report in optical scanable format. *Bipolar Disorders*, 5: 366-369.

Goddard, G. V., McIntyre, D. C. and Leech, C. K. (1969). A. permanent change in brain function resulting from daily electrical stimulation. *Experimental Neurology*, 25: 295-330.

Goodwin, F. K. and Jamison, K. (1990). *Manic-Depressive Illness*. New York, Oxford University Press.

Goodwin, F. K. and Jamison, K. (2007). *Manic-Depressive Illness*, 2nd Edition. New York, Oxford University Press.

Goodwin, G. M. (1994). Recurrence of mania after lithium withdrawal: Implications for the use of lithium in the treatment of bipolar affective disorder. *British Journal of Psychiatry*, 164: 149-152.

Goodwin, G. M. (2003). Evidence-based guidelines for treating bipolar disorder: Recommendations from the British Association for Psychopharmacology. *Journal of Psychopharmacology*, 17: 149-173.

Gotlib, I. H. and Lee, C. M. (1989). The social functioning of depressed patients: A longitudinal assessment. *Journal of Social and Clinical Psychology*, 8: 223-237.

Grant, B. F., Stinson, F. S., Hasin, D. S. *et al.* (2005). Prevalence, correlates, and comorbidity of bipolar I disorder and axis I and II disorders: Results from the National Epidemiologic Survey on Alcohol and Related Conditions. *Journal of Clinical Psychiatry*, 66: 1205-1215.

Gray, J. A. (1982). *The Neuropsychology of Anxiety.* Oxford University Press.

Greenberger, D. and Padesky, C. A. (1995). *Mind over Mood: A Cognitive Therapy Treatment Manual for Clients.* New York: Guilford.

Hamilton, M. (1960). A rating scale for depression. *Journal of Neurology and Psychiatry,* 23: 56-62.

Hammen, C. (1991). *Depression Runs in Families: The Social Context of Risk and Resilience in Children of Depressed Mothers.* New York: Springer-Verlag.

Hammen, C., Ellicott, A., Gitlin, M. and Jamison, K. R. (1989). Sociotropy/autonomy and vulnerability to specific life events in patients with unipolar depression and bipolar disorders. *Journal of Abnormal Psychology,* 98: 154-160.

Hammen, C. and Gitlin, M. (1997). Stress reactivity in bipolar patients and its relation to prior history of disorder. *American Journal of Psychiatry,* 154: 856-857.

Hatfield, A. B. and Lefley, H. P. (1993). *Surviving Mental Illness: Stress, Coping and Adaptation.* New York: Guilford.

Harvey, A. G., Schmidt, A. D., Scarna, A. *et al.* (2005). Sleep-related functioning in euthymic patients with bipolar disorder, patients with insomnia, and subjects without sleep problems. *American Journal of Psychiatry,* 162: 50-57.

Hayward, P. and Bright, J. A. (1997). Stigma and mental illness: A review and critique. *Journal of Mental Health,* 6: 345-354.

Hayward, P., Chan, N., Kemp, R. *et al.* (1995). Medication self-management: A preliminary report on an intervention to improve medication compliance. *Journal of Mental Health,* 4: 511-517.

Hayward, P., Wong, G., Bright, J. and Lam, D. (2002). Stigma and self-esteem in manic depression. *Journal of Affective Disorders,* 69: 61-67.

Healey, C., Peters, S., Kinderman, P. *et al.* (2008). Reasons for substance use in dual diagnosis bipolar disorder and substance use disorders: A qualitative study. *Journal of Affective Disorders,* 113: 118-126.

Healy, D. and Williams, J. M. G. (1989). Moods, misattributions and mania: An interaction of biological and psychological factors in the pathogenesis of mania. *Psychiatric Developments,* 7: 49-70.

Henderson, S., Byrne, D. G. and Duncan-Jones, P. (1981). *Neurosis and the Social Environment.* Sydney, Academic Press.

Hirsch, S. R., Platt, S., Knights, A. and Weyman, A. (1979). Shortening hospital stay for psychiatric care: Effects on patients and their families. *British Medical Journal,* 1: 442-446.

Hlastala, S. A., Frank, E., Kowalski, J. *et al.* (2000). Stressful life events, bipolar disorder, and the kindling model. *Journal of Abnormal Psychology,* 109: 777-786.

Hunt, N., Bruce-Jones, W. and Silverstone, T. (1992). Life events and relapse in bipolar

affective disorder. *Journal of Affective Disorders*, 25: 13-20.
Isometsa, E. (2005). Suicide in bipolar I disorder in Finland: Psychological autopsy findings from the National Suicide Prevention Project in Finland. *Archives of Suicide Research*, 9: 251-260.
Isometsa, E., Heikkinen, M., Henriksson, M., Aro, H. and Lonnqvist, J. (1995). Recent life events and completed suicide in bipolar affective disorder: A comparison with major depressive suicides. *Journal of Affective Disorders*, 33: 99-106.
Hollon, S. D., Shelton, R. C. and Loosen, P. T. (1991). Cognitive therapy and pharmacotherapy for depression. *Journal of Consulting and Clinical Psychology*, 59: 88-99.
Hooley, J. M., Richters, J. E., Weintraub, S. *et al.* (1987). Psychopathology and marital distress: The positive side of positive symptoms. *Journal of Abnormal Psychology*, 96: 27-33.
Hurry, J., Sturt, E., Bebbington, P. and Tennant, C. (1983). Socio-demographic associations with social disablement in a community sample. *Social Psychiatry*, 18: 113-121.
Jablensky, A. (1981). Symptoms, patterns of course and predictors of outcome in the functional psychoses: Some nosological implications. In G. Tognoni, C. Bellantuono and M. Lader (eds), *Epidemiological Impact of Psychotropic Drugs* (pp. 71-97). Amsterdam: Elsevier.
Jacobson, N. S. and Hollon, S. D. (1996). Cognitive-behavior therapy versus pharmacotherapy: Now that the jury's returned its verdict, it's time to present the rest of the evidence. *Journal of Consulting and Clinical Psychology*, 64: 74-80.
Jamison, K. R. (1993). *Touched with Fire: Manic-depressive Illness and the Artistic Temperament*. New York, Free Press.
Jamison, K. R. (1995). *An Unquiet Mind: A Memoir of Moods and Madness*. New York: Knopf.
Jamison, K. R., Gerner, R. H. and Goodwin, F. K. (1979). Patient and physician attitudes toward lithium: Relationship to compliance. *Archives of General Psychiatry*, 36: 866-869.
Janowsky, D. S., Leff, M. and Epstein, R. S. (1970). Playing the manic game: Interpersonal manoeuvres of the acutely manic patient. *Archives of General Psychiatry*, 22: 252-261.
Johnson, R. E. and McFarland, B. H. (1996). Lithium use and discontinuation in a health maintenance organization. *American Journal of Psychiatry*, 153: 993-1000.
Johnson, S. L. (2005a). Life events in bipolar disorder: Towards more specific models. *Clinical Psychology Review*, 25: 1008-1027.
Johnson, S. L. (2005b). Mania and dysregulation in goal pursuit: A review. *Clinical Psychology Review*, 25: 241-262.
Johnson, S. L. and Carver, C. S. (2006). Extreme goal setting and vulnerability to ma-

nia among undiagnosed young adults. *Cognitive Therapy and Research*, 30: 377-395.

Johnson, S. L. and Miller, I. (1997). Negative life events and time to recovery from episodes of bipolar disorder. *Journal of Abnormal Psychology*, 106: 449-457.

Johnson, S. L. and Roberts, J. E. (1995). Life events and bipolar disorder: Implications from biological theories. *Psychological Bulletin*, 117: 434-449.

Johnson, S. L., Sandrow, D., Meyer, B. et al. (2000). Increases in manic symptoms after life events involving goal attainment. *Journal of Abnormal Psychology*, 109: 721-727.

Johnson, S. L., Cueller, A. K., Ruggero, C. et al. (2008). Life events as predictors of mania and depression in bipolar I disorder. *Journal of Abnormal Psychology*, 117: 268-277.

Jones, S. H. (2001). Circadian rhythms, multilevel models of emotion and bipolar disorder — An initial step towards integration? *Clinical Psychology Review*, 21: 1193-1209.

Jones, S. H. and Burrell-Hodgson, G. (2009). Cognitive behavioural treatment of first diagnosis Bipolar Disorder. *Clinical Psychology and Psychotherapy*, 15: 367-377.

Jones, S. H. and Day, C. (2008). Self-appraisal and behavioural activation in the prediction of hypomanic personality and depressive symptoms. *Personality and Individual Differences*, 45: 643-648.

Jones, S. H., Hare, D. J. and Evershed, K. (2005). Actigraphic assessment of circadian activity and sleep patterns in bipolar disorder. *Bipolar Disorders*, 7: 176-186.

Jones, S. H., Mansell, W. and Waller, L. (2006). Appraisal of hypomania-relevant experiences: Development of a questionnaire to assess positive self-dispositional appraisals in bipolar and behavioural high risk samples. *Journal of Affective Disorders*, 93: 19-28.

Jones, S. H., Tai, S., Evershed, K. et al. (2006). Early detection of bipolar disorder: A pilot familial high-risk study of parents with bipolar disorder and their adolescent children. *Bipolar Disorders*, 8: 362-372.

Joyce, P. R. (1985). Illness behaviour and rehospitalisation in bipolar affective disorder. *Psychological Medicine*, 15: 521-525.

Judd, L. L., Akiskal, H. S., Schettler, P. J. et al. (2002). The long-term natural history of the weekly symptomatic status of bipolar I disorder. *Archives of General Psychiatry*, 59: 530-537.

Judd, L. L., Akiskal, H. S., Schettler, P. J. et al. (2003). A prospective investigation of the natural history of the long-term weekly symptomatic status of bipolar II disorder. *Archives of General Psychiatry*, 60: 261-269.

Judd, L. L., Schettler, P. J., Akiskal, J. et al. (2003). Long-term symptomatic status of bipolar I vs. bipolar II disorders. *International Journal of Neuropsychopharmacoloy*, 6: 127-137.

Judd, L. L., Akiskal, H. S., Schettler, P. J. et al. (2005). Psychosocial disability in the

course of bipolar I and II disorders. *Archives of General Psychiatry*, 62: 1322-1330.
Judd, L. L., Schettler, P. J., Akiskal, H. S. et al. (2008). Residual symptom recovery from major affective episodes in bipolar disorders and rapid episode relapse/recurrence. *Archives of General Psychiatry*, 65: 386-394.
Kasper, S. and Wehr, T. A. (1992). The role of sleep and wakefulness in the genesis of depression and mania. *Encephale*, 18(1): 45-50.
Keller, M. B., Lavori, P. W., Kane, J. M. et al. (1992). Subsyndromal symptoms in bipolar disorder: A comparison of standard and low serum levels of lithium. *Archives of General Psychiatry*, 49: 371-376.
Kemp, R., David, A. and Hayward, P. (1996). Compliance therapy: An intervention targeting insight and treatment adherence in psychotic patients. *Behavioural and Cognitive Psychotherapy*, 24: 331-350.
Kemp, R., Hayward, P., Applewhaite, G. et al. (1996). Compliance therapy in psychotic patients: Randomised controlled trial. *British Medical Journal*, 312: 345-349.
Kemp, R., Hayward, P. and David, A. (1997). *Compliance Therapy Manual*. Macclesfield: Gardiner-Caldwell.
Kemp, R., Kirov, G., Everitt, B. et al. (1998). Randomised controlled trial of compliance therapy: 18-month follow-up. *British Journal of Psychiatry*, 172: 413-419.
Kennedy, S., Thompson, R., Stancer, H. C. et al. (1983). Life events precipitating mania. *British Journal of Psychiatry*, 142: 398-403.
Kessler, R. C., Rubinow, D. R., Holmes, C. et al. (1997). The epidemiology of DSM-III-R bipolar I disorder in a general population survey. *Psychological Medicine*, 27: 1079-1089.
Ketter, T. A. and Calabrese, J. R. (2002). Stabilization of mood from below versus above baseline in bipolar disorder: A new nomenclature. *Journal of Clinical Psychiatry*, 63: 146-151.
Kilbey, M. M. and Ellinwood, E. H. (1977). Reverse tolerance to stimulant-induced abnormal behaviour. *Life Sciences*, 20: 1063-1076.
Kingdon, D. G. and Turkington, D. (1994). *Cognitive-Behavioral Therapy of Schizophrenia*. Hove: Earbaum.
Klein, D. C., Moore, R. Y. and Reppert, S. M. (1991). *Suprachiasmatic Nucleus: The Mind's Clock*. New York: Oxford University Press.
Knowles, R., Tai, S., Jones, S. H. et al. (2007). Stability of self-esteem in bipolar disorder: Comparisons among remitted bipolar patients, remitted unipolar patients and healthy controls. *Bipolar Disorder*, 9(5): 490-495.
Kraepelin, E. (1913). *Psychiatrie. Ein Lehrbuch für Studirende und Aertze*. Leipzig: J. A. Barth. Reprinted in translation by A. Ross Diefendorf, 2007. Montana, Kessinger Publications.

Krauss, S. S., Depue, R. A., Arbisi, P. A. and Spoont, M. (1992). Behavioral engagement level, variability, and diurnal rhythm as a function of bright light in bipolar II seasonal affective disorder: An exploratory study. *Psychiatry Research*, 43: 147-160.

Kullowatz, A., Rosenfield, D., Dahme, B. *et al.* (2008). Stress effects on lung function in asthma are mediated by changes in airway inflammation. *Psychosomatic Medicine*, 70: 468-475.

Kupfer, D. J., Frank, E. F., Perel, J. M. *et al.* (1992). Five-year outcome for maintenance therapies in recurrent depression. *Archives of General Psychiatry*, 49: 769-773.

Kupfer, D. J., Frank, E., Grochocinski, V. J. *et al.* (2002). Demographic and clinical characteristics of individuals in a bipolar disorder case registry. *Journal of Clinical Psychiatry*, 63: 120-125.

Kupka, R. A., Lukenbaugh, D. A., Post, R. M. *et al.* (2003). Rapid and non-rapid cycling bipolar disorder: A meta-analysis of clinical studies. *Journal of Clinical Psychiatry*, 64: 1483-1494.

Kupka, R. A., Lukenbaugh, D. A., Post, R. M. *et al.* (2005). Comparison of rapid-cycling and non-rapid-cycling bipolar disorder based on prospective mood ratings in 539 outpatients. *American Journal of Psychiatry*, 162: 1273-1280.

Kwapil, T. R., Miller, M. B., Zinser, M. C. *et al.* (2000). A longitudinal study of high scorers on the hypomanic personality scale. *Journal of Abnormal Psychology*, 109: 222-226.

Lam, D. H. (1991). Psychosocial intervention in schizophrenia: A review of empirical studies. *Psychological Medicine*, 21: 423-441.

Lam, D. H. (2006). What can we conclude from studies on psychotherapy in bipolar disorder? *British Journal of Psychiatry*, 188: 321-322.

Lam, D. H. and Wong, G. (1997). Prodromes, coping strategies, insight and social functioning in bipolar affective disorders. *Psychological Medicine*, 27: 1091-1100.

Lam, D. H., Bright, J., Jones, S. *et al.* (2000). Cognitive therapy for bipolar illness — a pilot study of relapse prevention. *Cognitive Therapy and Research*, 24: 503-520.

Lam, D., Wong, G. and Sham, P. (2001). Prodromes, coping strategies and course of illness in bipolar affective disorder — a naturalistic study. *Psychological Medicine*, 31: 1397-1402.

Lam, D. H., Wright, K. and Smith, N. (2004). Dysfunctional assumptions in bipolar disorder. *Journal of Affective Disorders*, 79: 193-199.

Lam, D., Watkins, E., Hayward, P. *et al.* (2003). A randomised controlled study of cognitive therapy of relapse prevention for bipolar affective disorder — outcome of the first year. *Archives of General Psychiatry*, 60: 145-152.

Lam, D., Donaldson, C., Brown, Y. and Malliaris, Y. (2005). Burden and marital and sexual satisfaction in the partners of bipolar patients. *Bipolar Disorders*, 7: 431-440.

Lam, D., Hayward, P., Watkins, E. et al. (2005). Outcome of a two-year follow-up of a cognitive therapy of relapse prevention in bipolar disorder. *American Journal of Psychiatry*, 162: 324-329.

Lam, D. H., McCrone, P., Wright, K. and Kerr, N. (2005). Cost-effectiveness of relapse prevention cognitive therapy for bipolar disorder. *British Journal of Psychiatry*, 186: 500-506.

Lam, D. H., Wright, K. and Sham, P. (2005). Sense of hyper-positive self and response to cognitive therapy for bipolar disorder. *Psychological Medicine*, 35: 69-77.

Lam, D. H., Burbeck, R., Wright, K. and Pilling, S. (2009). Psychological therapies in bipolar disorder: The effect of illness history on relapse prevention — systematic review. *Bipolar Disorders*, 11: 474-482.

Leibenluft, E. and Suppes, T. (1999). Treating bipolar illness: Focus on treatment algorithms and management of the sleep-wake cycle. *American Journal of Psychiatry*, 156: 1976-1981.

Leonhard, K. (1957). *Aufteilung der Endogenen Psychosen*. Berlin: Akademie-Verlag. (*The Classification of Endogenous Psychoses*. 5th edn. Translated by Russell Berman. Edited by Eli Robins. New York: Irvington (1979)).

Lerner, M. J. and Miller, D. T. (1978). Just world research and the attribution process: Looking back and ahead. *Psychological Bulletin*, 85: 1030-1051.

Lewis, J. L. and Winokur, G. (1982). The induction of mania: A natural history study with controls. *Archives of General Psychiatry*, 39: 303-306.

Lingam, R. and Scott, J. (2002). Treatment non-adherence in affective disorders. *Acta Psychiatrica Scandinavica*, 105: 164-172.

Link, B. G. (1987). Understanding labeling effects in the area of mental disorders: An assessment of the effects of expectations of rejection. *American Sociological Review*, 52: 96-112.

Link, B. G., Cullen, F. T., Struening, E. et al. (1989). A modified labeling theory approach to mental disorders: An empirical assessment. *American Sociological Review*, 54: 400-423.

Link, B. G., Mirotznik, J. and Cullen, F. T. (1991). The effectiveness of stigma coping orientations: Can negative consequences of mental illness labeling be avoided? *Journal of Health and Social Behaviour*, 32: 302-320.

Linkowski, P., Kerkhofs, M., Van Onderbergen, A. et al. (1994). The 24-hour profiles of cortisol, prolactin and growth hormone secretion in mania. *Archives of General Psychiatry*, 51: 616-624.

Luborsky, L. B., McLennan, A. T., Woody, G. E. et al. (1985). Therapist success and its determinants. *Archives of General Psychiatry*, 42: 602-611.

Lyon, H., Startup, M. and Bentall, R. P. (1997). Social cognition and the manic defense:

Attributions, selective attention and self-schema in bipolar affective disorder. *Journal of Abnormal Psychology*, 108: 273–282.

MacQueen, G. M., Marriott, M., Begin, H. *et al.* (2003). Subsyndromal symptoms assessed in longitudinal, prospective follow-up of a cohort of patients with bipolar disorder. *Bipolar Disorders*, 5: 349–355.

Maj, M. (2003). The effect of lithium in bipolar disorder: A review of recent research evidence. *Bipolar Disorders*, 5: 180–188.

Malkoff-Schwartz, S., Frank, E., Anderson, B. *et al.* (1998). Stressful life events and social rhythm disruption in the onset of manic and depressive bipolar episodes: A preliminary investigation. *Archives of General Psychiatry*, 55(8): 702–707.

Malkoff-Schwartz, S., Frank, E., Anderson, B. P. *et al.* (2000). Social rhythm disruption and stressful life events in the onset of bipolar and unipolar episodes. *Psychological Medicine*, 30: 1005–1016.

Mansell, W. and Jones, S. H. (2006). The Brief-HAPPI: A questionnaire to assess cognitions that distinguish between individuals with a diagnosis of bipolar disorder and non-clinical controls. *Journal of Affective Disorders*, 93: 29–34.

Mansell, W. and Lam, D. H. (2006). "I won't do what you tell me!" Elevated mood and the computer-based assessment of advice taking in euthymic bipolar affective disorder. *Behaviour Research and Therapy*, 44: 1787–1801.

Marshall, M. H., Neumann, C. P. and Robinson, M. (1970). Lithium, creativity and manic-depressive illness: Review and prospectus. *Psychosomatics*, 11: 406–488.

Manwani, S. G., Szilagyi, K. A., Zablotsky, B. *et al.* (2007). Adherence to pharmacotherapy in bipolar disorder patients with and without co-occurring substance use disorders. *Journal of Clinical Psychiatry*, 68: 1172–1176.

Mathew, M. R., Chandrasekaran, R, and Sivakumar, V. (1994). A study of life events in mania. *Journal of Affective Disorders*, 32: 157–161.

McFarlane, A. H., Neale, K. A., Norman, G. R. *et al.* (1981). Methodological issues in developing a scale to measure social support. *Schizophrenia Bulletin*, 7: 73–81.

Merikangas, K. R., Akiskal, H. S., Angst, J. *et al.* (2007). Lifetime and 12-month prevalence of bipolar spectrum disorder in the National Comorbidity Survey replication. *Archives of General Psychiatry*, 64: 543–552.

Miklowitz, D. J., Goldstein, M. J., Nuechterlein, K. H. *et al.* (1988). Family factors and the course of bipolar affective disorder. *Archives of General Psychiatry*, 45: 225–231.

Miklowitz, D. J., George, E. L., Richards, J. A. *et al.* (2003). A randomized study of family-focused psychoeducation and pharmacotherapy in the outpatient management of bipolar disorder. *Archives of General Psychiatry*, 60: 904–912.

Miklowitz, D. J., Wisniewski, S. R., Miyahara, S. *et al.* (2005). Perceived criticism from family members as a predictor of the one-year course of bipolar disorder. *Psychiatry*

Research, 136: 101-111.
Miklowitz, D. J., Otto, M. W., Frank, E. et al. (2007). Psychosocial treatment for bipolar depression. *Archives of General Psychiatry*, 64: 419-427.
Millar, A., Espie, C. A. and Scott, J. (2004). The sleep of remitted bipolar outpatients: A controlled naturalistic study using actigraphy. *Journal of Affective Disorders*, 80: 145-153.
Miller, I. W., Solomon, D. A., Ryan, C. E. and Keither, G. I. (2004). Does adjunctive family therapy enhance recovery from bipolar I mood episodes? *Journal of Affective Disorders*, 82: 431-436.
Miller, I. W., Uebelacker, L. A., Keitner, G. I. et al. (2004). Longitudinal course of bipolar I disorder. *Comprehensive Psychiatry*, 45: 431-440.
Minor, D. S. and Waterhouse, J. M. (1986). Circadium rhythms and their mechanisms. *Experientia*, 42: 1-13.
Miranda, J., Gross, J. J., Persans, J. B. et al. (1998). Mood matters: Negative mood induction activates dysfunctional attitudes in women vulnerable to depression. *Cognitive Therapy and Research*, 22: 363-376.
Mitchell, P. B., Slade, T. and Andrews, G. (2004). Twelve-month prevalence and disability of DSM-IV bipolar disorder in an Australian general population survey. *Psychological Medicine*, 34: 777-785.
Molnar, G. J., Feeney, M. G. and Fava, G. A. (1988). Duration and symptoms of bipolar prodomes. *American Journal of Psychiatry*, 145: 1576-1578.
Monk, T. H., Flaherty, J. F., Frank, E. et al. (1990). The Social Rhythm Metric: An instrument to quantify daily rhythms of life. *Journal of Nervous and Mental Disease*, 178: 120-126.
Moorey, S. (1996). When bad things happen to rational people: Cognitive therapy in adverse life circumstances. In P. Salkovskis (ed), *Frontiers of Cognitive Therapy* (pp. 450-469). New York: Guilford.
Mueser, K. T., Webb, C., Pfeiffer, M. et al. (1996). Family burden of schizophrenia and bipolar disorder: Perceptions of relatives and professionals. *Psychiatric Services*, 47: 507-511.
Murray-Parkes, C. (1972). *Bereavement: Studies of Grief in Adult Life*. London: Tavistock.
Muzina, D. J., Elhaj, O., Gajwani, P. et al. (2005). Treatment of rapid-cycling bipolar disorder. In T. A. Ketter (ed), *Advances in Treatment of Bipolar Disorder* (pp. 147-177). Washington DC: American Psychiatric Publishing.
National Institute for Clinical Excellence (2006). *Bipolar disorder: The management of bipolar disorder in adults, children and adolescents, in primary and secondary care*. London: NICE.

Nemeroff, C. B. (2003). Safety of available agents used to treat bipolar disorder: Focus on weight gain. *Journal of Clinical Psychiatry*, 64: 532–539.

Newman, C. F., Leahy, R. L., Beck, A. T. et al. (2002). *Bipolar Disorder: A Cognitive Therapy Approach*. Washington, DC: American Psychological Association.

Novaco, R. W. (1976). Treatment of chronic anger through cognitive and relaxation controls. *Journal of Consulting and Clinical Psychology*, 44: 681.

O'Connell, R. A., Mayo, J. A., Flatow, L. et al. (1991). Outcome of bipolar disorder on long-term treatment with lithium. *British Journal of Psychiatry*, 159: 122–129.

Oquendo, M. A., Galfalvy, H., Russo, S. et al. (2004). Prospective study of clinical predictors of suicidal acts after a major depressive episode in patients with major depressive disorder or bipolar disorder. *American Journal of Psychiatry*, 161: 1433–1441.

Otto, M. W., Simon, N. M., Wisniewski, S. R. (2006). Prospective 12-month course of bipolar disorder in out-patients with and without comorbid anxiety disorders. *British Journal of Psychiatry*, 189: 20–25.

Padesky, C. A. (1994). Schema change processes in cognitive therapy. *Clinical Psychology and Psychotherapy*, 1: 267–278.

Padesky, C. A. and Greenberger, D. (1995). *Clinician's Guide to Mind over Mood*. New York: Guilford.

Page, S. (1977). Effects of the mental illness label in attempts to obtain accommodation. *Canadian Journal of Behavioural Science*, 9: 85–90.

Pai, S. and Kapur, R. L. (1981). The burden on the family of a psychiatric patient: Development of an assessment scale. *British Journal of Psychiatry*, 138: 332–335.

Paykel, E. S. (1979). Recent life events in the development of depressive disorders. In R. A. Depue (ed), *The Psychobiology of the Depressive Disorders*. New York: Academic Press.

Paykel, E. S. and Weissman, M. (1973). Social adjustment and depression: A longitudinal study. *Archives of General Psychiatry*, 28: 659–663.

Paykel, E. S., Morriss, R., Hayhurst, H. and Scott, J. (2006). Sub-syndromal and syndromal symptoms in the longitudinal course of bipolar disorder. *British Journal of Psychiatry*, 189: 118–123.

Pennebaker, J. W. (1993). Putting stress into words: Health, linguistic and therapeutic implications. *Behaviour Research and Therapy*, 31: 539–548.

Pennebaker, J. W. (1997). *Opening up: The Healing Power of Expressing Emotions*. New York: Guilford.

Perlis, R. H. (2005). The role of pharmacologic treatment guidelines for bipolar disorder. *Journal of Clinical Psychiatry*, 66 (Supplement 3), 37–47.

Perlis, R. H., Miyahara, S., Marangell, L. B. et al. (2004). Long-term implications of early onset in bipolar disorder: Data from the first 1000 participants in the systematic

treatment enhancement program for bipolar disorder (STEP-BD). *Biological Psychiatry*, 55: 875-881.
Perlis, R. H., Delbello, M. P., Miyahara, S. *et al.* (2005). Revisiting depressive-prone bipolar disorder: Polarity of initial mood episode and disease course among bipolar I systematic treatment enhancement program for bipolar disorder participants. *Biological Psychiatry*, 58: 549-553.
Perlis, R. H., Welge, J. A., Vornik, L. A. *et al.* (2006). Atypical antipsychotics in the treatment of mania: A meta-analysis of randomized, placebo-controlled trials. *Journal of Clinical Psychiatry*, 67: 509-516.
Perry, A., Tarrier, N., Morriss, R. *et al.* (1988). Randomised controlled trial of efficacy of teaching patients with bipolar disorder to identify early symptoms of relapse and obtain treatment. *British Medical Journal*, 318: 139-153.
Perry, A., Tarrier, N., Morriss, R. *et al.* (1999). Randomised controlled trial of efficacy of teaching patients with bipolar disorder to identify early symptoms of relapse and obtain treatment. *British Medical Journal*, 318(7177): 149-153.
Platt, S., Weyman, A., Hirsch, S. and Hewett, S. (1980). The Social Behaviour Assessment Schedule (SBAS): Rationale, contents, scoring and reliability of a new interview schedule. *Social Psychiatry*, 15: 43-55.
Post, R. M. and Wiess, S. R. (1989). Sensitisation, kindling, and anticonvulsants in mania. *Journal of Clinical Psychiatry*, 50 (Supplement): 23-30.
Post, R. M., Uhde, T. W., Putnam, F. W. *et al.* (1982). Kindling and carbamazepine in affective illness. *Journal of Nervous and Mental Disease*, 170: 717-731.
Post, R. M., Kennedy, E., Shinohara, M. *et al.* (1984). Metabolic and behavioral consequences of lidocaine-kindled seizures. *Brain Research*, 324: 295-303.
Post, R. M., Weiss, S. R. B., Pert, A. and Uhde, T. W. (1985). Chronic cocaine administration: Sensitization and kindling effects. In S. Fisher, A. Raskin *et al.* (eds), *Cocaine: Clinical and Biobehavioural Aspects* (pp. 109-173). New York: Oxford University Press.
Post, R. M., Rubinow, D. R. and Ballenger, J. C. (1986). Conditioning and sensitisation in the longitudinal course of affective illness. *British Journal of Psychiatry*, 149: 191-201.
Post, R. M., Uhde, T. W., Putnam, F. W. and Wiess, S. R. B. (1986a). Antimanic effects of carbamazepine: Mechanisms of action and implications for the biochemistry of manic depressive illness. In A. Swan (ed), *Mania: New Research and Treatment*. Washington, DC: American Psychiatric Association Press.
Post, R. M., Denicoff, K. D., Leverich, G. S. *et al.* (2003). Morbidity in 258 bipolar outpatients followed for 1 year with daily prospective ratings on the NIMH life chart method. *Journal of Clinical Psychiatry*, 64: 680-690.
Post, R. M., Speer, A. M. and Leverich, G. S. (2006). Complex combination therapy:

The evolution toward rational polypharmacy in lithium-resistant bipolar illness. In H. S. Akiskal and M. Tohen (eds), *Bipolar Psychopharmacology: Caring for the Patient* (pp. 135-167). Chichester: John Wiley & Sons Ltd.

Power, M. J., Champion, L. A. and Aris, S. J. (1988). The development of a measure of social support: The Significant Others (SOS) Scale. *British Journal of Clinical Psychology*, 27: 349-358.

Power, M. J., Katz, R., McGuffin, P. *et al.*(1994). The Dysfunctional Attitude Scale(DAS): A comparison of forms A and B and proposal for a new sub-scaled version. *Journal of Research in Personality*, 28: 263-276.

Priebe, S., Wildgrube, C. and Muller-Oerlinghausen, B. (1989). Lithium prophylaxis and expressed emotion. *British Journal of Psychiatry*, 154: 396-399.

Prien, R. F. and Potter, W. Z. (1990). NIMH workshop report on treatment of bipolar disorder. *Psychopharmacology Bulletin*, 26: 409-427.

Prochaska, J. O. and DiClemente, C. C. (1986). Towards a comprehensive model of change. In W. R. Miller and N. Heather (eds), *Treating Addictive Behaviors: Processes of Change* (pp. 3-27). New York: Plenum.

Prochaska, J. O., DiClemente, C. C. and Norcross, J. C. (1982). In search of how people change: Applications to addictive behaviours. *American Psychologist*, 47: 1102-1114.

Rachman, S. J. (1980). Emotional processing. *Behaviour Research and Therapy*, 18: 51-60.

Radke-Yarrow, M., Cummings, E. M., Kuczynski, L. *et al.* (1985). Patterns of attachment in two- and three-year-olds in normal families and families with parental depression. *Child Development*, 56: 884-893.

Raue, P. J., Goldfried, M. R. and Barkham, M. (1997). The therapeutic alliance in psychodynamic-interpersonal and cognitive-behavioural therapy. *Journal of Consulting and Clinical Psychology*, 65: 582-587.

Rea, M. R., Tompson, M. C., Miklowitz, D. J. *et al.* (2003). Family-focused treatment versus individual treatment for bipolar disorder: Results of a randomized clinical trial. *Journal of Consulting and Clinical Psychology*, 71: 482-492.

Regier, D. A., Hirschfeld, R. M., Goodwin, F. K. *et al.* (1988). The NIMH depression awareness, recognition and treatment programme: Structure, aims and scientific basis. *American Journal of Psychiatry*, 145: 1351-1357.

Regier, D. A., Farmer, M. E., Raye, D. S. *et al.* (1990). Comorbidity of mental disorders with alcohol and other drug abuse: Result from the Epidemiological Catchment Area (ECA) study. *JAMA*, 264: 2511-2518.

Reinares, M., Vieta, E., Colom, F. *et al.* (2006). What really matters to bipolar patients' caregivers: Sources of family burden. *Journal of Affective Disorders*, 94: 157-163.

Robins, C. J., Hayes, A. M., Block, P. *et al.* (1995). Interpersonal and achievement concerns and the depressive vulnerability and symptom specificity hypotheses: A prospective study. *Cognitive Therapy and Research*, 19: 1-20.

Rogers, C. R. (1957). The necessary and sufficient conditions of therapeutic personality change. *Journal of Consulting and Clinical Psychology*, 21: 95-103.

Rollnick, S., Heather, N. and Bell, A. (1992). Negotiating behaviour change in medical settings: The development of brief motivational interviewing. *Journal of Mental Health*, 1: 25-37.

Romans, S. E. and McPherson, H. M. (1992). The social networks of bipolar affective disorder patients. *Journal of Affective Disorders*, 25: 221-228.

Rosenbaum, M. (1980). A schedule for assessing self-control behaviors: Preliminary findings. *Behavior Therapy*, 11: 109-121.

Royal Pharmaceutical Society of Great Britain (1997). *From compliance to concordance: Achieving shared goals in medication taking.* London: RPSGB.

Sachs, G. S. (2003). Unmet clinical needs in bipolar disorder. *Journal of Clinical Psychopharmacology*, 23 (Supplement 1), S2-S7.

Sachs, G. S. (2005). Treatment of acute depression in bipolar disorder. In T. A. Ketter (ed), *Advances in Treatment of Bipolar Disorder* (pp. 57-109). Washington DC: American Psychiatric Publishing.

Safran, J. D. and Segal, Z. W. (1996). *Interpersonal Processes in Cognitive Therapy.* Northvale, NJ: Aronson.

Sajatovic, M., Valenstein, M., Blow, F. *et al.* (2007). Treatment adherence with lithium and anticonvulsant medications among patients with bipolar disorder. *Psychiatric Services*, 58: 855-863.

Salloum, I. M. and Thase, M. E. (2000). Impact of substance abuse on the course and treatment of bipolar disorder. *Bipolar Disorders*, 2: 269-280.

Sarason, I. G., Levine, H. M., Basham, R. B. and Sarason, B. R. (1982). Assessing social support: The social support questionnaire. *Journal of Personality and Social Psychology*, 44: 127-139.

Schou, M. (1979). Artistic productivity and lithium prophylaxis in manic-depressive illness. *British Journal of Psychiatry*, 135: 97-103.

Scott, J. and Pope, M. (2003). Cognitive styles in individuals with bipolar disorders. *Psychological Medicine*, 33: 1081-1088.

Scott, J., Garland, A. and Moorhead, S. (2001). A pilot study of cognitive therapy in bipolar disorders. *Psychological Medicine*, 31: 459-447.

Scott, J., Stanton, B., Garland, A. and Ferrier, I. N. (2000). Cognitive vulnerability in patients with bipolar disorder. *Psychological Medicine*, 30: 467-472.

Scott, J., Paykel, E., Morriss, R. *et al.* (2006). Cognitive behavioural therapy for severe and recurrent bipolar disorders. *British Journal of Psychiatry*, 188: 313-320.

Segal, Z. V., Gemar, M. and Williams, S. (1999). Differential response to mood challenge following successful cognitive therapy or pharmacotherapy for unipolar depression. *Journal of Abnormal Psychology*, 108: 3–10.

Seggie, J., Werstiuk, E. S. and Gorta, L. (1987). Lithium and circadian patterns of melatonin in the retina, hypothalamus, pineal and serum. *Progress in Neuropsychopharmacology and Biological Psychiatry*, 11: 325–334.

Smith, J. A. and Tarrier, N. (1992). Prodromal symptoms in manic depressive psychosis. *Social Psychiatry and Psychiatric Epidemiology*, 27: 245–248.

Sonne, S. C., Brady, K. T. and Morton, W. A. (1994). Substance abuse and bipolar affective disorder. *Journal of Nervous and Mental Disease*, 182: 349–352.

Souetre, E., Salvati, E., Pringuey, D. et al. (1986). The circadian rhythm of plasma thyrotropin in depression and recovery. *Chronobiology International*, 3: 197–205.

Speer, D. C. (1992). Differences in social resources and treatment history among diagnostic groups of older adults. *Hospital and Community Psychiatry*, 43: 270–274.

Strakowski, S. M. and Del Bello, M. P. (2000). The co-occurrence of bipolar and substance use disorders. *Clinical Psychology Review*, 20: 191–206.

Strakowski, S. M., Keck, Jr., P. E. McElroy, S. L. et al. (1988). Twelve-month outcome after a first hospitalisation for affective psychosis. *Archives of General Psychiatry*, 55: 49–55.

Strakowski, S. M., McElroy, S. L., Keck, P. E. et al. (1996). The effects of antecedent substance abuse on the development of first episode psychotic mania. *Journal of Psychiatric Research*, 30: 59–68.

Strupp, H. H. and Hadley, S. W. (1979). Specific versus non-specific factors in psychotherapy. *Archives of General Psychiatry*, 36: 1125–1136.

Sultan, S., Epel, E., Sachon, C. et al. (2008). A longitudinal study of coping, anxiety and glycemic control in adults with type I diabetes. *Psychology and Health*, 23: 73–89.

Suppes, T., Dennehy, E. B., Hirschfeld, R. M. A. et al. (2005). The Texas implementation of medication algorithms: Update to the algorithms for treatment of bipolar I disorder. *Journal of Clinical Psychiatry*, 66: 870–886.

Surtees, P. G. (1980). Social support, residual adversity and depressive outcome. *Social Psychiatry*, 15: 71–81.

Targum, S. D., Dibble, E. D., Davenport, Y. B. et al. (1981). The Family Attitudes Questionnaire: Patients' and spouses' views of bipolar illness. *Archives of General Psychiatry*, 38: 562–568.

Teasdale, J. D. (1993). Emotion and two kinds of meaning: Cognitive therapy and applied cognitive science. *Behaviour Research and Therapy*, 31: 339–354.

Teicher, M. H. (1995). Actigraphy and motion analysis: New tools for psychiatry. *Harvard Review of Psychiatry*, 3: 18–35.

Thase, M. E., Macfadden, W., Weisler, R. H. *et al.* (2006). Efficacy of quetiapine monotherapy in bipolar I and II depression: A double-blind, placebo-controlled study (The BOLDER II study). *Journal of Clinical Psychopharmacology*, 26: 600-609.

Tohen, M., Vieta, E., Calabrese, J. *et al.* (2003). Efficacy of olanzapine and olanzapine-fluoxetine combination in the treatment of bipolar I disorder. *Archives of General Psychiatry*, 60: 1079-1088.

Tohen, M., Greil, W., Calabrese, J. R. *et al.* (2005). Olanzapine versus lithium in the maintenance treatment of bipolar disorder: A 12-month randomized, double-blind, controlled trial. *American Journal of Psychiatry*, 162: 1281-1290.

Tohen, M., Bowden, C. L., Calabrese, J. R. *et al.* (2006). Influence of sub-syndromal symptoms after remission from manic or mixed episodes. *British Journal of Psychiatry*, 189: 515-519.

Tohen, M., Zarate, C. A., Jr., Hennen, J. *et al.* (2003). The McLean-Harvard First-Episode Mania Study: Prediction of recovery and first recurrence. *American Journal of Psychiatry*, 160: 2099-2107.

Tondo, L., Isacsson, G. and Baldessarini, R. (2003). Suicidal behaviour in bipolar disorder: Risk and prevention. *CNS Drugs*, 17: 491-511.

Tsujimoto, T., Yamada, N., Shimoda, K. *et al.* (1990). Circadian rhythms in depression: II. Circadian rhythms in inpatients with various mental disorders. *Journal of Affective Disorders*, 18: 199-210.

Vance, Y., Jones, S., Espie, J. *et al.* (2006). Cognitive vulnerability and affect in adolescent children of bipolar parents: Relationship with family functioning and self-esteem. *British Journal of Clinical Psychology*, 47: 355-359.

Vance, Y., Jones, S., Espie, J. *et al.* (2007). Parental communication style and family relationships in children of bipolar parents. *British Journal of Clinical Psychology*, 47(3): 355-359.

Vieta, E., Suppes, T., Eggens, I. *et al.* (2008). Efficacy and safety of quetiapine in combination with lithium or divalproex for maintenance of patients with bipolar I disorder (international trial 126). *Journal of Affective Disorders*, 109: 251-263.

Warner, R. (2008). Schizophrenia in the third world. In R. Heiner (ed), *Deviance across Cultures* (pp. 243-253). Oxford, OUP.

Watson, M. and Greer, S. (1998). Personality and coping. In J. C. Holland (ed), *Psycho-oncology* (pp. 91-98). Oxford, OUP.

Wehr, T. A. (1991). Sleep-loss as a possible mediator of diverse causes of mania. *British Journal of Psychiatry*, 159: 576-578.

Wehr, T. A., Sack, D. and Rosenthal, N. (1987). Sleep reduction as a final common pathway to mania. *American Journal of Psychiatry*, 144: 201-204.

Weissman, A. (1979). The Dysfunctional Attitude Scale: A validation study. Unpub-

lished doctoral dissertation. University of Pennsylvania, Philadelphia.
Weissman, M. (1975). The assessment of social adjustment. *Archives of General Psychiatry*, 32: 357–365.
Weissman, M. and Bothwell, S. (1976). Assessment of social adjustment by patient self-report. *Archives of General Psychiatry*, 33: 1111–1115.
Weissman, M. M. and Myers, J. K. (1978). Affective disorders in a US urban community: The use of Research Diagnostic Criteria in an epidemiological survey. *Archives of General Psychiatry*, 35: 1304–1311.
Weissman, M. M. and Paykel, E. S. (1974). *The Depressed Woman: A Study of Social Relationships*. London: University of Chicago Press.
Weissman, M. M., Paykel, E. S., Seigel, R. *et al.* (1971). The social role performance of depressed women: Comparisons with a normal group. *American Journal of Orthopsychiatry*, 41: 390–405.
Weismann, M. M., Leaf, P. J., Tischler, G. L. *et al.* (1988). Affective disorders in five United States communities. *Psychological Medicine*, 18: 141–153.
Welsh, D. K. and Moore-Ede, M. C. (1990). Lithium lengthens circadian period in a diurnal primate, Saimiri sciureus. *Biological Psychiatry*, 15: 117–126.
Wendel, J. S., Miklowitz, D. J., Richards, J. A. *et al.* (2000). Expressed emotion and attributions in the relatives of bipolar patients: An analysis of problem-solving interactions. *Journal of Abnormal Psychology*, 109: 792–796.
Wever, R. A. (1980). Circadian rhythms of finches under bright light: Is self-sustainment a precondition of rhythmicity? *Journal of Comparative Psychology*, 139: 49–58.
Winokur, G. and Tsuang, M. (1975). The Iowa 500: Suicide in mania, depression and schizophrenia. *American Journal of Psychiatry*, 132: 650–651.
Winokur, G., Clayton, P. J. and Reich, T. (1969). *Manic Depressive Illness*. St Louis: CV Mosby.
Wolff, G., Pathare, S., Craig, T. and Leff, J. (1996). Public education for community care: A new approach. *British Journal of Psychiatry*, 168: 441–447.
Wolpe, J. (1973). *Practice of Behaviour Therapy* (2nd Edition). New York: Pergamon Press.
World Health Organization (1992). *ICD-10: International Statistical Classification of Diseases and Related Health Problems*. 10th revision ed. 1992. Geneva: World Health Organization.
Wright, K., Lam, D. and Brown, R. G. (2008). Dysregulation of the behavioral activation system in remitted Bipolar I disorder. *Journal of Abnormal Psychology*, 117(4): 838–848.
Wright, K., Lam, D. H. and Strachan, I. (2005). Attitudes and Induced Mood in Bipolar Disorder. *Journal of Abnormal Psychology*, 114: 689–696.

Young, D. M. (1995). Psychiatric morbidity in travelers to Honolulu, Hawaii. *Comprehensive Psychiatry*, 36: 224-228.

Zahn-Waxler, C., Mayfield, A., Radke-Yarrow, M., McKnew, D. H. *et al.* (1988). A. follow-up investigation of offspring of parents with bipolar disorder. *American Journal of Psychiatry*, 145: 506-509.

Zarate, C. A. and Quiroz, J. A. (2003). Combination treatment in bipolar disorder: A review of controlled trials. *Bipolar Disorders*, 5: 217-225.

監訳者あとがき

「躁うつ病（≒双極性障害）は，内因性精神障害の代表であり，その病因はもっぱら生物学的要因に帰依している。そのため，濃厚な心理療法はかえって無益か臨床の混乱を招きかねず，ときには悪化の危険さえある……」。以前ならきっと，このような理解が私の頭の片隅にあったに違いない。実際，認知療法が本邦に紹介され始め，見よう見まねで自分が臨床に用い始めた1990年代初頭には，認知療法の躁うつ病への適用は禁忌という見方さえあった。

しかし，臨床で本疾患の患者さんに数多く接するうち，彼らに心理療法的援助がいかに必要かを痛切に感じることは多かった。それは，服薬していてもなお高い再燃率，服薬アドヒアランスの低さ，病相のきっかけとしての心理社会的出来事の多さ，病気による社会的・対人関係の破壊的転帰などからである。たとえ薬物療法がいかに進化しようとも，こうした問題がすっかりなくなってしまうわけではない。もっぱら薬物の変更と調整に終始する臨床では，早晩手詰まりになることは目に見えていた。薬物療法以外に予防的に何かできることはないだろうか，アドヒアランスを効果的に高める介入とは何か，生物学的理論とどのように統合して心理的介入を行ったらよいのか，度重なるエピソードの反復のために歪み傷ついた自己像，疾患で背負うスティグマ，これらにどう対応していくべきなのだろうか……。課題は山ほどあるように感じられた。そして，何より当事者自身も何らかの心理療法を求めているのは明らかだった。

本書の初版は1999年に発刊された。当時からその存在は気にしつつ，もっぱら怠惰から中身を拾い読みしただけで，本棚で埃を被ることになってしまっていた。そして，この間，気分障害臨床の変化には著しいものがあった。うつ病概念の拡散と患者数の著しい増加に引き続き，双極性障害の概念もまた拡大し，そのことに注意を払い診断する機会が随分と多くなった。bipolarityに着目し，可及的早期に双極性障害の診断をつけ，その診断に応じた適切な治療的対応をしていくことは，たしかに気分障害臨床の大きな発展の一つと言える。ところが，たとえ診断がついたとしても，残念ながらその後の心理療法的戦略というとはなはだ心許ないものしか持ち合わせていないのが我々の実情である。そして，そのような治療現況に忸怩たる思いを抱いていた治療者は私だけではなかったはずだ。また，うつ病に対する復職支援（リワーク）プログラムが近

年わが国で注目されるようになった。私自身もその取り組みに関わってきた者だが，ここでも双極性障害の問題は大きいと感じた。復職できず慢性化している多くの患者さんに双極性障害が少なくないからである。そして，プログラムの中で単極性うつ病と双極性障害を一同にし，集団認知行動療法などを同じように一律に行って良いものだろうか，などという疑問もいくつか湧いていた。

一方，双極性障害に対するCBTのエビデンスはその後も着実に増えて，ますます無視できないものとなりつつある中，2010年に本書の第2版が登場した。今回こそはと研究グループの仲間に声をかけ，さっそく抄読を始めた。そうして翻訳を進めるうち，すぐに本書の内容が素晴らしい力作であることを確信することとなった。

本書のアプローチはCBTを双極性障害用にアレンジしたものであり，技法そのものも正統的な内容である。しかしながら，決して心理療法のみに先鋭化するのではなく，生物学的理解を統合した理論に基づきつつ，極めて常識的かつ良識的に治療論が展開されている。そして，著者らのグループは世界に先駆けてこの治療法のエビデンスを数多く報告してきた。むろんそのことだけでも素晴らしいことなのだが，何より素晴らしいと感じるのは，実地臨床における治療の限界を謙虚に認めつつ，そこでもCBTの基本である協同作業を貫きクライアントに寄り添い続ける臨床姿勢である。技法をきちんと適用するのは大切なことではあるが，臨床の問題はアドヒアランスからスティグマ，家族の問題など実に幅広く，中にはままならない現実もあろう。本書は，こうした双極性障害で生ずるさまざまな心理的問題に対し，CBTまたは体系的精神療法に何ができるのかを問うた意欲作と言っても過言ではない。極めて臨床的な問題を詳細かつ丁寧に検討していくその著述は，数多くの臨床例に日々全力で向き合ってきた者でないととても書けないものであることは明らかである。明日からでも臨床で使える知恵に満ちたものだと思う。私はCBTとは，当事者の視点に立ち，彼らを深く理解するためのツール，いわば我々が彼らの元へきちんと"降りていく"ためのツールの一つであると思っている。だからこそ，本書に出逢えたことは，我々臨床家としては実に意義深いことであった。

双極性障害は今なお治療がとても難しい疾患の一つであることは間違いない。障害によるさまざまな影響や，再発，自殺リスク，社会的負担は甚大である。そこからの回復は，たくさんの人々の有形無形の力と，多くの治療的介入の積み重ねがあってこそ初めて可能なのだと考える。精神障害の治療は概して「総力戦」なのである。だからこそ，我々臨床家の"引き出し"は多ければ多いほ

ど良いのだと思っている．私たちは，今ここで一つの大きな"引き出し"を手に入れた．これからは取替え引替えの薬物療法に終始することも，闇雲な心理療法もやめにしたいものだ．本書を本邦に紹介することで双極性障害の臨床が少しでも豊かになり，数多くの当事者の回復に繋がるならば，それは翻訳者一同としてこの上ない喜びである．

　最後に，本書の翻訳は，私の所属していた北大精神科臨床精神病理研究グループの面々により，多忙な臨床・研究の合間を縫って協同作業で行われたものである．仲間たちの並々ならぬ丁寧な作業と熱意にあらためて敬意を表したい．また，本書の企画をいち早くご快諾いただいた慧眼と，熱意をもって出版までこぎつけていただいた岩崎学術出版社の布施谷友美氏にはこの場を借りて心から御礼申し上げたいと思う．彼女の丁寧かつ地道な作業なくしては本書の翻訳は実現しなかったであろう．

　2012年春　白鳥渡る当別の丘にて
　　監訳者を代表して

北川　信樹

索　引

あ行

アジェンダ　67
アドバイスの受け入れ度　165
アドヒアランス　6, 26
　　──不良　33
アミトリプチリン　133
アモバン　135
アリピプラゾール　27, 134
アルコール依存症　8
アルコール関連障害　10
アルコール乱用　8, 19
　　──の並存　35
アルゴリズム　26, 29
アンガーマネジメント　259
安全なスリル　205
医学モデル　118, 121
育児　274
易刺激性　12〜15, 210, 289, 290, 292
遺伝的要因　109, 124
イメージエクスポージャー　259
意欲の低下　13
ウェルビーイング　280
うつ病性躁病　158
英国国立医療技術評価機構（National Institute for Clinical Excellence; NICE）　31, 32, 45
エビリファイ　134
円グラフ技法　251, 252
オランザピン　27, 28, 125, 134, 211
　　──とフルオキセチンの併用　31

か行

カード分類法　210, 235
概日リズム　52, 58
　　──障害　45, 54
ガイドライン　26
過活動　13, 17

家族心理教育（family-focused therapy）　ii, 6, 36
過大評価　158
活動記録表　39, 68, 121
活動計画　145
　　──表　229, 235, 236
活動スケジュール　62, 68, 120
活動性の亢進　3, 13
家庭医（GP）　89, 139, 223, 234, 237, 297
カルバマゼピン　27, 113, 252, 293
簡易精神症状評価尺度（Brief Psychiatric Rating Scale; BPRS）　209
感情表出（expressed emotion; EE）　36, 146, 262
感情様式（affective style; AS）　36, 262
観念奔逸　3, 12, 13, 15, 18
キーワーカー　131, 296, 297
希死／自殺念慮　3
季節性感情障害（SAD）　52
気分安定薬　28, 108, 125, 130, 132, 257
気分循環症　2, 5, 18
気分循環性障害　5, 20
気分と活動の記録表　183
気分の高揚　13
気分変調症　19
気分モニタリング　153, 154
急速交代型　4, 5, 28, 31
牛歩戦術　284
協同作業　63
協同的ケア　41
興味関心の低下　18
興味の喪失　13〜15, 208
興味や喜びの喪失　3
気力の減退　3, 13
キンドリング　52, 58
　　──現象　52
　　──・モデル　45, 54

クエチアピン　27, 28, 134
クロザピン　29
クロナゼパム　29
クロルプロマジン　122, 219
計画　190
軽躁病性パーソナリティ　20
血中濃度　131, 132
幻覚　4
抗うつ薬　125, 130, 133, 138
甲状腺刺激ホルモン　54
甲状腺ホルモン剤　34
抗精神病薬　130, 134
　非定型——　28
交代制勤務　56
行動エンゲージメント（behavioural engagement; BE）　51
　——システム　60
行動活性化　45
　——システム（behavioral activation system; BAS）　51
行動感作　45, 52
行動実験　69, 181
行動的技法　17, 126, 137, 182
抗不安薬　292
誇大的　3
　——思考　113
　——な思考と行動　113
子供の養育　263
コルチゾール値　55
混合性エピソード　1, 3～5, 19
コンプライアンス　17, 115, 120, 127, 138, 139, 248, 292～295
　——療法　294

さ行

罪悪感　240, 249, 250, 252, 253, 260
再構成（リフレーミング）　170
残遺症状　209
三環系抗うつ薬（Tricyclic Antidepressants; TCA）　30, 133, 134
ジアゼパム　29
ジェイゾロフト　134
自家療法　1
時間引き延ばしのルール（Time Delay Rules）　201, 202
刺激の統制　203
自己意識　78, 240, 241, 250
思考の競合　3
思考へのチャレンジ　69
自己効力感　245, 246
自己主張のスキル　123
自己制御感　246
自己治療（セルフメディケーション）　8
自己服薬　207, 210, 227, 237, 239
自殺　10
　——既遂　1, 10, 11
　——企図　1, 10, 11
　——傾向　84
　——率　10, 11
時差ボケ　55
自責感　3, 249, 250
自責的な思考　111
自尊感情　241～243
自尊心の低下　13
自尊心の肥大　3, 13
シタロプラム　134
自動思考　111, 112, 126, 127, 240
ジプレキサ　134
社会適応スケール（Social Adjustment Scale II; SAS）　21, 22
社会的支援　88, 279
社会的ネットワーク　89, 212, 227, 228, 237, 239
社交性の増大　12, 13, 15, 18
羞恥心　240, 249, 250
集中的心理療法　41
集中的臨床マネジメント　40
集中力の低下　13
12カ月有病率　6
循環気質　18, 19
　——／軽躁病性パーソナリティ　24
　——性パーソナリティ　19

循環精神病　2
小うつ病性障害　19
生涯有病率　5, 6, 8
情動処理（emotional processing）　255, 258, 259
情報提供用パンフレット　107, 109, 110
職業訓練プログラム　296
食事　189
処方ガイドライン　28
自律性　48, 120, 248, 295
神経遮断薬　134
心理教育　62
　家族——　ii, 6, 36
　複合的——　ii
　複合的集団——　37
心理社会的モデル　245
ズアオアトリ（頭青花鶏）　55
睡眠・覚醒リズム　115
睡眠時間の減少　12, 13, 15, 18
睡眠習慣　196
睡眠不足　127, 235
睡眠薬　17, 130, 237
睡眠欲求の減少　3, 13, 208
スケジュール　120, 229
スティーブンス‐ジョンソン症候群　34
スティグマ　65, 234, 240, 243 〜 246, 248, 250, 254, 260, 265
　——化　243, 244
　——感覚　78
ストレス‐脆弱性　108
　——モデル　51, 58, 118, 125
スルピリド　230
座る／聴くの目標　201, 202
制止　3
精神運動性の焦燥　3
『精神疾患の分類と診断の手引　第4版』（DSM-IV）　1 〜 3, 5, 18, 19
精神病症状　8, 224
精神病性うつ病　249
精神病性抑うつエピソード　35
精神保健法　139, 231, 288, 289

生物学的モデル　245
性欲　270
『世界保健機関の国際疾病分類』（ICD-10）　2
セルシン　134
セルトラリン　134
セルフマネジメント　70, 207, 208, 235 〜 237, 239
セルフモニタリング　67, 239
セロクエル　134
セロトニン再取り込み阻害薬（Selective Serotonin Reuptake Inhibitors；SSRI）　133
前駆期　1, 11, 15, 18, 20, 136, 138, 207 〜 210, 212, 214, 227, 234 〜 236, 238
前駆症状　1, 2, 11, 12, 14 〜 18, 24, 60, 128, 136 〜 139, 207 〜 216, 219, 220, 222 〜 227, 229 〜 231, 233 〜 236
選択的抽出　159
早期覚醒　127
早期警告サイン　17, 65, 69, 125, 127, 213 〜 215, 221, 227, 229, 230, 232, 293
双極Ⅰ型障害　4, 6 〜 8, 20, 23, 35, 46
双極Ⅰ型・Ⅱ型障害　4, 5
双極スペクトラム　2
　——障害　2
双極性障害治療ガイドライン　182
双極Ⅱ型障害　4, 8, 10, 35
喪失　277
　——体験　277
躁的防衛　242
早発痴呆（統合失調症）　2, 11, 35
ソーシャルワーカー　89
ソクラテス的質問法　165, 168, 180, 210, 216, 250, 292
ゾピクロン　135
ゾルピデム　135
損得分析　174

た行

第三者技法　250

対人関係-社会リズム療法（IPSRT）
　　ii, 40
対人関係療法（IPT）　36
対人志向性　48, 78
　　――-自律性スケール（Sociotropy-Autonomy Scale; SAS）　78
第二世代抗精神病薬　28
　　新規――　27
多幸性躁病　29
脱感作　54
脱法ドラッグ　203
多弁　3, 13
単純躁病　2
地域精神科専門看護師　89, 131, 296
遅延思考　154, 176
注意散漫　3, 13
中核的信念　291
中毒域　131, 132
チューリッヒ基準　19
治療アルゴリズム　28
治療ガイドライン　28
治療同盟　286
治療によって現れる気分の切り替わり（Treatment-Emergent Affective Switch; TEAS）　30
治療濃度　131
沈静化（calming down）　178
デイサービス　296
デイホスピタル　233, 237
デカルト主義　241
テキサス薬物アルゴリズム（Texas Implementation of Medication Algorithms; TIMA）　31
統合失調感情障害　21, 22
統合失調症　6, 9, 21, 22, 134
　　――患者　264
ドスレピン　133
トラウマ　73
トリガー（ストレス）　58

な行

内的な評価　45, 54, 56
日課　128, 137, 235
認知機能　34
　　――障害　293
認知行動的技法　207, 210, 227, 235, 239
認知再構成法　54
認知的技法　17, 137, 250, 296
認知の三徴　157, 158
ノーマライゼーション　67
　　――の技法　272
　　――の論理　243, 248, 250

は行

パーソナリティ　5, 20, 121, 149
　　――障害　5, 19
　　軽躁病性――　20
　　循環気質／軽躁病性――　24
　　循環気質性――　19
パキシル　134
恥の意識　265
ハミルトンうつ病評価尺度　81
バルプロ酸　27, 28
　　――ナトリウム　131, 132
パロキセチン　133
反復性短期抑うつ障害　19
光療法　52
悲観的思考　13
非機能的自動思考　160
非機能的信念　58, 78, 245
非機能的推測　69
非機能的態度　49
引き延ばし戦術　127, 154, 176, 270, 284
非定型抗精神病薬　28
評価会議（review meeting）　140
病識　127
費用対効果　38
夫婦関係　265
夫婦間の問題　62
不機嫌躁病　8, 29, 158

複合的集団心理教育　37
複合的心理教育　ii
副作用　33, 130, 131, 134, 139, 141, 241, 293, 294
物質関連障害　10
物質使用　8, 9
　——障害　8
　——歴　8
物質乱用　1, 8, 11, 19, 21
振り返り練習（retrospective exercise）　171, 288
フルオキセチン　133
　オランザピンと——の併用　31
ブレインストーミング　201
プロチアデン　133
『米国診断と統計マニュアル　第3版』（DSM-III）　2
ベックうつ病調査表（BDI）　65, 68, 81, 82, 223
ベンゾジアゼピン系薬剤　29
報酬反応　45
ホームワーク　175, 178
「ホット」な思考　162
ホリゾン　134

ま行

マイスリー　135
マイナートランキライザー　130, 134
瞑想実験　120
メジャートランキライザー　134
メラトニン　55
メランコリア　2
メレリル　293
妄想　4
目的志向的活動　60, 61, 174, 212
　——の増加　12, 13, 15, 18, 208
目標設定　136, 137, 141, 151, 148, 149, 246, 260
目標達成　151
　——的姿勢　59
　——的なライフイベント　160

喪の作業　255, 259
問題解決アプローチ　68, 190, 201, 245, 294
問題リスト　111

や行

薬剤師　131
薬物コンプライアンス　70
有効性（efficacy）　27
優先順位　199
　——をつけた時間配分　195
誘導的発見　63, 141, 145, 151, 210
有病率　6, 9, 19
　12カ月——　6
　生涯——　5, 6, 8
有用性（effectiveness）　27
抑うつ気分　3, 13, 244
予防的薬物療法　77

ら行

ライフイベント　10, 18, 46
ライフスタイル　115, 118, 121, 128, 131, 208, 235, 238, 239, 243, 245, 254, 260, 286
ライフチャート　67, 73, 111, 115, 118
楽観的思考の増加　12, 13, 15
ラポール　154, 282, 286
ラモトリジン　27, 31, 32
ランダム化比較試験　ii
リーマス　132
リスパダール　134
リスペリドン　27, 28, 134
リチウム　6, 17, 19, 21, 26〜28, 113, 116, 119, 120, 125, 132, 138, 211, 244, 252, 293
リラクゼーション　120, 292
　——トレーニング　195
　気づきによる——（cue-controlled relaxation）　259
連続体技法　246
ロールプレイ　22
　——テスト　21
ロフェプラミン　133

A～C

Akiskal, H. S.　*19*
Altman Self Rating Mania Scale（ASRM）　*83*
BDI　*65, 68, 81, 82, 223*
BDI-II　*82*
Beck, A. T.　*38, 44, 48 ～ 50, 54, 59, 61, 73, 78, 79, 82 ～ 85, 111, 157, 185, 283, 286*
Beck Hopelessness Scale　*67, 84*
Beck Scale for Suicide Ideation　*85*
BPRS（Brief Psychiatric Rating Scale；簡易精神症状評定尺度）　*12, 209*
Colom, F.　*37*

D～F

Depue, R. A.　*51*
DSM-III　*2*
DSM-III-R　*6, 18*
DSM-IV　*1 ～ 3, 5, 18, 19*
Dysfunctional Attitude Scale（DAS；非機能的態度尺度）　*50, 59, 79*
ECT（electroconvulsive therapy）　*31*
Family Burden Interview　*23*
Frank, E.　*40, 41*

G～K

Goodwin, G. M.　*7, 8, 10, 20, 43, 54, 154, 282, 293*
Healy, D.　*58 ～ 60*
HIQ（Hypomania Interpretations Questionnaire）　*56*
ICD-10　*2*
Insight Interview　*78*
Internal State Scale（ISS）　*67, 68, 81*
Interview Schedule for Social Interaction　*22*
Jamison, K. R.　*7, 8, 10, 19 ～ 21, 43, 54, 154, 242, 282, 284, 293*
Kraepelin, E.　*2, 35*

L～N

Largactil　*219 ～ 222*
Leonhard, K.　*2*
Mania Assessment Scale　*65*
Mania Rating Scale　*83*
MAO阻害薬　*134*
Martinez-Aran, A.　*37*
Miklowitz, D. J.　*36, 41*
Moclobemide　*134*
MRC Social Performance Schedule　*86, 87*
NICE（National Institute for Clinical Excellence；英国国立医療技術評価機構）　*31, 32, 45*

O～S

Post, R. M.　*52, 53*
Prozac　*133*
PTSD　*259*
QOL　*243*
SAS（Social Adjustment Scale II；社会適応スケール）　*22*
Self-Control Behaviour Schedule　*80*
Significant Others Scale　*89*
Social Adjustment Scale　*87*
Social Behaviour Assessment Schedule　*87*
Social Rhythm Metric　*40*
Sociotropy-Autonomy Scale（SAS；対人志向性－自律性スケール）　*48*
SSRI（Selective Serotonin Reuptake Inhibitors；セロトニン再取り込み阻害薬）　*30, 133*

T～Z

TEAS（Treatment-Emergent Affective Switch；治療によって現れる気分の切り替わり）　*30*
Uhde, T. W.　*53*
Vieta, E.　*37*

Views on Manic Depression Questionnaire
　79
Williams, J. M. G.　　*58 〜 60*

監訳者略歴

北川　信樹（きたがわ　のぶき）：監訳，第2章，第3章，第4章，第5章担当
1991年　北海道大学医学部医学科卒業
1991年　北海道大学医学部精神医学講座入局，北海道立向陽ヶ丘病院勤務を経て
1995年　北海道大学病院精神科神経科医員
1999年　同助教，同病棟医長，同外来医長，市立稚内病院精神神経科主任医長等を経て
2009年　北海道大学大学院医学研究科神経病態学講座精神医学分野医局長
2012年　北海道医療大学看護福祉学部臨床福祉学科医療福祉臨床学講座教授
現　職　北海道医療大学看護福祉学部臨床福祉学科・同大学院看護福祉学研究科教授
著　書　（以下すべて共著）『認知療法ケースブック』（星和書店），『TEXT BOOK 女性心身医学』（永井書店），『パーソナリティ障害の認知療法―ケースから学ぶ臨床の実際』（岩崎学術出版社），『さあ! やってみよう 集団認知行動療法―うつ・不安への支援のために』（医学映像教育センター），『精神疾患と認知機能―最近の進歩』（新興医学出版社）など
訳　書　『拒食症サバイバルガイド―家族，援助者，そしてあなた自身のために』（共訳，金剛出版），『双極性障害の心理教育マニュアル―患者に何を，どう伝えるか』（共訳，医学書院）

賀古　勇輝（かこ　ゆうき）：監訳，第2章，第6章，第7章担当
1999年　北海道大学医学部医学科卒業
1999年　北海道大学医学部精神医学講座入局，市立室蘭総合病院精神科神経科勤務を経て
2003年　北海道大学病院精神科神経科医員
2008年　同助教
2009年　同助教，同病棟医長
現　職　北海道大学大学院医学研究科神経病態学講座精神医学分野，北海道大学病院精神科神経科助教，同病棟医長

訳　者（50音順）
大久保　亮（独立行政法人国立病院機構　帯広病院精神科）：第12章担当
河合　剛多（医療法人重仁会　大谷地病院精神科）：第1章，第10章担当
清水　祐輔（北海道大学大学院医学研究科神経病態学講座精神医学分野）
　　　　　：第1章，第9章担当
藤井　泰（北海道大学大学院医学研究科神経病態学講座精神医学分野）
　　　　　：第1章，第8章担当
三井　信幸（北海道大学大学院医学研究科神経病態学講座精神医学分野）
　　　　　：第1章，第11章担当
若槻　百美（市立札幌病院精神医療センター）：第13章担当

双極性障害の認知行動療法
ISBN978-4-7533-1049-4

監訳者
北川信樹／賀古勇輝

2012年9月19日　第1刷発行

印刷　新協印刷㈱　／　製本　㈱中條製本工場

発行所　㈱岩崎学術出版社　〒112-0005　東京都文京区水道1-9-2
発行者　村上　学
電話 03(5805)6623　FAX 03(3816)5123
©2012　岩崎学術出版社
乱丁・落丁本はおとりかえいたします　検印省略

パーソナリティ障害の認知療法──ケースから学ぶ臨床の実際
井上和臣編著
治療困難なパーソナリティ障害にCBTを適用する意欲的試み　　本体 3,000 円

統合的観点から見た 認知療法の実践──理論，技法，治療関係
東斉彰著
統合・折衷的心理療法としての認知療法の入門書　　本体 2,400 円

方法としての動機づけ面接──面接によって人と関わるすべての人のために
原井宏明著
適用範囲を広げ続ける「動機づけ面接」，本邦初の解説書　　本体 3,400 円

精神科臨床における行動療法──強迫性障害とその関連領域
飯倉康郎著
行動療法の実用性と柔軟性を症例と図表であざやかに提示　　本体 3,400 円

強迫性障害治療のための 身につける行動療法
飯倉康郎／芝田寿美男／中尾智博／中川彰子著
行動療法をめぐる誤解を解き，その実用性と奥深さを伝える　　本体 2,800 円

摂食障害の不安に向き合う──対人関係療法によるアプローチ
水島広子著
不安に対処し治療効果につなげる創意工夫を詳述　　本体 2,000 円

トラウマの現実に向き合う──ジャッジメントを手放すということ
水島広子著
トラウマ患者への向き合い方を具体的かつ平易に説く　　本体 2,000 円

思春期の意味に向き合う──成長を支える治療や支援のために
水島広子著
思春期に現れる特徴・症状や患者に接する基本姿勢を説く　　本体 2,000 円

この本体価格に消費税が加算されます。定価は変わることがあります。